Third Edition

G.Y.N.E.C.O.L.O.G.Y

부인과

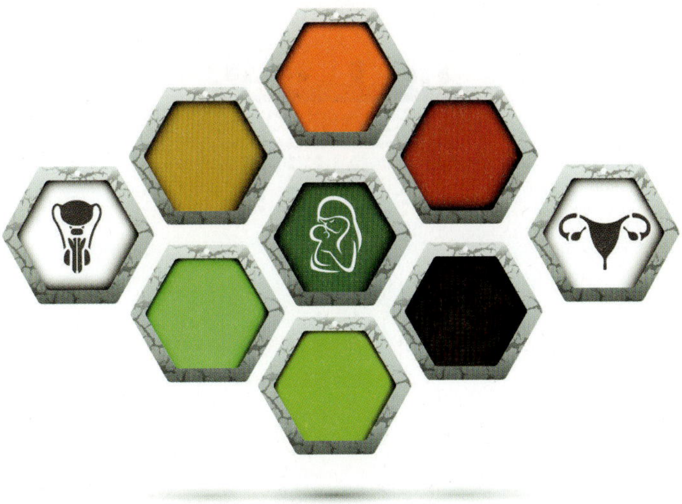

Pacific Books

PACIFIC GYNECOLOGY

머.리.말

학생의 입장에서 부인과라는 과목은 생소하고 어려울 수밖에 없습니다. 여성에게서 일어나는 생리적, 병리적 현상을 이해하기 위해서는 다양한 분야의 탄탄한 기초가 필요합니다. 여성의 생식기 주변의 자세한 해부학, 여성에게서만 일어나는 특이적인 생리적 변화, 그에 따라 다른 양상으로 일어나는 병태생리학적 반응을 이해해야 합니다. 이런 기초 위에서 지식을 임상에 어떻게 적용시켜야 할지 새로이 배우게 됩니다. 다른 과목이라고 다르진 않겠지만 부인과 임상실습을 돌면서, 혹은 강의를 들으면서 몇 개월 만에 배우기는 힘든 것이 사실입니다. 이런 이유 때문에 학생을 위한 참고서들이 등장하게 되었습니다.

부인과학의 교과서라 할 수 있는 Berek & Novak's Gynecology 15판이 출시되었고, 이 책에 실려 있던 여러 좋은 자료들이 새로이 업데이트 되었기에 개정을 하게 되었습니다. 개정을 하면서 가장 조심했던 부분은, 앞서 말한 기초를 잃지 않는 것이었습니다. 학생이 보면서 공부할 수 있게 기초분야에 대한 충실한 설명을 토대로 하고, 그 위에 새로운 지식, 배워나가야 할 지식을 쌓아올리려고 노력하였습니다. 처음 보는 용어도 많고 생소한 개념들이 많이 등장하여 학습하는데 어려움이 많겠지만 처음부터 꾸준히 읽어 나가며 학습할 수 있도록 구성하였습니다.

최신의 내용을 담으면서도 가장 기본이 되는 내용을 잃지 않으려고 노력하였고, 그러면서도 쉽게 읽힐 수 있도록 애썼습니다. 부디 이 책을 읽는 학생 여러분들이 쉽게 부인과를 접하고 이해할 수 있으면 하는 마음입니다.

마지막으로, 이 참고서를 집필하면서 물심양면으로 도와주신 퍼시픽북스의 이웅현 회장님과 임직원 여러분들께 감사드립니다. 그 분들의 도움이 있었기에 이 책이 나올 수 있었습니다. 다시 한번 감사드리고 학생 여러분들도 건승하시길 바랍니다.

2013년 10월

퍼시픽 학술국

PACIFIC GYNECOLOGY

CONTENTS

CONTENTS

CONTENTS

CONTENTS

8 부인 종양학

G.Y.N.E.C.O.L.O.G.Y

1 진찰의 원칙
Principles of Practice

1.1 부인과적 진찰

1 History

주증상, 가족력, 사회력, 산과력, 결혼력 등을 파악한다.

2 Physical examination

1) Abdominal examination

(1) Supine position에서 시행

(2) 시청타촉의 순서대로 시행

(3) 복부내 종괴, organomegaly, 복부 팽만 등을 검사

2) Pelvic examination

(1) 쇄석위(dorsal lithotomy position)에서 시행

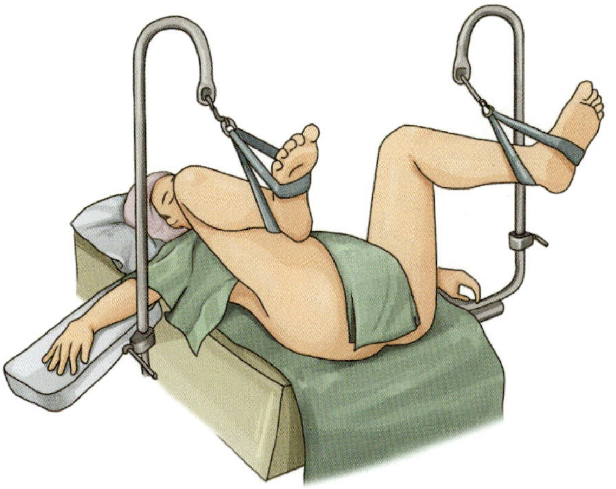

그림 1-1 The lithotomy position for the pelvic examination.

(2) 외부성기와 회음부를 관찰

(3) Speculum을 이용

(4) Bimanual examination

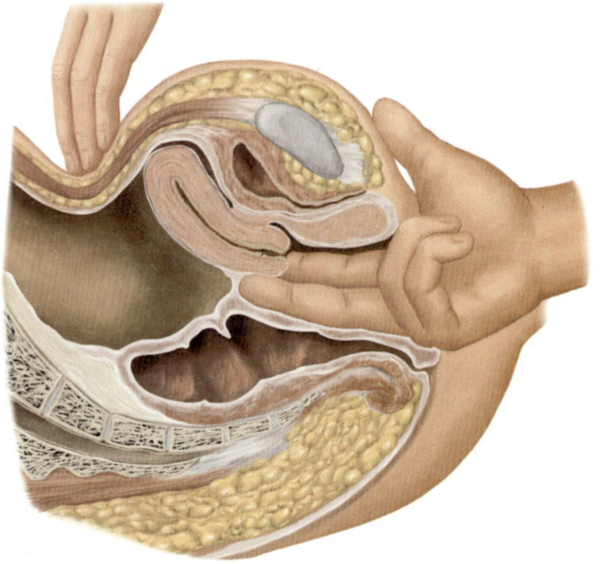

그림 1-2 The bimanual examination.

(5) Rectovaginal examination

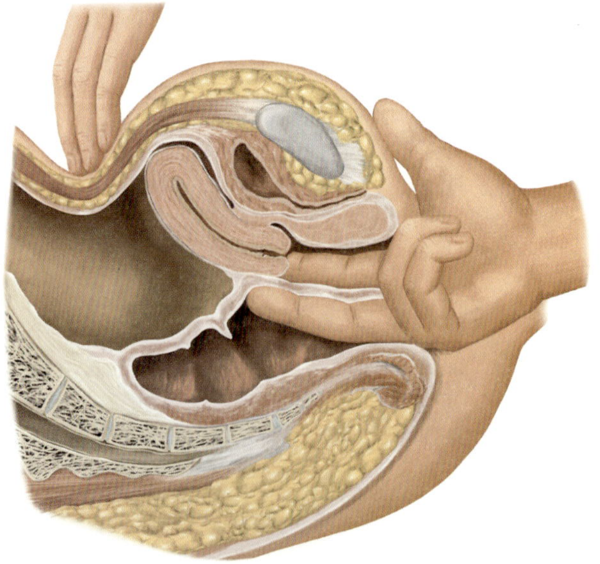

그림 1-3 The rectovaginal examination.

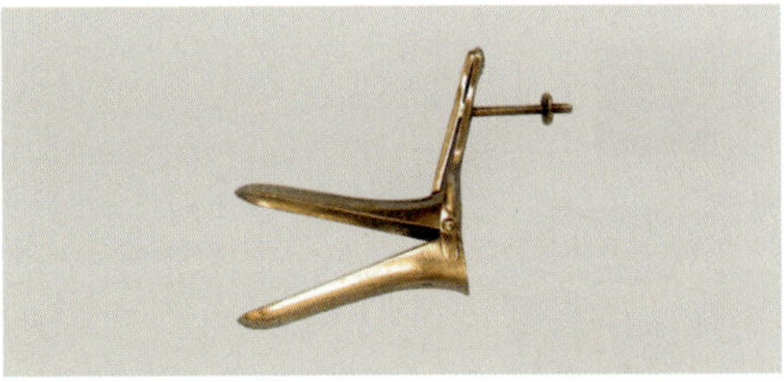

그림 1-4 Speculum. 부인과 진찰의 기본 도구이다.

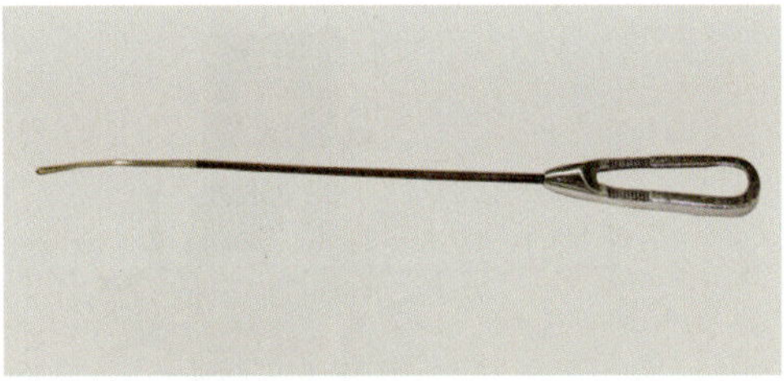

그림 1-5 Sound. Curettage를 시행하기에 앞서 자궁 내강의 길이를 측정하는데 사용한다.

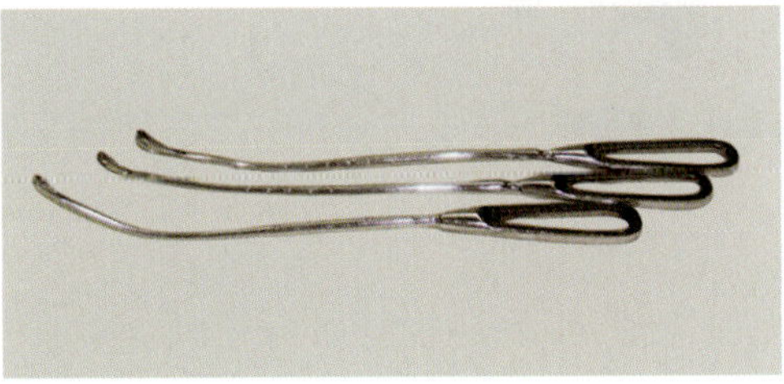

그림 1-6 Curette. 자궁 내강에 병변이 의심될 때 조직 검사를 위해 사용한다.

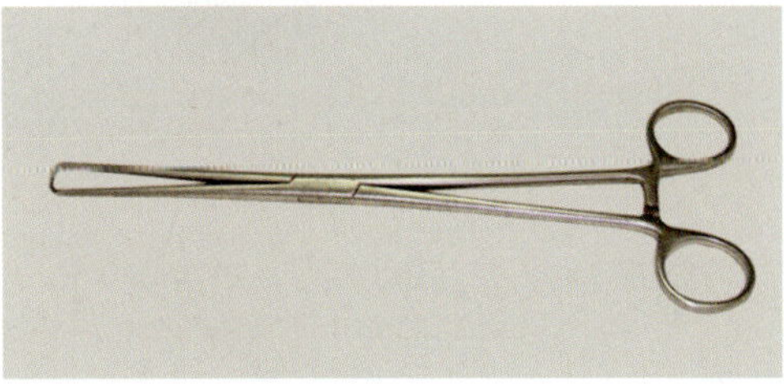

그림 1-7 Tenaculum. Curettage 등을 시행할 때 자궁 경부를 고정하기 위해 사용한다.

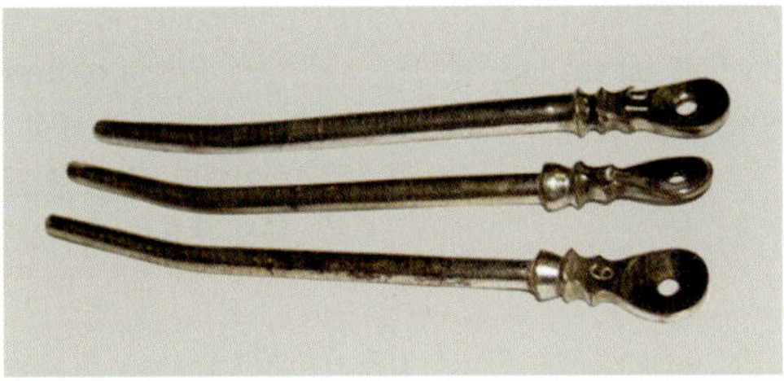

그림 1-8 Hegar dilator. Curettage를 시행할 때 자궁경부를 확대시키기 위해 사용한다.

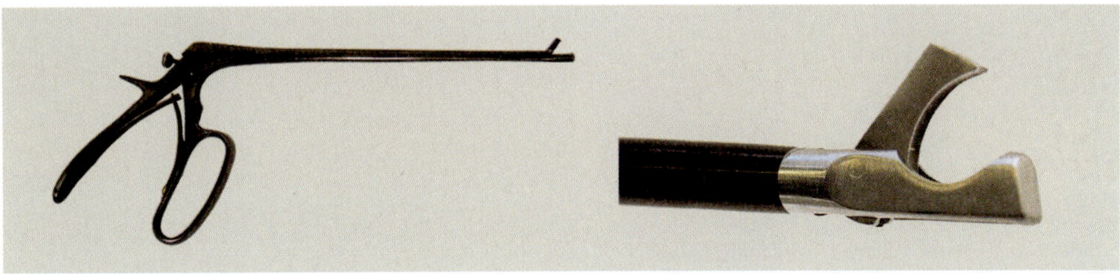

그림 1-9 Punch biopsy. 자궁경부암 등의 자궁경부 병변이 의심되거나 질이나 외음부의 병변이 의심될 때 조직 검사를 위해 사용한다.

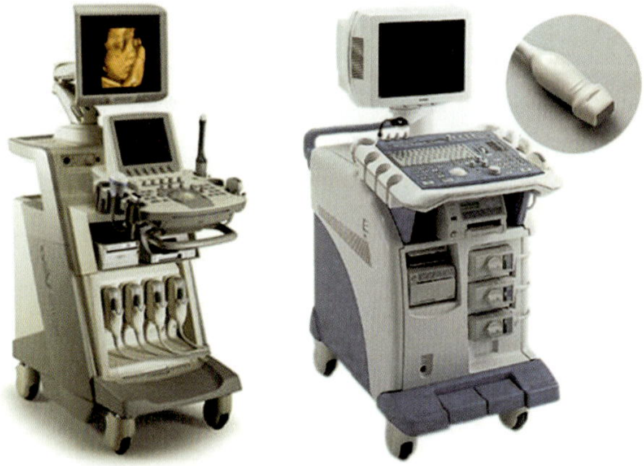

그림 1-10 여러 종류의 초음파들.

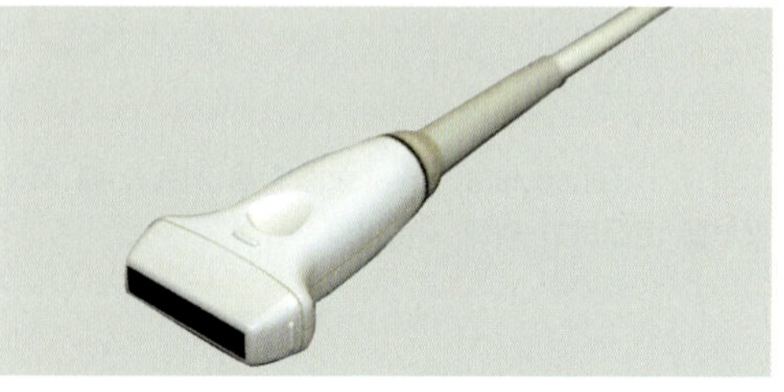

그림 1-11 Probe of transabdominal ultrasound. 복식 초음파의 탐색자는 볼록한 모양을 하고 있다.

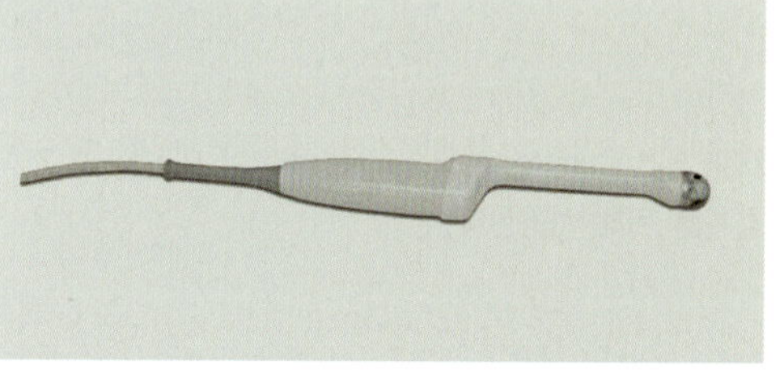

그림 1-12 Probe of transvaginal ultrasound. 질식 초음파의 탐색자는 질 내로 들어가기 위해 뾰족한 형태를 취하고 있으며 골반 구조물들의 이상을 평가하는데 있어서 복식 초음파보다 해상도가 높다.

G.Y.N.E.C.O.L.O.G.Y

2 기본원칙
Basic Principles

2.1 Anatomy and embryology

1 Pelvic structure

1) Bony pelvis(sacrum, coccyx, hip bones, symphisis pubis)

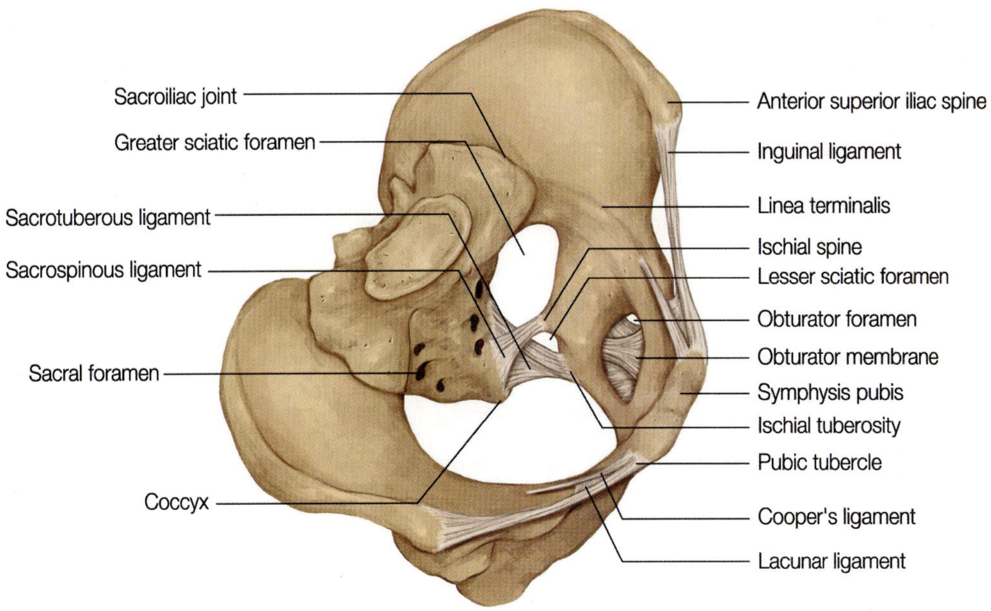

그림 2-1 **여성 골반 구조.** 골반 골격(the innominate bone, sacrum, and coccyx)과 관절, 인대(ligament), 공(foramen)

(1) Sacrum and coccyx

① Sacral promontory

- 복강경 삽입의 landmark이다.
- Common iliac artery의 bifurcation level에 위치한다.
- Pelvic inlet의 지름 측정 시 지표가 된다.

② Sacral hiatus

Caudal anesthesia에 중요하다.

(2) Os Coxae(hipbones)

① Ilium

- Linea terminalis
  - Iliopectineal eminence라고도 불린다.
  - True pelvis와 false pelvis의 경계가 된다.

② Ischium

- Ischial spine의 임상적 의미
  - Pudendal nerve block의 landmark
  - Sacrospinous ligament의 vaginal suspension의 기준점
  - 위·아래로 greater, lesser sciatic notch가 존재
  - Fetal head descent의 기준점

③ Pubis

(3) Ligaments and foramina

① Inguinal ligament : inguinal hernia의 repair에 중요

② Cooper's ligament : bladder suspension procedure에 자주 이용

③ Sacrospinous ligament : vaginal suspension에 자주 이용

④ Greater sciatic foramen, lesser sciatic foramen, obturator foramen

2) Pelvic floor Muscles

(1) Pelvic diaphragm

① 역할 : 골반 구성물의 일차 지지구조

② 구성 : levator ani, coccygeus muscle

(2) Levator ani

Pubovaginalis, pubourethralis, puborectalis, iliococcygeus muscle로 구성된다.

(3) Urogenital diaphragm

① 역할 : pelvic diaphragm을 강화

② 구성 : deep transverse perineal muscle, sphincter urethrae

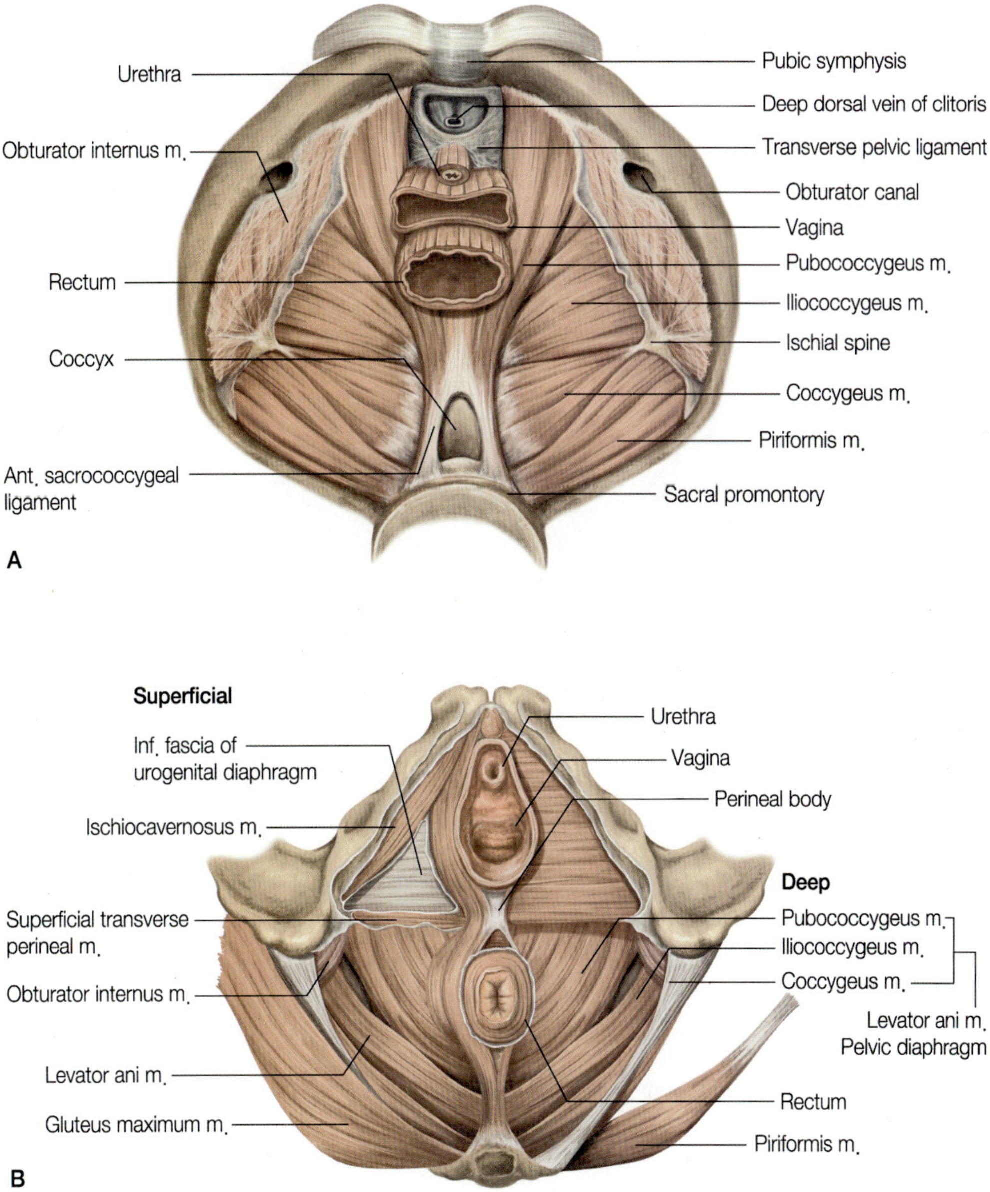

그림 2-2 **골반 가로막**(The pelvic diaphragm). **A,** 골반 가로막을 구성하고 있는 근육들과 근육들이 골반 골격에 부착되어 있는 골반저부의 모습. **B,** 골반 가로막을 바깥쪽에서 바라본 모습. levator ani m.의 각 부분(오른쪽은 표면부분(superficial plane)이 제거되어 있음). **C,** 골반 가로막과 비뇨생식 가로막(urogenital diaphram)의 위쪽 근막을 시상면(sagittal plane)에서 가쪽(lateral)로 바라본 모습.

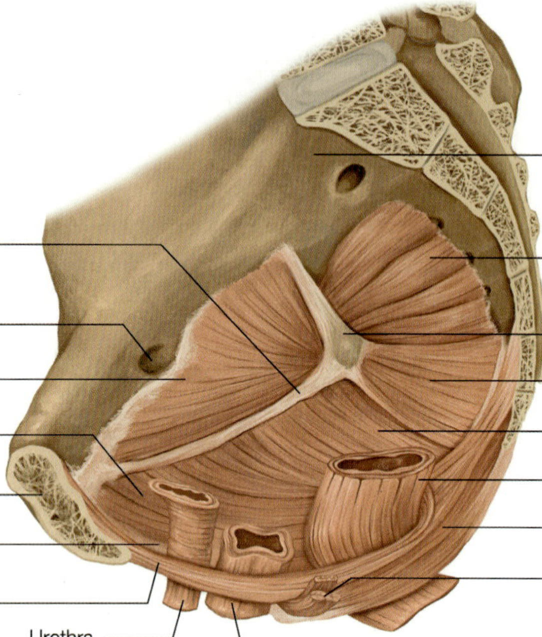

그림 2-2 골반 가로막(The pelvic diaphragm). *(계속)*

3) Blood vessels

(1) 특징

① Collateral network가 많다.

② Massive pelvic hemorrhage가 발생하였을 경우 hypogastric artery ligation을 시행하여 치료할 수 있다.

③ 골반혈관들은 골반 내부 장기를 지지하는데 중요한 역할을 한다.

④ Anatomic variation이 다양하게 존재한다.

표 2-1 The major blood vessels of the pelvis

Artery	
Ovarian artery	
기시부	대동맥의 배측면(ventral surface), 신혈관(renal vessels)의 바로 밑에서 기시
경로	장골혈관(iliac vessels) 위로 교차함; 요관(ureter)과 거의 비슷한 경로를 지나가고, psoas m. 근처에서 요관 위로 교차한 후, 요관의 가쪽을 따라 주행하다 infundibulopelvic ligament와 함께 골반으로 들어감.
가지(branch)	To ovaries, fallopian tubes, broad ligament; often small branches to ureter
정맥환류	오른쪽은 IVC로, 왼쪽은 왼쪽 신정맥(renal vein)으로 환류됨

표 2-1 The major blood vessels of the pelvis *(계속)*

Artery	
IMA(Inferior Mesenteric Artery)	
기시부	대동맥이 분지하는 곳(bifurcation)보다 2~5cm 근위부에서 기시함. 후복막 혈관으로 왼쪽으로 향하는 한쌍이 아닌 한짝의 혈관
경로	왼쪽 psoas m.과 common iliac vessles을 지남; 골반 가장자리의 위에서 요관과 ovarian vessel의 앞쪽을 지남
가지(branch)	1. Left Colic : originates above pelvic brim; supplies left transverse colon, splenic flexure, descending colon 2. Sigmoid : several branches; supply sigmoid colon 3. Superior rectal(hemorrhoidal) : divides into two terminal branches to supply rectum
정맥환류	Inferior mesenteric vein empties into the splenic vein
Common iliac artery	
기시부	네 번째 요추(lumbar vertebra) 근방에서 갈라지는 대동맥의 terminal division
경로	비스듬히 가쪽으로 향하는 5cm길이의 혈관
가지(Branch)	1. External iliac a. 2. Internal iliac a.
정맥환류	동맥보다 뒤쪽, 약간 안쪽에 정맥이 위치함. IVC로 환류됨
External iliac femoral artery	
기시부	common iliac a.의 가쪽 분지, lumbosacral joint의 맞은편에서 시작
경로	lateral pelvic side wall과 psoas m.의 안쪽 경계선을 따라 주행함; inguinal ligament를 지나면 femoral a.가 되어 하지를 공급함
가지(Branch)	1. Superficial epigastric a. : supplies skin and subcutaneous tissue of lower anterior abdominal wall 2. External pudendal a. : supplies skin and subcutaneous tissue of mons pubis and anterior vulva 3. Superficial circumflex iliac a. : supplies skin/subcutaneous tissues of the flank 4. Inferior epigastric a. : supplies musculofascial layer of lower anterior abdominal wall 5. Deep circumflex iliac a. : supplies musculofascial layer of lower abdominal wall
정맥환류	inguinal lig.를 지날 때 동맥보다 뒤쪽, 안쪽에 위치함. common iliac vein으로 환류됨
Middle sacral artery	
기시부	정중선에 한쌍이 아닌 한짝만 존재함. 대동맥 말단부의 뒤쪽에서 기시
경로	요추(lumbar vertebra), 천추(sacrum), 미골(coccyx)의 위를 지남
가지(Branch)	골반벽 뒤쪽의 뼈와 근육을 공급함
정맥환류	한 쌍의 middle sacral vein은 보통 왼쪽 common iliac vein으로 환류됨

표 2-1 The major blood vessels of the pelvis *(계속)*

Artery	
Internal iliac(hypogastric) artery	
기시부	common iliac a.의 안쪽 분지, lumbosacral joint의 맞은편에서 시작; 골반의 주요 공급경로
경로	골반을 향해 가파르게 하강, 기시부로부터 3~4cm주행 후 ant, post, division으로 갈라짐
가지(Branch)	**Posterior division** 1. Iliolumbar a. : anastomoses with lumbar and deep circumflex iliac arteries; helps supply lower abdominal wall, iliac fossa 2. Lateral sacral a. : supplies contents of sacral canal, piriformis muscle 3. Superior gluteal a. : supplies gluteal muscles **Anterior division** 1. Obturator a. : supplies iliac fossa, posterior pubis, obturator internus muscle 2. Internal pudendal a. 3. Umbilical a. : remnant of fetal umbilical artery; after giving off branches, as the medial umbilical ligament 4. Superior, middle, inferior vesical a. : supply bladder and one or more branches to the ureter 5. Middle rectal(hemorrhoidal) a. : supplies rectum, branches to midvagina 6. Uterine a. : supplies uterine corpus and cervix, with branches to upper vagina, tube, round ligament, and ovary 7. Vaginal a. : supplies vagina 8. Inferior gluteal a. : supplies gluteal muscles, muscles of posterior thigh
정맥환류	Deep to arteries, from complex plexus; drain into common iliac veins
Internal pudendal artery	
기시부	Internal iliac a.에서 기시함 ; perineum의 주요 공급경로
경로	greater sciatic foramen을 통해 골반을 빠져나옴, ischial spine을 돌아 lesser sciatic foramen을 통해 ischiorectal fossa로 다시 들어옴 obturator internus m.위를 지나는 Alcock's canal의 내부에서 pudendal n.과 함께 주행해 perineum에 도달함
가지(branch)	1. Inferior rectal(hemorrhoids) : supplies anal canal, external and sphincter, perianal skin, with branches to levator ani 2. Perineal : supplies perineal skin, muscles of superficial perineal compartment(bulbocavernosus, ischiocavernosus, superficial transverse perineal) 3. Clitoral : supplies clitoris vestibular bulb, Bartholin gland, and urethra
정맥환류	internal iliac vein으로 환류됨
Lumber arteries	
기시부	대동맥의 뒤쪽에서 각 lumbar level마다 한 쌍씩 분지됨
경로	위쪽 4개의 요추(lumbar vertebra)옆을 지나 ant, post, br.로 나뉘어짐
가지(branch)	Supplies abdominal wall musculature(external/internal oblique, transversus, abdominis)
정맥환류	IVC로 환류됨

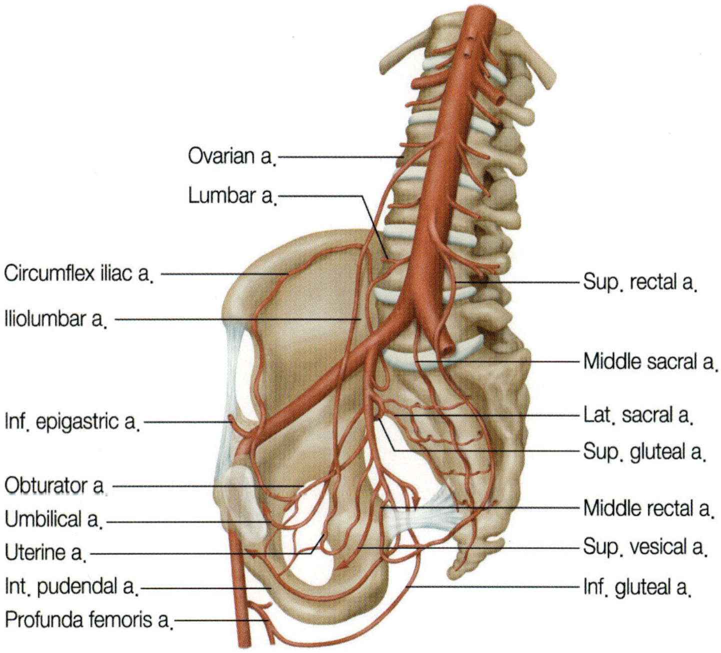

그림 2-3 The collateral blood vessels of the pelvis.

4) Lymphatics

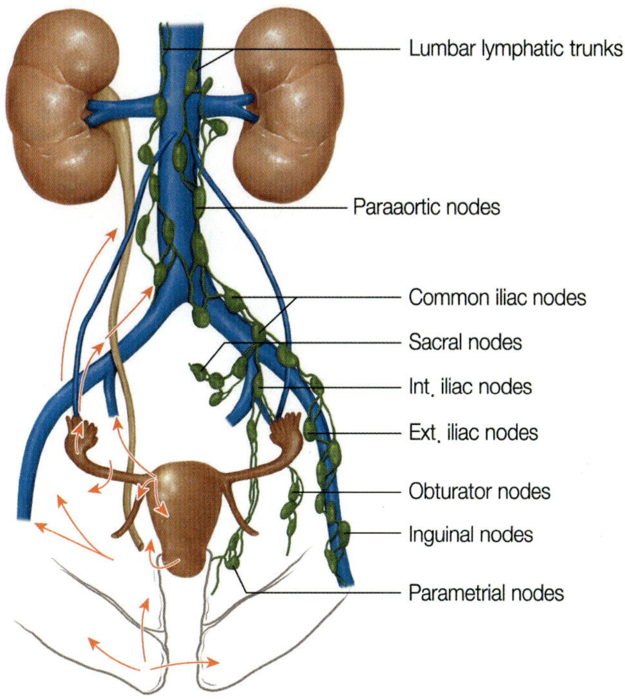

그림 2-4 The lymphatic drainage of the female pelvis.

표 2-2 Primary lymph node group providing drainage to genital structures

Nodes		Primary afferent connections
Aortic/paraaortic		Ovary, fallopian tube, uterine corpus(upper); drainage from common iliac nodes
Common iliac		Drainage from external and internal iliac nodes
External iliac		Upper vagina, cervix, uterine corpus(upper); drainage from inguinal
Internal iliac	Lateral sacral Superior gluteal Inferior gluteal Obturator Vesical Rectal Parauterine	Upper vagina, cervix, uterine corpus(lower)
Inguinal	Superficial Deep	Vulva, lower vagina; (rare: uterus, tube, ovary)

5) Nerves

(1) Somatic innervation

① Lumbosacral plexus, obturator nerve, pudendal nerve 등으로 구성된다.

② Pudendal nerve block

질식 분만, endometrial curettage 등을 시행할 때 고통을 경감시킬 수 있다.

(2) Autonomic innervation

① 역할

Sensory fiber가 있어 pelvic pain, dysmenorrhea와 연관된다.

② 임상적 중요성

- Presacral neurectomy

  Uterus와 cervix에서 오는 sensory fiber를 차단하여 pelvic pain, dysmenorrhea를 감소시킨다.

- Uterosacral ligament resection

  Presacral neurectomy와 효과는 비슷하지만 합병증이 적어서 최근 더 많이 이용된다.

2 Pelvic viscera

1) Embryonic development

(1) Urinary system

Kidney, renal collecting system, ureter 등의 urinary system은 mesoderm의 일종인 nephrogenic cord에서 기원한다.

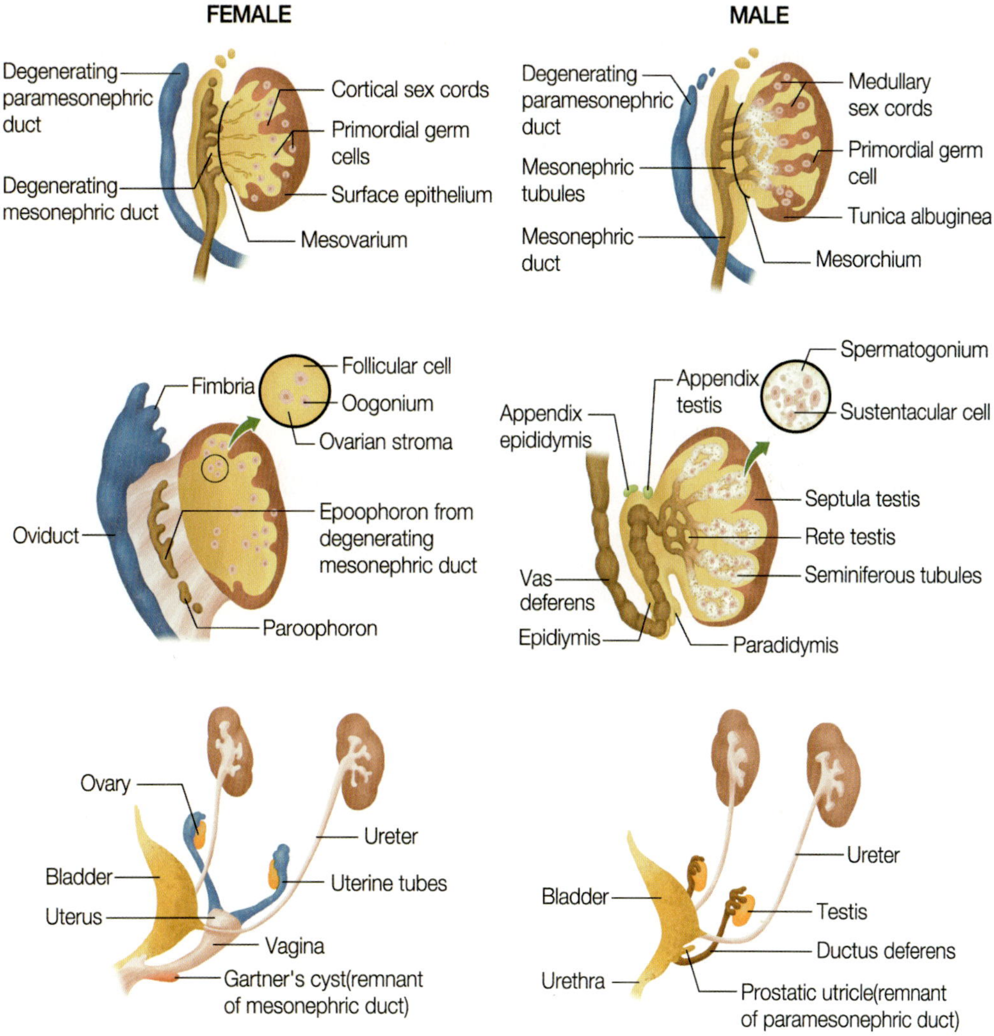

그림 2-5 초기 배아 발달에서 남성과 여성의 차이.

(2) Genital system

① 내부 생식기

- Embryo의 염색체가 46, XY인 경우
  - Y 염색체 내에 TDY(testis - determining factor) 유전자가 존재
  - TDY의 영향으로 gonad의 medulla가 Sertoli cell로 분화됨
  - Sertoli cell에서 AMH(antimullerian hormone)을 분비
  - AMH의 영향으로 Paramesonephric duct(Müllerian duct)가 퇴화됨
- Embryo의 염색체가 46, XX인 경우
  - TDY유전자가 존재하지 않음
  - Gonad의 medulla가 퇴화됨
  - AMH가 없기 때문에 Mesonephric duct(Wolffian duct)가 퇴화됨
  - Paramesonephric duct는 지속적으로 분화되어 uterus와 vagina 윗부분을 형성
- Vagina의 상부 80%는 paramesonephric duct에서 하부 20%는 urogenital sinus 에서 기원한다.

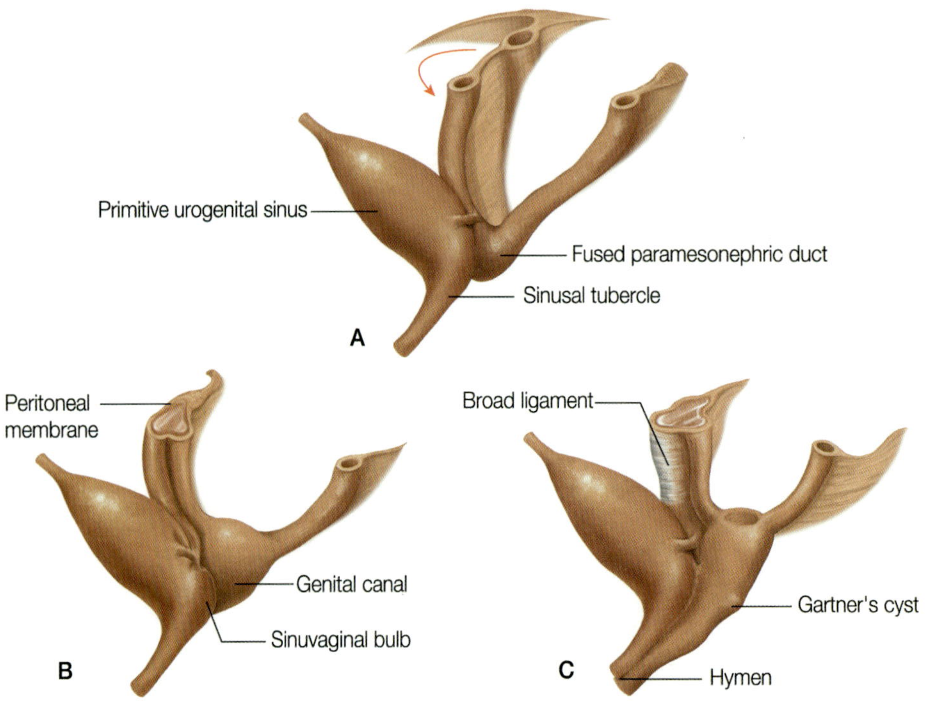

그림 2-6 The embryonic development of the female genital tract. 자궁과 질의 형성. **A,** primitive urogenital sinus와 paramesonephric duct가 합쳐지면서 자궁과 질의 위쪽 부분이 형성되기 시작함. **B, C,** 3~5개월에 두 개의 관이 합쳐지고 나뉘어지면서 생식기관을 형성함. paramesonephric duct가 후복벽에서 떨어져 나오고, 이때 peritoneal membrane을 함께 끌고 나옴. 끌려나온 복막은 자궁의 borad ligament가 됨. **A~C,** 질의 아래쪽 부분은 primitive urogenital sinus의 뒤쪽 벽인 sinovaginal bulbs에서부터 만들어짐.

② 외부 생식기

- 임신 12주까지는 외부 생식기에 의한 성구분이 쉽지 않다.
- 남성과 여성의 상동기관은 같은 원시기관에서 서로 다르게 분화된 외부 생식기의 각 부위를 말한다.

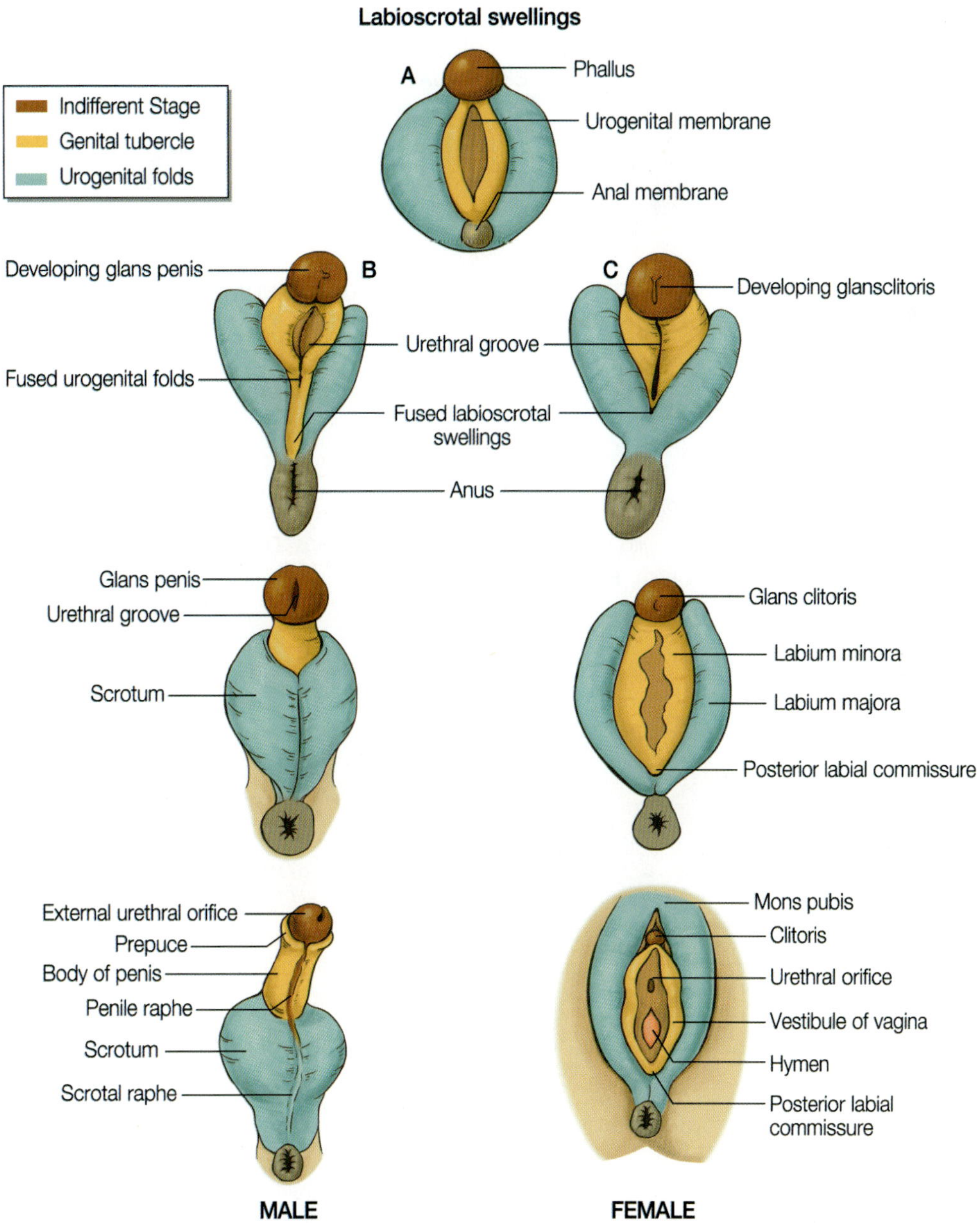

그림 2-7 **여성과 남성 외성기의 발달 비교. A,** 7주까지는 남녀 모두에게서 같은 양상의 발달이 일어나고, 그 이후부터 차이가 나타나기 시작한다. **B,** The male external genitalia. **C,** The female external genitalia.

③ Uterovaginal malformations

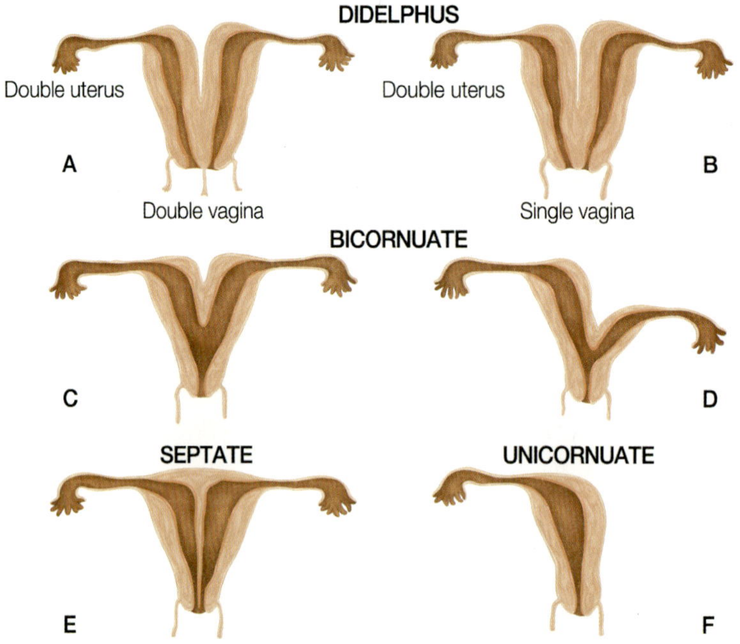

그림 2-8 **선천성 기형의 종류**(type). **A,** Double uterus(uterus didelphys) and double vagina. **B,** Double uterus with single vagina. **C,** Bicornuate uterus. **D,** Bicornuate uterus with a rudimentary left horn. **E,** Septate uterus. **F,** Unicornuate uterus.

2) Genital structure

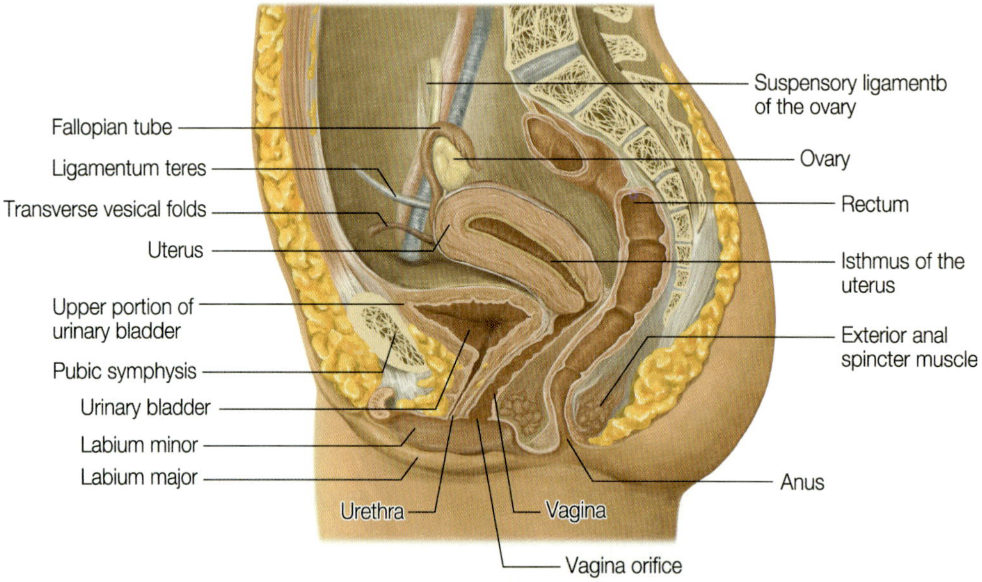

그림 2-9 **골반 장기.** A sagittal section of the female pelvis with the pelvic viscera and their relationships.

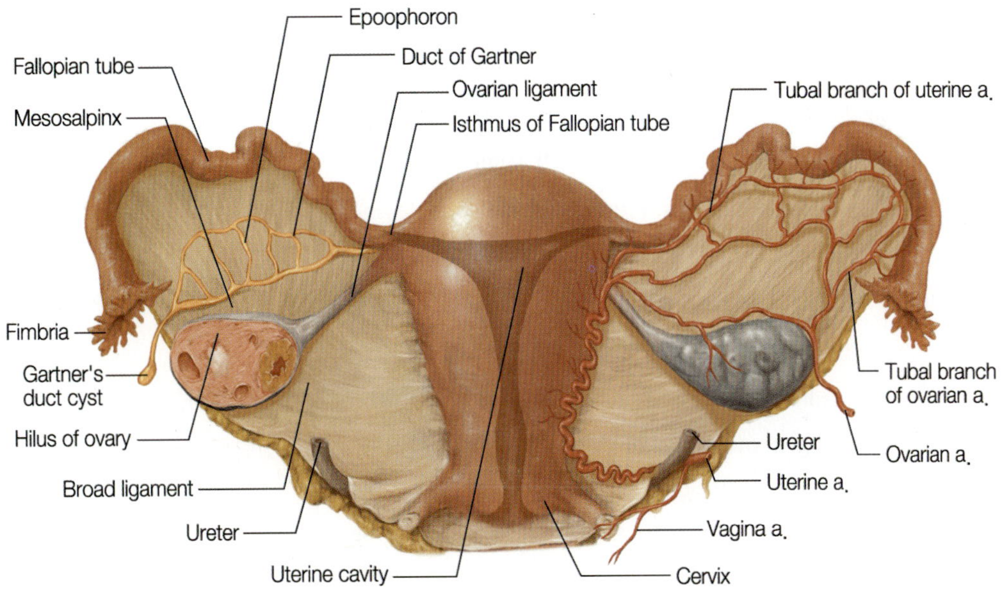

그림 2-10 The uterus, fallopian tubes, and ovaries.

(1) Vagina

① 길이 : posterior vaginal wall > anterior vaginal wall(3cm longer)

② Posterior fornix

- Posterior cul - de - sac에 쉽게 도달할 수 있어 culdocentesis의 경로가 된다.
- Posterior colpotomy란 posterior fornix를 절개하는 것으로 복강경 시술을 할 때 adnexal mass를 복강에서 외부로 빼낼 수 있는 통로를 만들어 주기 위해 흔히 시행한다.

③ Three layer

- Mucosa : lactobacillus의 영향으로 pH 3.5~4.5를 유지
- Muscularis
- Adventitia

(2) Uterus

① Cervix

- 길이 : 2~3cm
- 조직학

  Exocervix는 stratified squamous epithelium으로 endocervical canal은 columnal epithelium으로 구성된다.
- 변형대(transformation zone)

  Squamocolumnal junction이라고도 불리며 squamous neoplasia에 취약하다.

② Corpus

- Birth : cervix length와 corpus length가 같다.
- Adult : corpus length가 cervix length의 2~3배 정도이다.
- Flexion : corpus와 cervix의 angle을 말한다.
- Version : uterus와 upper vagina의 angle을 말한다.

③ Fallopian tube

- 구성 : interstitium, isthmus, ampulla, fimbria
- 길이 : 7~12cm
- Adnexa : fallopian tube와 ovary를 합쳐서 부르는 용어이다.
- 기능 : ovum pickup, 수정에 필요한 환경 조성, 수정란의 이송

(4) Ovary

① 기능

- 난자의 발달과 배출
- 성호르몬의 합성과 분비

② 크기

- 5 × 3 × 3cm
- 폐경 이후 작아진다.

3) Urinary tract

(1) Ureters

① 25cm

② Common iliac vessel의 bifurcation 부위에서 cross → ovarian vessel의 medial part에서 주행 → lateral pelvic wall을 따라감 → broad ligament의 medial part를 지나감 → upper vagina 앞에서 bladder base로 들어감

③ Transitional epithelium으로 구성되어 있다.

(2) Bladder

① Base : α-adrenergic sympathetic tone으로 continence를 유지한다.

② Dome : parasympathetic tone으로 micturition을 유발한다.

③ 적어도 300ml를 저장할 수 있다.

(3) Urethra

여성에게서 3~4cm의 길이

3 Genital tract의 주위 기관

1) Abdominal wall

(1) Skin

(2) Muscle

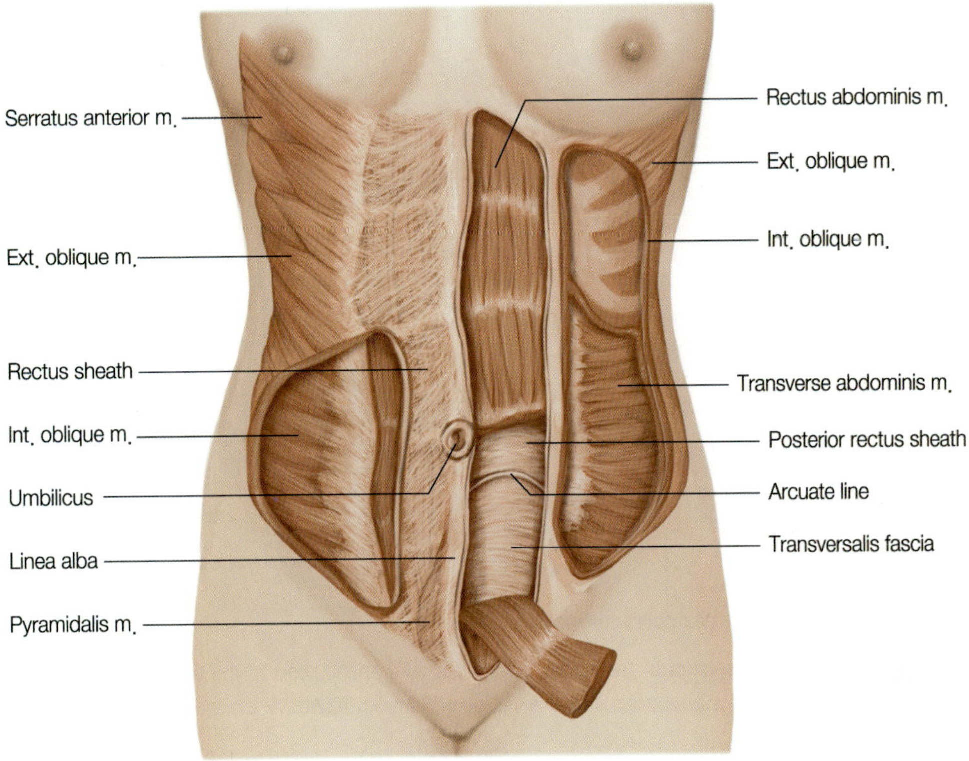

그림 2-11 The abdominal wall muscles.

(3) Fascia

① Superficial fascia : Camper, Scarpa fascia

② Rectus sheath

- External, internal oblique muscle과 transverse abdominis muscle의 aponeurosis가 융합되어 생성
- Arcuate line 위 : internal oblique muscle의 aponeurosis가 anterior와 posterior로 분리됨
- Arcuate line 아래 : 세 근육층의 aponeurosis가 전부 rectus muscle의 anterior에 위치

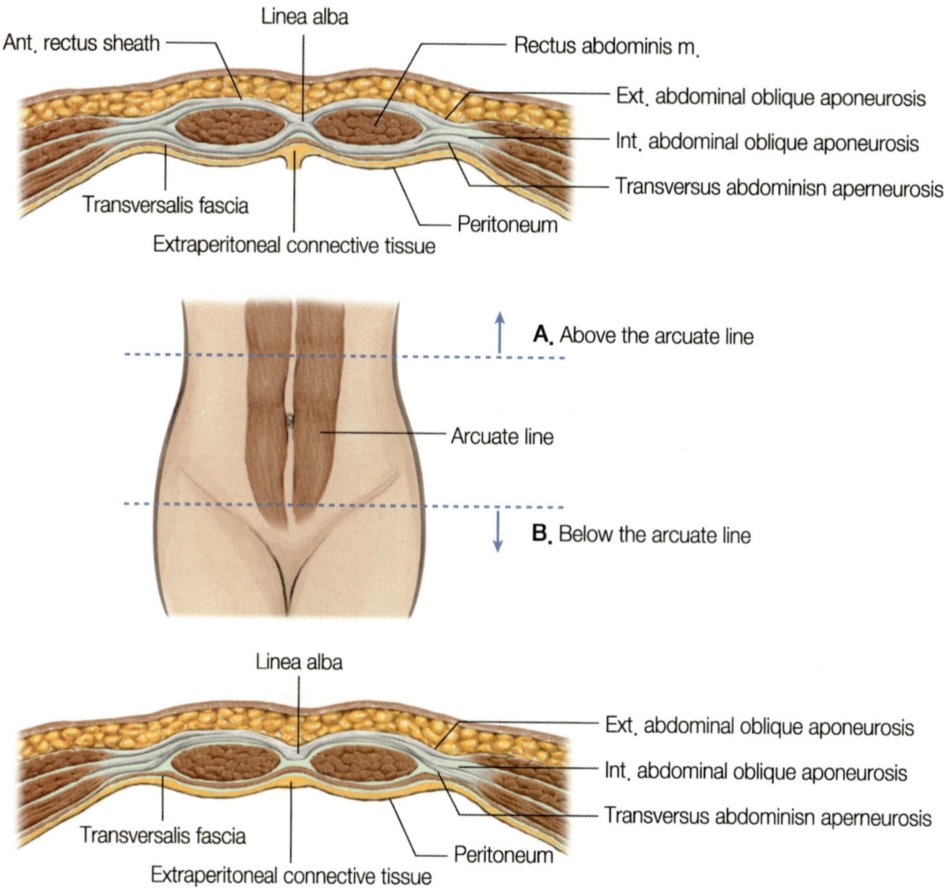

그림 2-12 **A transverse section of the rectus abdominis.** The aponeurosis of the external and internal oblique and the transversus abdominis from the rectus abdominis. **A,** Above the arcuate line. **B,** Below the arcuate line.

(4) Blood supply

Inferior epigastric artery, deep circumflex iliac artery, superior epigastric artery

2) Urogenital triangle

(1) Vulva

① Mons pubis, labia majora, labia minora, clitoris 등으로 구성

② Vaginal orifice의 분비샘

- Greater vestibular(Bartholin) gland
- Lesser vestibular gland

③ Urethral orifice의 분비샘

Paraurethral(Skene) gland

(2) Superficial perineal compartment

① Erectile bodies : vestibular bulb, clitoris body

② Muscles : ischiocavernosus, bulbocavernosus, superficial transverse perineal

(3) Deep perineal compartment

Urogenital diaphragm : sphincter urethrae + deep transverse perineal muscle

(4) Perineal body

Bulbocavernosus, external anal sphincter, superficial transverse perineal muscle 들의 tendon이 서로 융합되어 형성된다.

3) Retroperitoneum and retroperitoneal spaces

(1) Prevesical space

(2) Paravesical space

(3) Vesicovaginal space

(4) Rectovaginal space

(5) Pararectal space

(6) Retrorectal space

(7) Presacral space

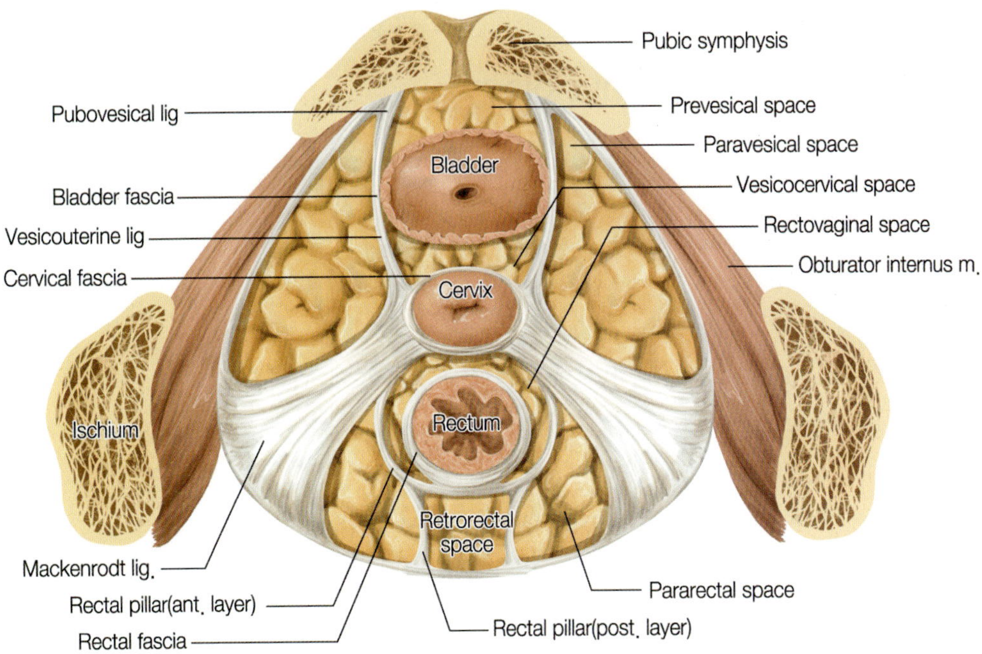

그림 2-13 Schematic sectional drawing of the pelvis shows the firm connective tissue covering.

4) Peritoneal cavity

(1) 자궁 위치를 고정시키는 구조물

① Round ligament

② Uterosacral ligament

③ Cardinal ligament

5) Ureter

(1) Pathway

① Pelvic brim에서 ovarian vessel이 ureter위를 지나감

② Pelvis 내에서는 broad ligament 내에서 uterosacral ligament의 lateral part에 위치

③ Ischial spine level에서 uterine artery를 cross

④ 안쪽으로 돌아서 anterior upper vagina에서 bladder로 들어간다.

(2) 임상적 중요성

손상을 잘 받는 경로를 가지므로 부인과 시술을 시행할 때 주의한다.

6) Pelvic floor

Pelvic outlet을 덮고 있는 모든 구조물을 통칭(밖－피부부터, 안쪽－복막까지)

2.2 Reproductive physiology

1 Reproductive neuroendocrinology

1) Hypothalamus

(1) 위치

Optic chiasm 위의 뇌 하단부, 제3뇌실의 아래쪽에 위치한다.

(2) Feedback

① Long feedback loop

Androgen, estrogen이 hypothalamus에 feedback을 주는 것

② Short - loop feedback

Pituitary hormone이 hypothalamus에 feedback을 주는 것

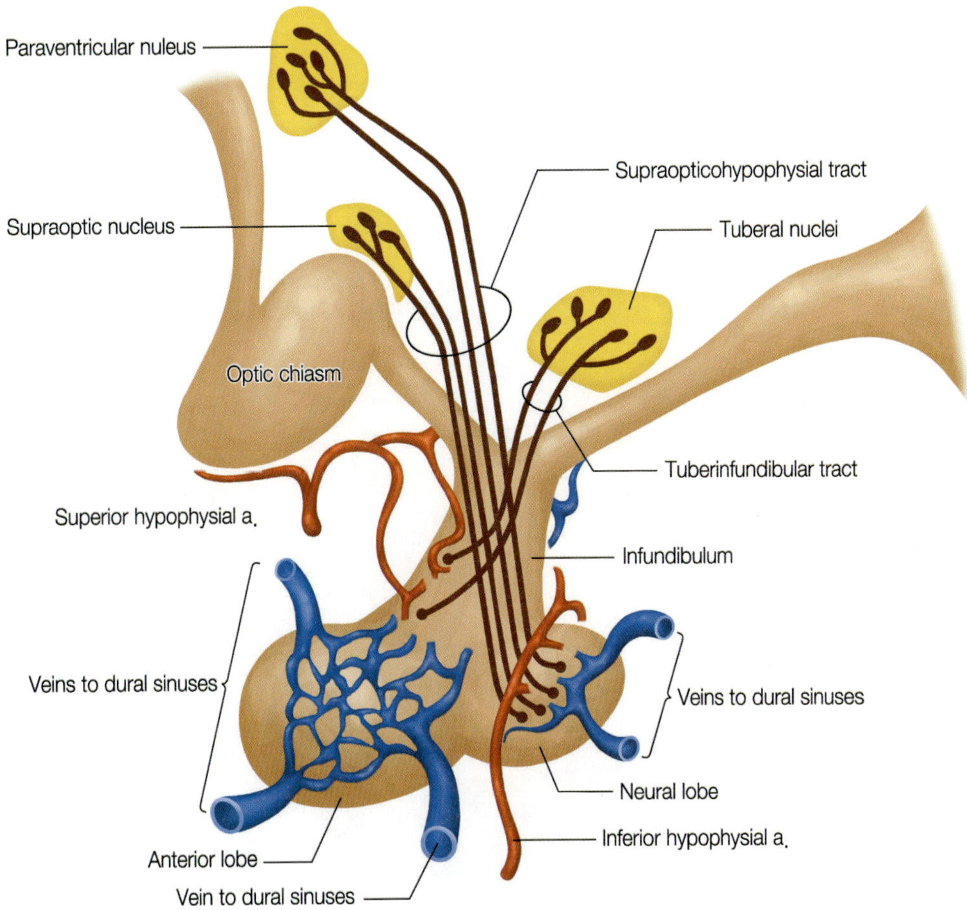

그림 2-14 The hypothalamus and its neurologic connections to the pituitary.

③ Ultrashort feedback loop

Hypothalamic secretion이 직접 hypothalamus에 feedback을 주는 것

(3) Hypothalamus의 주된 분비 호르몬(pituitary - releasing factor)

① GnRH : LH, FSH의 분비를 조절

② CRH : ACTH의 분비를 조절

③ GHRH : GH의 분비를 조절

④ TRH : TSH의 분비를 조절

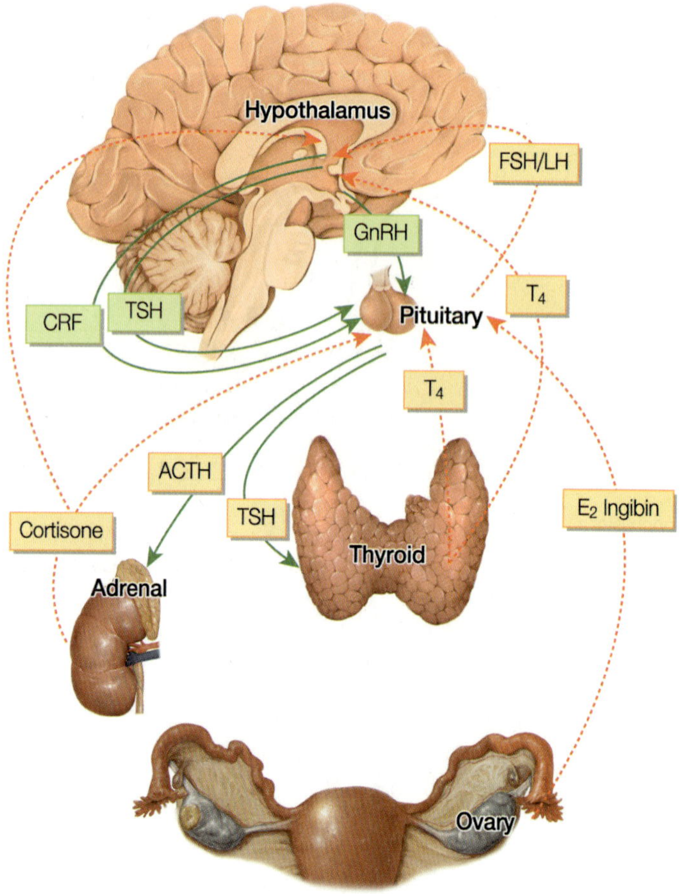

그림 2-15 The hypothalamic secretory products function as pituitary - releasing factors that control the endocrine function of the ovaries, the thyroid, and the adrenal glands.

2) Pituitary

Anterior, intermediate, posterior lobe로 구성된다.

2 Reproductive hormones

1) Hypothalamus(GnRH)

(1) 역할

Gonadotropin(FSH, LH) 분비를 조절

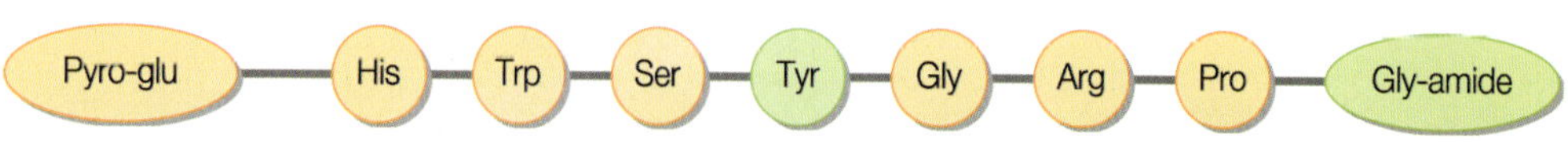

그림 2-16 Gonadotropin - releasing hormone(GnRH) is a decapeptide.

(2) 생성 장소와 구성

Hypothalmus의 arcuate nucleus에서 생산되며 decapeptide 형태를 취한다.

(3) 분비 방식(pulsatile secretion)

① 특징

GnRH는 매우 짧은 반감기(2∼4분)를 가지므로 continual pulsatile secretion이 필요

② Frequency and amplitude

- Follicular phase

Frequent, small - amplitude pulse

- Late follicular phase

Early follicular phase에 비해 frequency와 amplitude가 증가

- Luteal phase

Pulse interval이 늘어나고 amplitude 역시 follicular phase에 비해서는 높아진다. 하지만 시간이 지나면서 amplitude는 점차 낮아진다.

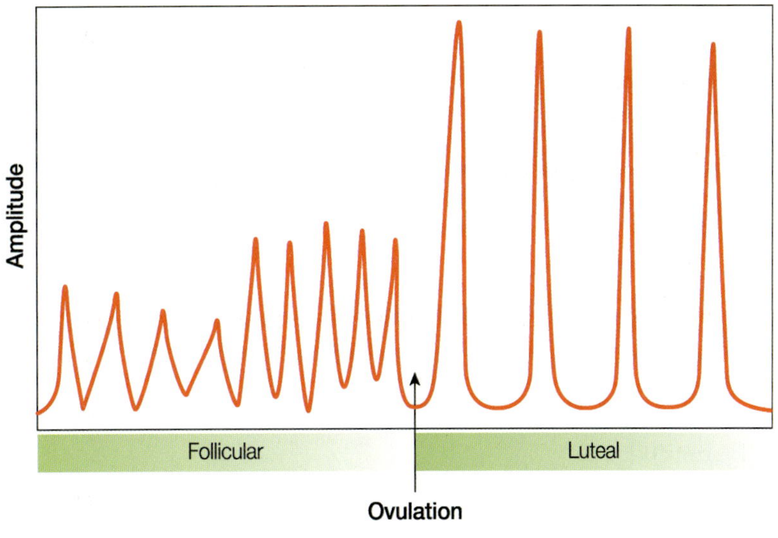

그림 2-17 The pulsatile secretion of GnRH in the follicular and luteal phases of the cycle.

(4) GnRH agonist and antagonist

① Mechanism of action

- GnRH agonist

– GnRH를 변형시켜 GnRH보다 GnRH receptor affinity를 증가시키거나 혹은 degradation 속도를 감소시킨 molecule

- GnRH receptor의 지속적인 활성화를 유발
- 초기에는 gonadotropin의 release를 유도하지만 이후 downregulation effect와 GnRH receptor의 감소로 인하여 gonadotropin의 secretion을 억제한다.

• GnRH antagonist

- GnRH receptor의 competitive blockade를 유발하여 endogeneous GnRH에 의한 receptor stimulation을 방지한다.
- Gonadotropin과 sex steroid의 감소

② Clinical use

• GnRH agonist

- Ovulation induction control
- Precocious puberty
- Ovarian hyperandrogenism
- Leiomyoma
- Endometriosis
- Hormonally dependent cancer

• GnRH antagonist

GnRH agonist와 비슷한 용도로 사용하지만 agonist에 비해서 효과의 발현 시점이 훨씬 빠르다.

(5) Endogenous opioids and their effect on GnRH

① Endorphin

• Hypothalamus에서 생산
• 체온, 식욕, 기분의 regulation에 관여
• GnRH release를 감소시켜 gonadotropin 분비를 억제
• Ovarian sex steroid는 endorphin 분비를 증가시키고 gonadotropin 분비를 감소시킨다.
• 월경 주기에 따라 분비양이 달라져서 luteal phase에 정점에 도달한 후 생리기간 동안에 nadir를 그린다.

② Enkephalins

③ Dynorphins

2) Pituitary hormone secretion

(1) Anterior pituitary hormone

① Gonadotropins

- FSH, LH로 나눌 수 있다.
- Anterior pituitary gonadotroph cell에서 생산된다.
- FSH와 LH는 구조적으로 유사함
  - α-subunit은 동일, β-subunit만 다름
  - TSH와 hCG 역시 Gonadotropin과 동일한 α-subunit

② Prolactin

- Anterior pituitary lactotroph에서 분비되는 polypeptide
- 모유합성에 primary trophic factor
- Dopamine
  - Hypothalamus에서 분비
  - Prolactin 분비를 inhibition
- Prolactin 분비 증가시 amenorrhea, galactorrhea를 유발
- Prolactin의 분비를 증가시키는 경우
  - Breast manipulation, drugs, stress, exercise, certain foods
  - TRH, vasopressin, GABA, β-endorphin, VIP, EGF, angiotensin II

③ TSH

- Anterior pituitary thyrotroph에서 분비됨
- TRH는 hypothalamus의 arcuate nucleus에서 분비되어 TSH release를 자극하고 prolactin 분비의 major stimulus로서도 작용한다.
- Hyperthyroidism이나 hypothyroidism과 같은 갑상선 호르몬 분비 이상은 ovulatory dysfunction과 연관됨

④ ACTH

- Hypothalamus에서 분비되는 CRH에 의해 anterior pituitary에서 secretion됨
- Adrenal glucocorticoids를 release시킴
- Diurnal variation : early morning peak, late evening nadir
- Cortisol에 의해 negative feedback을 받음

⑤ GH

- GHRH, thyroid hormone, glucocorticoid에 의해 분비됨
- Pulsatile fashion으로 분비되며 수면 시간에 가장 많이 release된다.

(2) Posterior pituitary hormone

① Oxytocin

- Hypothlamus의 paraventricular nucleus에서 생산
- Primary function
  - Uterine muscle contraction
  - Breast lactiferous duct myoepithelial contraction
- 분비를 증가시키는 경우
  - Nipple suckling
  - Cervix, vagina의 자극

② Arginine - vasopressin(AVP)

- ADH(antidiuretic hormone)라고도 불림
- Major function : regulation of blood volume, pressure, and osmolality

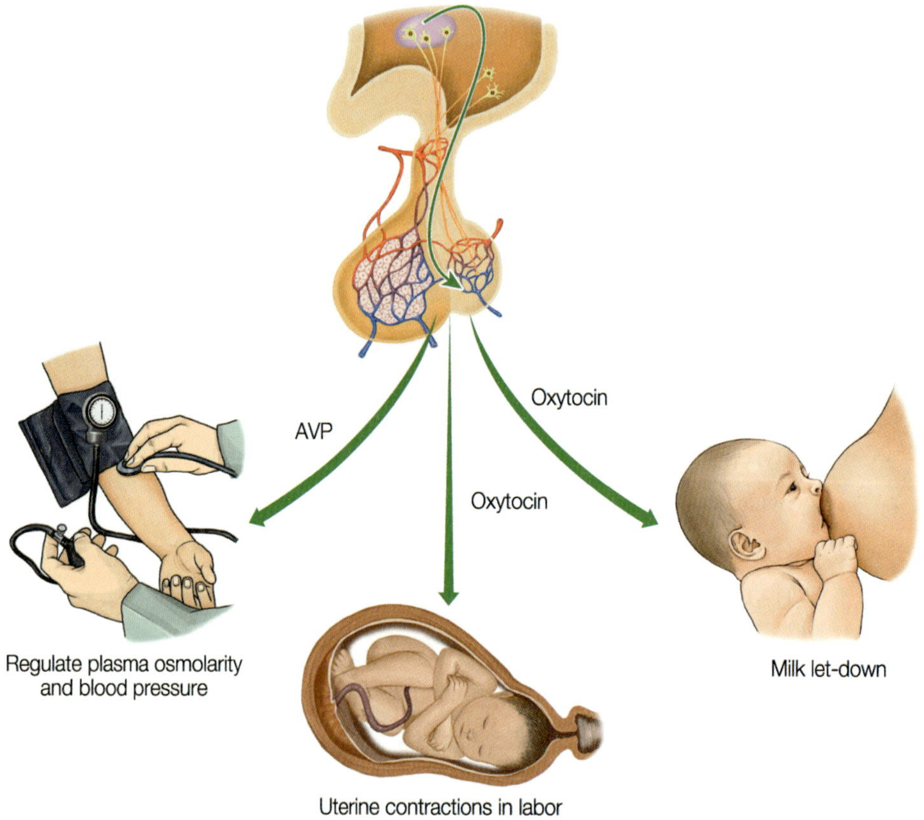

그림 2-18 Oxytocin은 분만 중 자궁의 근육과 젖분출반사에서 유방 유관의 수축을 일으킨다. Arginine-vasopressin(AVP)은 순환 혈액량, 혈압, 삼투질농도를 조절한다.

2.3 Menstrual cycle physiology

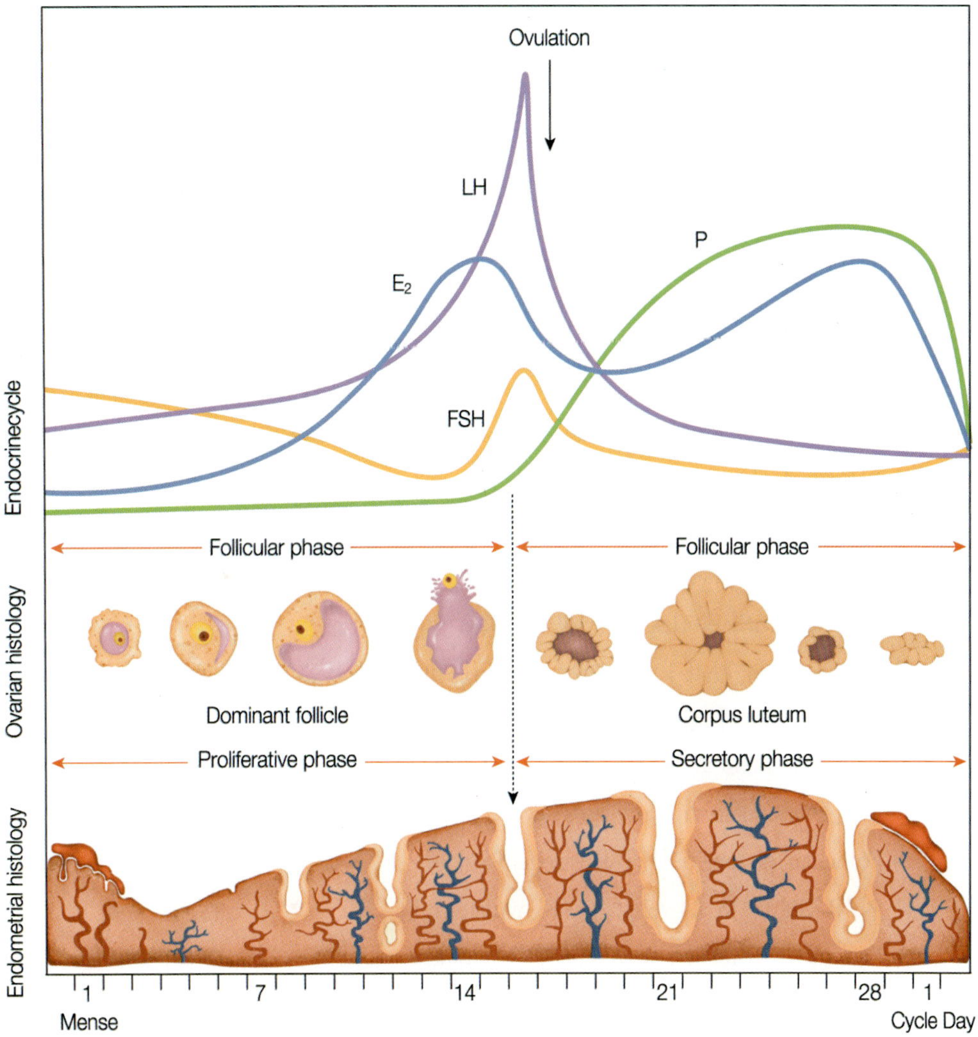

그림 2-19 **월경주기**(The menstrual cycle). 위쪽 그림은 배란(ovulation)을 중심으로 FSH, LH, estradiol(E2), progesterone(P)의 변화를 보여주고 있다. 아래쪽 그림은 난소주기가 여포기(follicular phase)와 황체기(luteal phase)로, 자궁내막의 주기가 증식기(proliferative phase)와 분비기(secretory phase)로 대응됨을 보여준다.

1) Normal menstrual cycle

(1) Ovarian cycle vs. Uterine cycle

① Follicular phase ↔ Proliferative phase

② Luteal phase ↔ Secretory phase

(2) Ovarian cycle의 각 phase별 특징

① Follicular phase

- Average length : 10～14days
- Follicular phase length의 variability로 인해 total cycle length의 길이가 다양함

② Luteal phase

평균 14일로 일정함

③ Figures

- 생리주기 : 21～35일
- 생리기간 : 2～6일
- 평균 생리량 : 20～60ml

2) Hormonal variation의 요약

(1) 생리주기의 시작에는 gonadal steroid level은 낮은 상태임

(2) 황체가 소실되면서 FSH level이 증가

① 증가된 FSH로 인해 follicle들이 follicular phase 동안 난소 내에서 자라기 시작

② 이 follicle들이 자라면서 estrogen을 분비

③ Estrogen의 증가로 자궁내막이 증식됨

(3) Estrogen의 증가와 follicle에서 생산되는 inhibin - B로 인하여 negative feedback으로 FSH 분비가 감소됨

(4) Follicular phase의 말기에 LH receptor가 granulosa cell에 나타나고 progesterone 분비를 modulation 함

(5) Follicular phase 동안 점차 estrogen양이 증가되면서 충분한 양이 되면 LH surge가 일어나고 그 후 24～36시간 후 ovulation 됨

(6) Estrogen은 ovulation 바로 직전부터 midluteal phase까지 감소하다가 그 이후 corpus luteum에서 생산되어 다시 오르기 시작함

(7) Progesterone은 ovulation 후 급격히 증가하므로 ovulation의 추정 징후로 사용될 수 있다.

(8) 황체에서 분비되는 호르몬인 estrogen, progesterone, inhibin - A는 gonadotropin의 분비를 억제하고 새로운 난포가 성장하는 것을 막는다. 또한 이들 호르몬들은 황체기 동안 지속으로 elevation된 채로 있다가 황체가 소실되면서 감소한다.

3) Uterus

(1) Cyclic changes of the endometrium

① Histology of endometrium

- 표면 2/3(decidua functionalis)
  - Proliferation이 일어나고 이후 생리 중에 떨어져 나가는 부분
  - Stratum compactum(표층)과 stratum spongiosum(중간층)으로 구성
- 심부 1/3(decidua basalis)

  Proliferation은 일어나지 않지만 생리 직후 endometrial regeneration에 관여

② 각 시기별 endometrium의 변화

- Proliferative phase
  - Menstrual cycle의 day 1은 vaginal bleeding이 발생한 첫 번째 날로 정의한다.
  - 특징 : progressive mitotic growth of the decidua funcionalis
- Secretory phase
  - 전형적인 28일 주기의 cycle에서 ovulation은 14일에 발생
  - Ovulation이 되고 48~72시간 내에 황체에서 progesterone분비가 이루어짐
  - Progesterone의 영향으로 endometrium의 glandular lumen에서 eosinophilic protein - rich secretory products가 분비되므로 secretory phase라 명명한다.
  - Postovulatory 6, 7일경에 gland의 secretory activity가 maximal해지고 endometrium은 blastocyst의 implantation을 위해 optimal해짐
  - Menstruation 2일 전 endometrium 내에 polymorphonuclear lymphocyte가 증가하고 이어서 endometrial stroma가 collapse되면서 menstrual flow가 시작됨
- Menses

  착상되지 않을 경우 glandular secretion이 멈추고 decidua functionalis의 붕괴가 일어나고 떨어져 나가 배출되는데 이를 menses로 명명한다.

(2) Dating the Endometrium

① Endometrial biopsy

Endometrium은 주기의 특정 시기별로 일정한 pattern의 histology를 보이게 되며 따라서 biopsy를 통해 EM의 상태가 cycle의 appropriate한 시기에 correspond되는지의 여부를 파악할 수 있음

② Luteal phase defect

- 각 주기의 chronologic date와 histologic date가 2일 이상의 discrepancy를 보일 때로 정의
- 이전에는 implantation failure, early pregnancy loss와 관련된 것으로 생각하였으나 현재는 더 이상 infertility나 early pregnancy loss의 diagnostic test로 사용하지 않음

4) Ovarian follicular development

(1) Number of oocyte in ovary

① Gestational age 20weeks : 6~7백만 개로 peak number

② Birth : 1~2백만 개

③ Puberty : 30만 개이며, 이들 중 총 400~500개만이 배란된다.

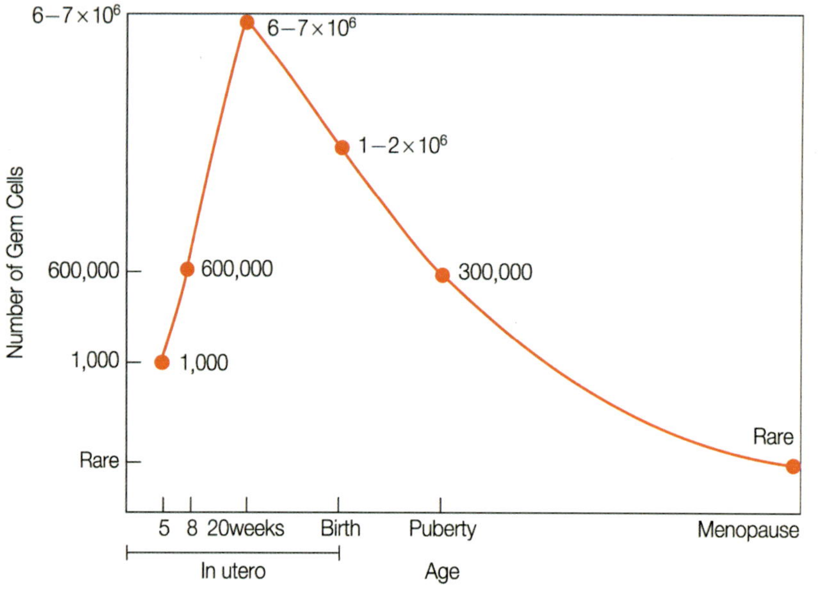

그림 2-20 출생 전후부터 폐경까지 난소에 존재하는 난모세포의 수.

(2) Meiotic arrest of oocytes and resumption

① 감수 분열(meiosis)

- Germ cell의 reduction division 과정을 의미
- 4 stages : prophase, metaphase, anaphase, telophase

② 감수분열의 정지(arrest)와 재개시(resumption)

- Oogonia가 점차 발달하여 prophase I에 진입하여 primary oocyte를 형성
- 이후 oocyte는 ovulation이 일어나기 전까지 오랜 시간 동안 prophase에 arrest 됨
- Ovulation 직전 midcycle LH surge가 발생하면 meiosis I이 재개된다.

(3) Follicular development

① 난포 발달의 정의

한 무리의 follicle의 recruitment에서 시작하여 ovulation이 발생한 후 하나의 mature dominant follicle을 release하는 과정

② Follicle의 발달 과정

- Primordial follicles
- Preantral follicle
- Preovulatory follicle
- Ovulation

③ 배란 기전

Midcycle LH surge → local prostaglandins 농도↑, follicular wall의 proteolytic enzymes↑ → follicular wall의 weakening, perforation → ovulation

④ Sex steroid와 gonadotropin과의 관계

- Estrogen과 FSH

  follicular phase 동안 estrogen 상승 시 negative feedback으로 FSH 감소
- Estrogen과 LH : biphasic regulation
  - Low concentration : LH secretion을 억제
  - High concentration : positive feedback으로 LH release를 enhance
- LH surge가 dominant follicle에 미치는 영향

  Luteinization of the granulosa cell, progesterone 생산, ovulation 시작

⑤ Gonadotropin의 그 밖의 regulator

- Inhibin, activin
  - Granulosa cell에서 생성됨
  - Inhibin : FSH의 synthesis와 release를 억제
  - Activin : FSH release를 stimulation
- Other intraovarian regulators

  IGF-1, EGF/TGF-α, TGF-β, β-FGF, IL-1, TNF-α, OMI, renin-angiotensin

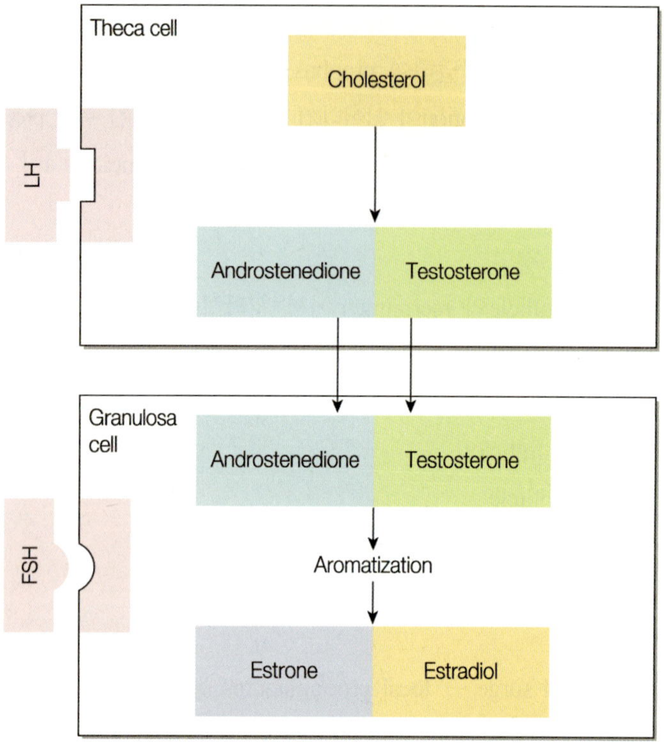

그림 2-21 The two - cell, two - gonadotropin theory 여포(follicle)가 성숙하는 과정에서 steroid hormone이 합성되는 장소가 분리되어 있다.

⑥ Two - cell Two - gonadotropin theory

- 정의 : follicle의 발달 과정에서 steroid hormone 합성 과정에는 subdivision과 compartmentalization이 존재한다는 것
- Theca cell ↔ LH
  - 대개의 LH receptor는 theca cell에 존재
  - LH 자극으로 cholesterol로부터 androgen이 생성됨
- Granulosa cell ↔ FSH
  - Estrogen production을 위한 aromatase activity는 granulosa cell에 존재
  - 이곳에서 androgen은 aromatization되어 estrogen을 생성
  - Aromatase activity는 FSH stimulation에 의해 일어남
- 난포 발달 과정 중의 androgen의 역할
  - Low concentration
    - Early preantral follicle시기에 해당됨
    - 역할 : granulosa cell안의 특정 receptor를 통하여 aromatase activity를 stimulation

- Higher concentration
  - ◦ 고농도의 androgen이 존재할 경우 5α - reductase activity가 intensive해짐
    → 5α - reductase에 의해 androgen이 aromatized 될 수 없는 form으로 전환
    → granulosa cell의 FSH receptor의 발현을 억제
    → follicle이 atresia에 빠짐

(4) Luteal phase

① Structure of corpus luteum

- 황체 : ovulation 이후 남아있는 follicular shell
- Luteal hormone : progesterone, estrogen, inhibin A

② Hormonal function and regulation

- Luteal phase의 hormonal change
  - 황체 호르몬(estradiol and progesterone)으로 인해 FSH, LH분비는 지속적으로 감소
  - Luteal inhibin 또한 FSH withdrawal을 야기함
- Corpus luteum의 regression
  - LH가 지속적으로 분비되어야만 corpus luteum function의 유지가 가능
  - 임신이 안 될 경우
    - ◦ LH가 감소
    - ◦ Corpus luteum regress
    - ◦ Estrogen and progesterone ↓
    - ◦ FSH and LH ↑
  - 임신시
    - ◦ hCG : LH - like action
    - ◦ Corpus luteum을 자극하여 지속적으로 progesterone이 분비됨
  - Luteal - placental shift
    - ◦ Gestational age 5주까지 임신 유지에 필요한 progesterone을 luteum에서 생산
    - ◦ 5주 이후에는 placenta에서 충분한 progesterone을 생산

PACIFIC GYNECOLOGY

G.Y.N.E.C.O.L.O.G.Y

3 피임 및 성기능 이상
Family Planning and Sexuality Dysfunction

3.1 Family planning

1 Overview

1) Pearl formula

(1) 1년에 100명의 여성의 임신확률(pregnancy rate)을 계산

(2) (Number of pregnancy / total number of months contributed by all couples) × 1,200

2) Noncontraceptive health benefit

(1) Oral contraceptives

① ↓Ovarian, endometrial cancer

② ↓Ectopic pregnancy

(2) Barrier

Protection for STD, cervical cancer, and tubal infertility

2 Nonhormonal methods

1) Coitus interruptus

(1) 사정 이전에 penis를 vagina에서 빼냄

(2) Failure rate(이 방법만으로 피임시 1년 안에 임신될 확률) : 27%

2) Breast feeding

(1) 피임 기전

① Sucking of infant → prolactin level↑ → gonadotropin - releasing hormone↓ → LH↓ → suppression of ovulation

표 3-1 Percentage of women experiencing a contraceptive failure during the first tear of use and the percentage continuing use at the end of the first year

	Women experiencing accidental pregnancy within the first year of use(%)		Women continuing use at 1year(%)
Method	Typical use	Perfect use	
No method	85	85	
Spermicides	29	18	42
Periodic abstinence	25		67
Calendar		9	
Ovulation method		3	
Symptothermal		2	
Postovulation		1	
Withdrawal	27	4	43
Cap			
Parous women	32	26	46
Nulliparous women	16	9	57
Sponge			
Parous women	32	20	46
Nulliparous women	16	9	57
Diaphragm	16	6	57
Condom			
Female(reality)	21	5	49
Male	15	2	53
Combined pill and progestin – only pill	8	0.3	68
Patch(EvraTM)	8	0.3	68
NuvaRing	8	0.3	68
Intrauterine devices			
ParaGardTM(Copper T380A)	0.8	0.6	78
Myrena(levonorgestrel T)	0.1	0.1	81
DepoProvera	3	0.3	70
Lunelle	3	0.05	56
Norplanta and Norplant II	0.05	0.05	56
Female sterilization	0.5	0.5	100
Male sterilization	0.15	0.10	100

[a] Cumulative 5year pregnancy rate for pliable tubing, divided by 5.

② 지속적으로 모유수유를 하더라도 6개월 후에는 ovulation 돌아옴
→ 모유수유를 피임 목적으로 사용할 때는 6개월 이후 혹은 월경이 돌아오자마자 반드시 다른 피임법 선택

(2) Noncontraceptive effect

Breast cancer ↓

(3) Contraception during lactation

① Combination OCs → 모유수유 시 추천하지 않음(∵ milk양 감소)

② Progestin - only OCs, implants, injectable contraception을 추천(∵ milk 질, 양에 영향을 미치지 않음)

③ Barrier, spermicide, IUD : good option for nursing mother

3) Fertility awareness

(1) 정의

① Natural contraception, periodic abstinence와 동일어

② Ovulation 기간 동안, 즉 임신이 가능한 기간 동안 intercourse를 피하는 것을 말함

(2) 임신 가능 기간 예측법

① Symptothermal method(abstinence를 시행해야 하는 시기)

- First day : 지난 6개월 중 가장 짧은 주기에서 21을 뺀 날 혹은 cervical mucus가 그 주기 중 처음으로 detect된 날 중 더 빠른 날
- Last day : BBT thermal shift(기초체온이 오르기 시작한 날) 2일까지 금욕, 3일째부터 부부관계 시작 가능

(3) Efficacy

① Gross failure rate : 24%

② 실패율이 높은 이유

- Sperm은 female genital tract에서 5~7일간 survive하기 때문에 ovulation 전후 일주일 정도 금욕을 한다고 하더라도 임신을 막는다는 보장은 없다.
- Ovulation은 menstruation 없이도 일어난다.

(4) Risks

이 방법으로 피임을 했음에도 불구하고 만약 임신이 되었을 경우 spontaneous abortion 많음(∵ ovulation의 정확한 시기와 약간 떨어진 시기의 임신이므로)

4) Condoms

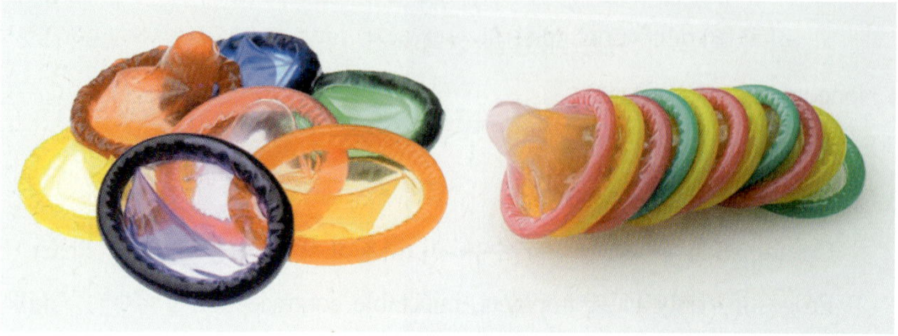

그림 3-1 여러 가지 종류의 콘돔.

(1) 일반 사항

① 콘돔은 spermicide인 nonoxynol - 9이 lubirication되어 있을 경우 더 효과가 좋다

② Risk for condom breakage : 3%

(2) Latex condom의 sexually transmitted disease에 대한 효과

① STDs risk ↓, gonorrhea. ureaplasma, PID, tubal infertility ↓

② Chlamydia, HSV type 2, HIV, HBV → latex 통과 못함

③ Cervical neoplasia를 예방

(3) 부작용

Latex allergy : life - threatening anaphylaxis 가능

5) Vaginal spermicides

Spermicide alone : condom, diaphragm에 비해 less effective

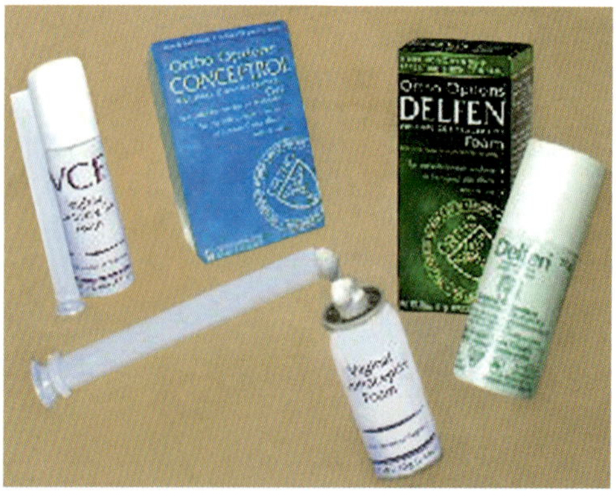

그림 3-2 여러 가지 종류의 살정자제.

6) Vaginal barriers

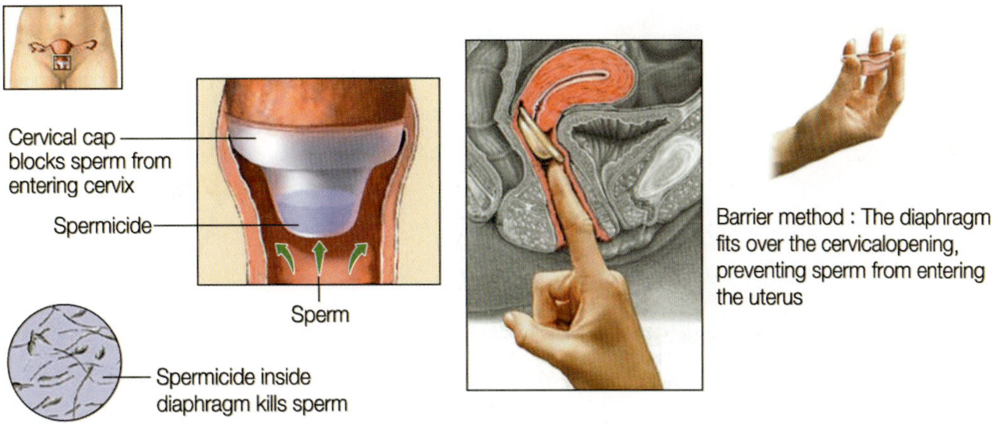

그림 3-3 Cervical cap, diaphragm 등의 vaginal barrier. 여러 종류의 vaginal barrier를 보여주고 있으며 spermicide와 같이 사용하였을 때 더욱 효과가 좋다.

7) Intrauterine contraception

(1) 개요

① 종류와 사용 기간

- Copper T380A(ParaGard) : 10년간 사용 가능
- Levonorgestrel - releasing T(Mirena) : 5년

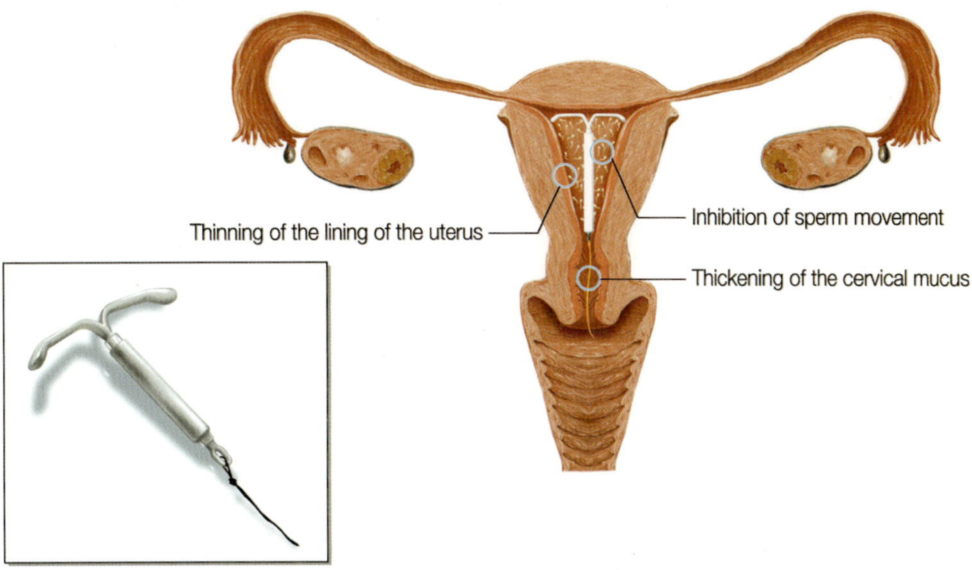

그림 3-4 Mirena. Mirena와 그것의 피임 기전을 설명하고 있다.

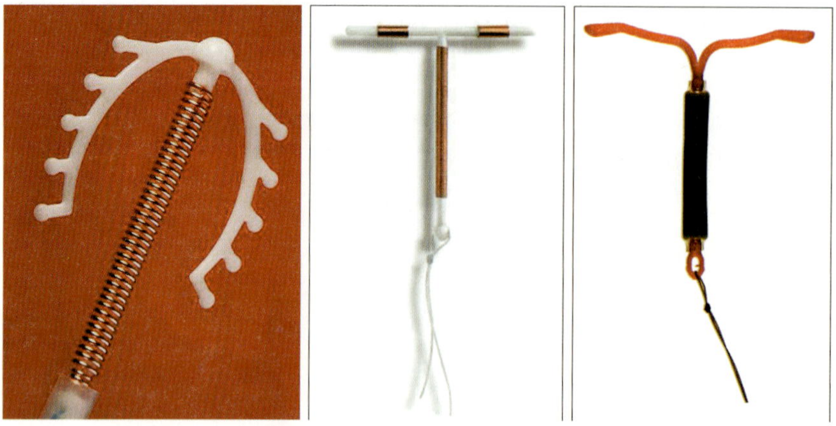

그림 3-5 Cupper IUD. 노란 색 부분이 구리가 입혀있는 부위이다.

② Mechanism of action

- 자궁내막에서 fibrin strand, phagocytic cell, proteolytic enzyme을 포함하는 biologic foam 형성
- Prostaglandin 생성 → smooth m. contraction and inflammation → sperm passage를 방해하여 수정되는 것을 방지

③ Effectiveness

굉장히 낮은 pregnancy rate : 0.2 per 100 woman per year

④ Benefits

- 편의성이 좋아 일단 한 번 시행하면 그 이후에는 큰 신경을 쓸 필요가 없다.
- Noncontraceptive benefit
  - Menstrual bleeding ↓
  - Endometrial cancer 감소, endometriosis 증상 개선

⑤ Risks

- Infection
  - World health organization study : 1.6 per 1,000 women per year
  - PID risk는 증가하지 않는 것으로 결론
  - IUD 자체의 위험성보다는 성관계로 전염되는 pathogen에 exposure되는 것이 위험하다.
- Ectopic pregnancy
  - IUD 착용 상태에서 만약 임신이 되었을 경우 5%가 ectopic pregnancy
  - 하지만, 절대적인 수치상으로는 피임을 하지 않는 여성보다 IUD를 착용한 여성에서 ectopic pregnancy가 80~90% 감소(barrier보다 훨씬 안전)

(2) Clinical management

① Contraindication of IUD

- Pregnancy
- Puerperal sepsis
- 최근 3개월 이내의 PID history
- Endometrial, cervical cancer
- Undiagnosed genital bleeding
- Uterine anomaly
- Fibroid tumor

② Insertion

임신이 아닌 것을 확인할 수 있는 생리 기간 중 삽입하는 것이 좋지만 cycle 아무 때나 가능

③ IUD 착용한 여성에서 임신을 진단 받은 경우 치료방법

- IUD string visible할 때
  - 가능한 빨리 제거
    ∵ septic abortion, premature rupture of the membrane, premature birth를 막기 위해

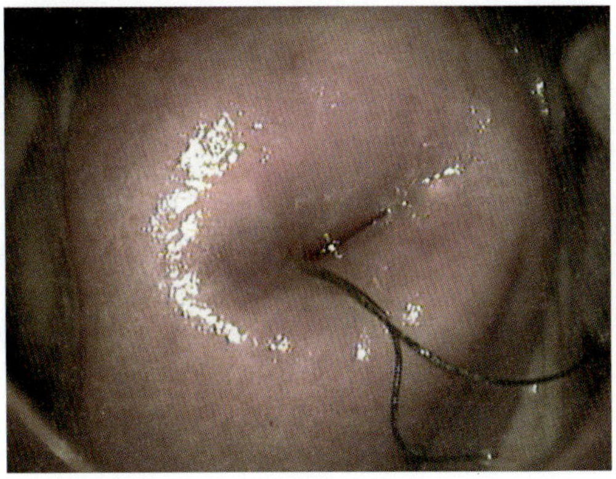

그림 3-6 IUD string. Speculum을 통해 자궁경부에 IUD의 string이 보이고 있다.

- IUD string not visible할 때
  - 초음파로 IUD를 localization한 후 다음 세 가지 option 중 선택
    - Therapeutic abortion
    - Ultrasound - guided IUD removal
    - Continuation of the pregnancy with the device left in place

- 환자가 IUD 삽입한 상태로 임신을 지속하기를 원하는 경우
  - ◦ IUD가 fundal location이 아닌 경우 : ultrasound - guided removal하기를 권유
  - ◦ IUD가 fundal location인 경우 : IUD를 삽입한 상태로 임신을 지속

3 Hormonal contraception

1) 개 요

(1) 종류

① Synthetic estrogen and synthetic progesterone(progestin)

- Combination OC라고 함
- 가장 널리 사용됨

② Progestin only

- Minipill이라고도 불림
- 우리나라에서 시판되는 제품은 없음

(2) 투약형태

① OCs

② Patches

③ Implants

④ Injectables

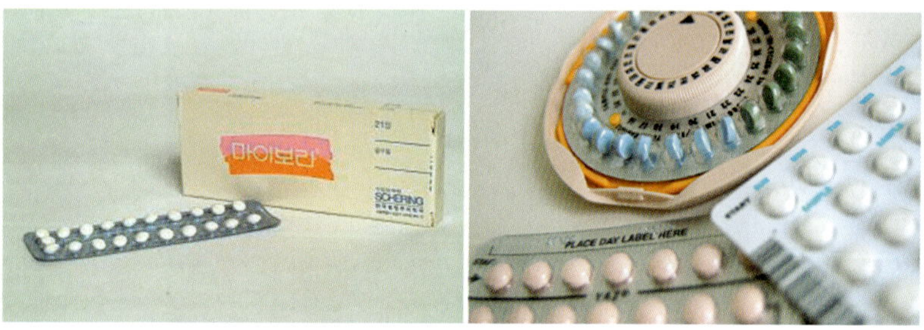

그림 3-7 여러 종류의 경구피임약.

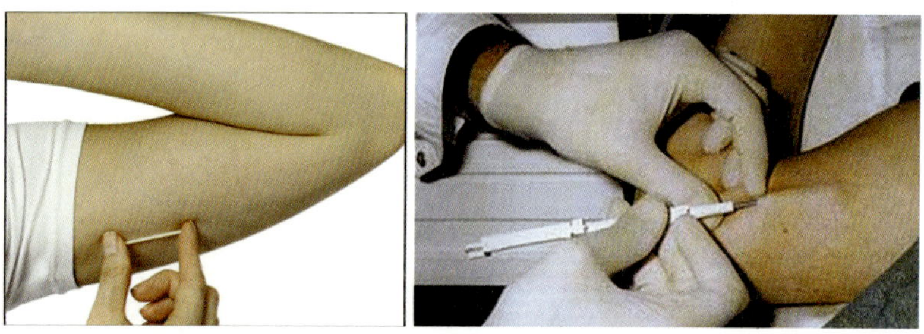

그림 3-8 Implant. 피임을 원하는 여성의 팔에 implant를 삽입하고 있다.

(3) OC의 복용 방법

① Monophasic : 동일한 용량의 estrogen과 progestin을 매일 먹는 방법

② Multiphasic : 21일 동안 매일 다른 용량의 steroid를 먹고 7일간은 쉬는 방법

2) Antifertility effects

(1) Combination estrogen - progestin contraceptives

① Estrogen 혹은 progestin 단독 투여만으로도 ovulation은 억제된다.

② Combination OCs의 장점 : 단독 투여에 비해 더 적은 용량에서도 효과를 발휘

(2) Progestin - only preparations

① 저용량으로 사용할 경우 종종 ovulation이 발생하여 효과가 떨어짐

② 주로 모유를 수유하는 산모에서 사용

(3) Transdermal hormonal contraception

OC와 비슷한 ovulation 억제 효과를 가진다.

(4) Hormonal implants

24시간 내내 지속적으로 serum으로 분비되므로 상대적으로 적은 혈중 steroid level 로도 effective한 피임 효과를 보임

3) Efficacy of Hormonal contraception

(1) Metabolic effects and safety

① Increased risk of venous thrombosis

- OC : venous thrombosis와 embolism과 연관성이 있는 것으로 생각됨
- Contraindication of OC use
  - Previous thrombosis
  - Preexisting vascular disease
  - Coronary aretery disease
  - Leukemia, cancer, serious trauma
- Absolute risk of thrombosis
  - 4개월까지 명백하게 증가하나 그 이후는 더 이상 증가하지 않음
  - 사용 첫 해에 risk 가장 높음

② Thrombophilia

- OC를 사용하는 여성은 모두 coagulation system의 변화가 동반됨
- OC 사용중인 여성에서 thrombosis의 high risk를 가지는 경우
  - Inherited deficiency of antithrombin III, protein C, protein S

– Factor V leiden mutation

– Prothrombin G20210A mutation

③ Ischemic heart disease

OC를 사용하는 여성에서 myocardial infarction risk가 증가하지는 않음

④ Oral contraceptives and stroke

Stroke와 OC 사용과는 연관성이 없음

⑤ Blood pressure

- Dose - related effect로 고용량에서 혈압을 높임
- 현재 시판되는 low - dose pill : blood pressure effect는 크지 않다.

(2) Oral contraceptives and neoplasia

① Endometrial cancer and ovarin cancer

- Combination OCs : endometrial cancer, ovarian cancer risk 감소
- 3~11개월 정도만 써도 protective
- 마지막 사용 후 15년간 benefit 지속

② Cervical cancer

- Weak association between OC use and squamous cancer of the cervix
- Risk를 감소시키기 위해서라면 barrier method를 같이 사용할 것을 권함

표 3-2 Established and emerging noncontraceptive benefits of oral contraceptives

Established Benefits	Menses – related	Increased menstrual cycle regularity Reduced blood loss Reduced iron – deficiency anemia Reduced dysmenorrhea
	Inhibition of ovulation	Fewer ovarian cysts Fewer ectopic pregnancies
	Other	Reduced fibroadenomas/fibrocystic breast changes Reduced acute pelvic inflammatory disease Reduced endometrial cancer Reduced ovarian cancer
Emerging Benefits		Increased bone mass Reduced acne Reduced colo – rectal cancer Reduced uterine leiomyomata Reduced rheumatoid arthritis Treatment of bleeding disorders Treatment of hyperandrogenic anovulation Treatment of endometriosis Treatment of perimenopausal changes

③ Breast cancer

No relation between current or past use of OCs and breast cancer

④ Liver tumors

- 간의 benign adenoma의 원인으로 추정됨
- Hepatocellular carcinoma와는 연관성 없음

(2) Health benefits of oral contraceptives

① Contraceptive benefits : highly effective contraception

② Noncontraceptive benefits

(3) Fertility after OC use

① OCs 끊은 후 ovulation cycle이 수개월간 돌아오지 않을 수 있다.

② 6개월 이상 amenorrhea 지속시 full evaluation

(4) Teratogenicity

No increase in malformation, congenital heart defect, limb reduction defect

(5) Choice of OC

① 일반 여성

- Low-dose estrogen(25~35μg ethynyl estradiol) OC 혹은 very low-estrogen OC(20μg EE)를 first choice로 사용
- Breakthrough bleeding이 처음에 흔함 → 지속시 multiphasic을 monophasic으로 전환
- Bleeding이 문제라면 estrogen을 일시적으로 증가시킴

② Side effects가 심한 여성

- OC의 S/E : nausea, breast tenderness, mood change, weight gain
- Breast tenderness : progestin activity가 높은 levonorgestrel이 포함된 제제 사용
- Nausea : estrogen 함유가 적은 20μg EE preferation
- Weight gain : fluid retention이 적은 drospirenone/EE pill을 사용

4) Transdermal hormonal contraception

(1) 피부에 patch를 붙이거나 vagina속에 hormonal ring을 삽입하는 형태의 피임법

(2) 피임 효과는 OC와 비슷함

5) Injectable hormonal contraceptives

(1) Intramuscular depomedroxyprogesterone Acetate(DMPA)

① Single 150mg IM injection : 14주 이상 ovulation suppression

② Regimen of 150mg every 3months : 매우 높은 피임효과

(2) Subcutaneous DMPA

IM 형태보다 더 적은 용량에서도 좋은 효과를 발휘

6) Subdermal implants

한번 삽입시 적어도 3년간 ovulation을 방지

7) Emergency contraception

(1) 응급피임법의 원리

① Ovum의 implantation : fertilization 후 6일째 일어남

② 수정 후 착상되기 전에 hormone agent를 이용하여 임신되는 것을 방지

(2) 응급피임법의 종류

① Estrogens

- 72 시간 내에 high dose estrogen 투여
- 원리 : altered tubal motility, corpus luteum function 방해, endometrium 변화

② Estrogen and progestin in combination

12시간 내 사용시 pregnancy rate 1.2%

③ Levonorgestrel alone

- 현재 method of choice
- 성교 후 72시간 내 1.5mg levonorgestrel single dose 사용
- 성교 후 5일까지도 효과가 있는 것으로 보고

④ Copper intrauterine device

성교 후 7일 후까지도 effective

⑤ Danazol

⑥ Mifepristone

8) Contraception for women with chronic illness

많은 만성 질환의 경우에서 estrogen이 포함된 제제보다는 progestin - only method를 쓰는 것이 안전

4 Sterilization

1) Female sterilization

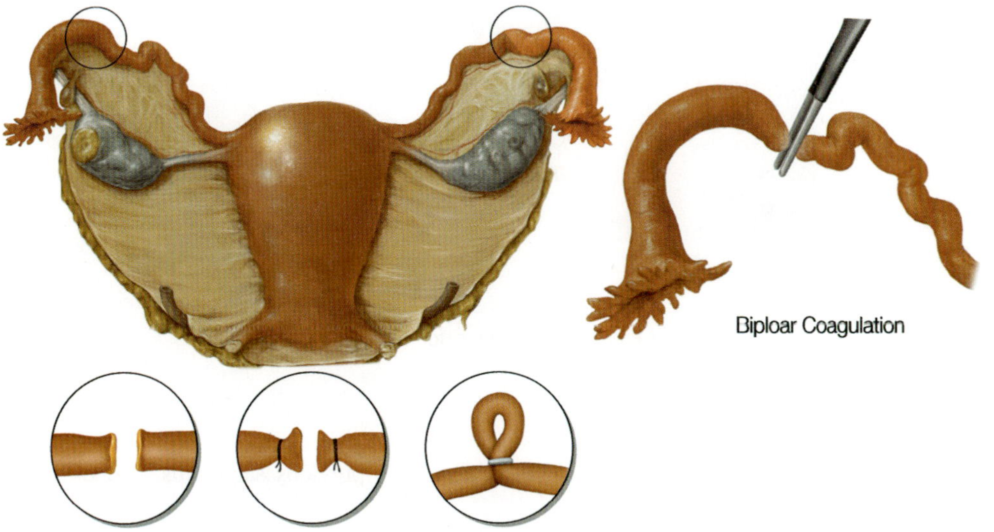

그림 3-9 여러 종류의 여성 피임 수술법.

(1) 개요

① Surgical sterilization : most common method of fertility control in America

② Postpartum tubal sterilization : C/S와 같이 한다고 해도 op. risk가 증가되지 않는다.

(2) Surgical technique

① Pomeroy or modified Pomeroy technique

- Usually elected procedure
- Failure rate : 1 to 4 per 1,000 cases

② Irving, Uchida method : 이 방법 시행 후 pregnancy되었다는 보고는 아직 없음

(3) Laparoscopy

① Technique의 종류

- Bipolar electrical coagulation
- Small silastic rubber band(Falope ring)
- Plastic and metal Hulka clip
- Filshie clip

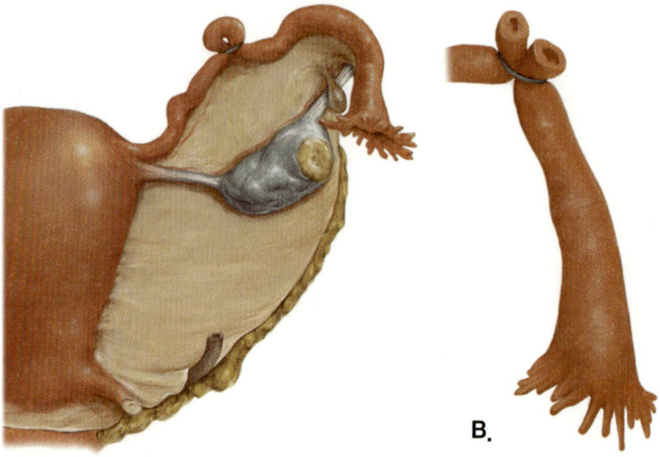

그림 3-10 Promeroy technique for tubal sterilization.

② 각 technique의 특징

- Falope ring and Hulka and Filshine clips : previous salpingitis로 tube가 두꺼워지면 쓸 수 없다.
- Bipolar sterilization : 임신이 될 경우 ectopic pregnancy가 흔하다.

(4) Risk of tubal sterilization

① Tubal sterilization : 매우 안전함

② Most common complication : unintended laparotomy

(5) Sterilization failure

① 많은 경우에서 laparoscopy 시행 후 첫 달 동안 발생하고 시술을 시행할 때 이미 임신되어 있는 case가 대부분임 → 시술 당일에도 반드시 피임을 해야 하고 시술 전에 미리 임신 검사를 해야 함

② Most effective method

- Unipolar coagulation at laparoscopy
- Postpartum salpingectomy(modified Pomeroy procedure)

③ Least effective method

- Bipolar coagulation : 세군데 이상 coagulation하지 않을 경우 failure rate가 높다.
- Hulka - Clemens clip

(6) Reversal of sterilization

① Electrocoagulation보다 mechanical occlusion 후에 더 성공적이다.

② 복원술 후 pregnancy rate : 75%

2) Vasectomy

(1) 개요

① Vasectomy : excision of a portion of the vas deferens

② 국소마취 하에 쉽게 시행 가능

③ Sexual performance 감소시키지 않음

(2) Reversibility

① 50%에서 복원 성공

② Vasectomy 이후의 interval이 갈수록 reversal 힘들다.

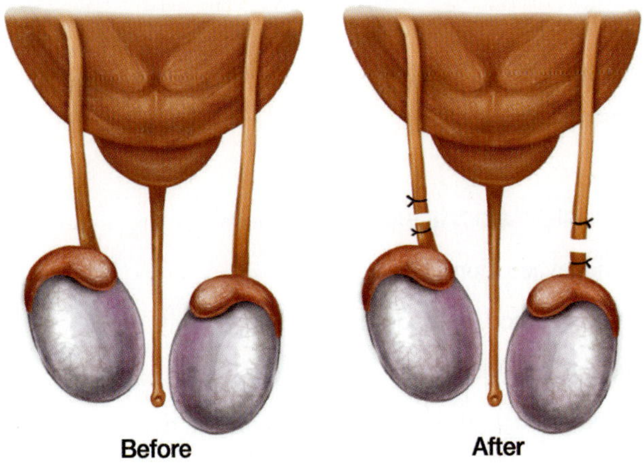

그림 3-11 Vasectomy.

5 Abortion

1) Safety

(1) Legal abortion은 illegal abortion에 비해 일반적으로 매우 안전하다.

(2) Death risk of legal abortion

① Mortality rate : 1 per 100,000 미만

② Death risk는 gestational age에 따라 증가한다. 하지만 아무리 높아진다 하더라도 임신을 지속적으로 유지했을 경우의 maternal mortality rate가 20주경에 abortion을 시행한 경우의 rate보다도 높다.

2) Techniques for first – trimester abortion

(1) Vacuum curettage

First - trimester에 대부분 사용되는 abortion technique

(2) Medical means for first trimester abortion

① Mifepristone(RU486, progesterone antagonist) with misoprostol(prostaglandin)

- Very effective method
- Contraindication
  - Ectopic pregnancy
  - IUD in place
  - Chronic adrenal failure
  - Concurrent long-term corticosteroid therapy
  - Allergy to mifepristone, misoprostol, prostaglandin
  - Inherited porphyries

② Methotrexate with misoprostol

③ Misoprostol alone

3) Second-trimester abortion(after 13 weeks)

(1) Dilatation and evacuation(D&E)

Most common method in midtrimester

(2) Labor induction methods

① Prostaglandins : Prostaglandin F2α(carboprost), E2(dinoprostone), E1(misoprostole)

② Midtrimester mifepristone/misoprostole

③ High-dose oxytocin

6 중요 숙지 사항

1) 현재 미국에서 가장 흔히 사용되는 피임법은 sterilization이고 다음으로 경구 피임약, 콘돔 순이다.
2) 콘돔을 사용하는 경우 성병과 cervical cancer의 위험을 감소시킨다.
3) 현재 미국에서 사용되는 자궁내 장치(IUD)는 copper T380A(Paragard)와 levonorgestrel (Mirena) 두 가지이며 이의 효과는 tubal sterilization의 효과와 비슷하고 특별히 pelvic infection의 위험성을 높이지는 않는다.
4) Estrogen-progestin이 혼합된 경구 피임약, patch, vaginal ring 등은 모두 훌륭한 contraception효과를 가지고 있으나 모두 venous thrombosis와 thromboembolism의 risk를 증가시킨다.
5) 현재 시판되는 low-dose estrogen-progestin 혼합제제는 vascular disease의 risk가 없는 35세 미만의 비흡연 여성에서 heart attack의 위험성을 높이지는 않는다.

6) 경구 피임약은 유방암의 위험성을 높이지 않는다.
7) Progestin - only injectable hormonal contraceptive의 경우 thrombosis risk를 높이지 않으면서 좋은 피임 효과를 보인다.
8) 호르몬 제제는 피임 효과와 더불어 자궁내막암과 난소암의 위험성도 감소시키는 효과가 있다.
9) Levonorgestrel 1.5mg은 가장 좋은 사후 피임법이다. intercourse 24시간 내에 복용해야 최대 효과를 볼 수 있으나 5일까지도 effective하다. 또 다른 사후 피임법으로 copper T380A IUD를 들 수 있으며 이 방법은 intercourse 7일까지도 좋은 효과를 보인다.
10) 복강경을 통한 tube의 bipolar electrocautery는 안전하면서도 장기간의 피임 효과를 가진다.
11) 전신 미취의 위험성이나 복부 절개를 피하고 싶다면 hysteroscopy를 통해 Essure system을 삽입하는 것도 훌륭한 피임방법이 될 수 있다.
12) 미국에서 abortion이 일부 합법화되면서 mortality rate가 현재 1/100,000로 급속히 감소하였다.
13) 8주 미만의 재태연령에서 abortion mortality는 0.1/100,000 정도로 낮은 수준이다가 점차 높아진다. 하지만 아무리 높아진다 하더라도 임신을 지속적으로 유지했을 경우의 maternal mortality rate가 20주경에 abortion을 시행한 경우의 rate보다도 높다.

3.2 Sexuality, sexual dysfunction and sexual assault

1 Sexual response cycle

1) Desire and arousability

2) Sexual arousal

(1) Genital swelling
(2) Increased vaginal lubrication
(3) Engorgement of the breasts and nipple erection,
(4) Increase in skin sensitivity to sexual stimulation
(5) Change in heart rate, blood pressure, muscle tone, breathing, body temperature
(6) "Sex flush" of vasodilation over the chest, breasts, and face

3) Orgasm

(1) Myotonic response of smooth and striated muscle

(2) Sudden release of the sexual tension

4) Resolution

Feeling of relaxation and well - being

2 Sexual dysfunction

1) 개 요

(1) 유병률

10%의 여성이 심한 sexual dysfunction, 20%의 여성이 경도의 sexual dysfunction을 갖고 있다

(2) Sexual dysfunction의 중요성

낮은 desire, arousal에 동반되는 orgasm의 부재, 드묾이 가장 흔한 문제

2) Sexual desire and arousal disorders

(1) Genital arousal disorder

(2) Orgasmic dysfunction

① Lifelong orgasmic disorder가 acquired loss of orgasm보다 더 많음

② 흔한 원인

- Obsessive self - observation and monitoring during the arousal phase
- Anxiety, distracting, negative, self - defeating thought

③ Directed masturbation

- The only evidenced - based therapy of orgasmic dysfunction
- Erotic fantasy를 상상하면서 self - stimulation하는 방법임
- Vibrator가 도움이 될 수 있음

3) Sexual pain disorders

(1) Vaginismus

① Involuntary reflex precipitated by real or imagined attempts at vaginal entry

② 질에 무엇인가를 삽입하는 것이 불가능함

(2) Dyspareunia(성교통)

① 가장 흔한 sexual dysfunction의 하나

② 여성의 2/3가 경험

(3) Provoked Vestivulodynia(PVD)

① tampon, 검사자의 손가락, penis 등의 vestibular touch에 의해 유발되는 통증

② 일종의 chronic pain syndrome으로 irritable bowel syndrome, temporomandibular joint pain, interstitial cystitis, dysmenorrhea, 특히 fibromyalgia와 관련이 깊음

3 Sexual assault

1) Childhood sexual abuse

(1) Prevalence

전체 성인 여성의 1/3 정도가 어린 시절 겪었을 것이라 추정됨

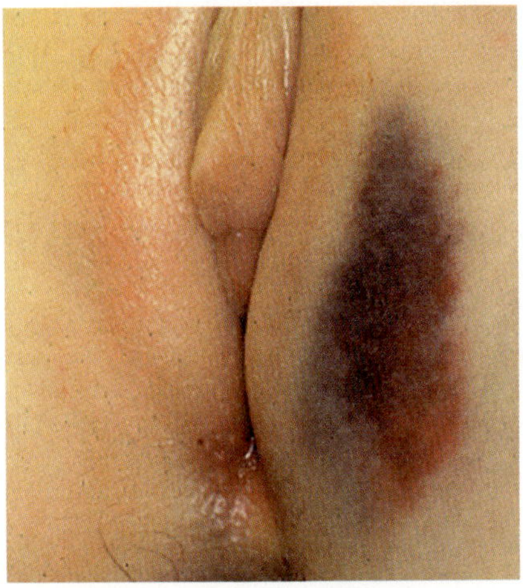

그림 3-12 Childhood sexual abuse.

(2) 연령층에 따른 sexual abuse

① Young child

Genital fondling, noncontact abuse(exhibitionism, posing in child pornography)

② 10세 이상 : 강제적 성교 or oral sex

(3) 추후 끼치는 영향

① Self - destructive behavior

② Posttraumatic stress disorder

2) Rape

(1) 개요

① 정의

- Physical force, 사기, 협박, 위협 등을 사용
- 피해자의 동의를 구하지 않음
- Penis, finger, object 등으로 oral, vaginal, rectal penetration

② Incidence : 일생동안 전체 여성의 1/8 정도가 겪음

③ 지인에 의한 rape가 80~85%를 차지

(2) Examination and treatment

① History

- History taking 전에 반드시 미리 동의를 구한다.
- History
  - General medical and gynecologic history
  - 성폭행 후 목욕이나 뒷물을 했는지 탐폰을 착용했는지 소변을 보았는지 등도 물어본다.
  - 장소, 시간, 알코올 복용, 의식 소실 등의 여부 파악
  - Sexual contact type(질, 구강, 항문 성교)을 물어본다.

② Physical examination

- Most common injury

  Bruises and abrasion of the head, neck, and arms and genital injury
- Most common genital finding

  Erythema and small tears of the vulva, perineum and introitus
- 검사 항목
  - 샘플을 채취하여 gonorrhea, chlamydia를 검사한다.
  - 질에서 wet prep을 실시하여 trichomonas를 검사한다.
  - 임신 반응 검사 실시
  - 매독, B형 간염, HIV검사 등의 baseline test
- 증거 확보 과정
  - Wood light 검사 : semen 확인
  - Pap : sperm 확인 가능
  - Vaginal secretion : motile sperm, semen, pathogen, DNA finger printing 시행
  - Pubic hair를 빗질해서 모음
  - Fingernail scraping : 가해자의 blood, hair, skin을 얻음

- Saliva를 모음

③ Treatment

- 목표 : pregnancy 예방, prophylactic STD treatment
- Pregnancy prophylaxis : single 1.5mg dose of levonorgestrel
- STD prophylaxis
  - Gonorrhea 예방 : ceftriaxone 125mg IM or spectinomycin 2g IM
  - Chlamydia 예방 : single dose of 1g of azithromycin or 100mg of doxycycline orally twice a day for 7days
  - Trichomonas, bacterial vaginosis 예방 : single dose of 2g of metronidazole orally
  - Hepatitis B vaccination
  - Tetanus, HIV propylaxis

3.3 Common psychiatric problems

1 The context of psychiatric conditions

Clinical depression : 전체 여성의 1/4이 경험하나 80%는 진단, 치료조차 받지 않음

2 Specific disorder

1) Depression

(1) PMS(Premenstrual Syndrome)

① Prevalence : 대부분의 여성이 생리주기에 따른 mood와 behavioral change를 겪고 3~5%의 ovulating women은 심한 증상을 가진 premenstrual dysphoric disorder (PMDD)를 겪는다.

② Symptoms

Depressed mood, anxiety, physical symptoms(breast tenderness, headache) 등

③ Treatment

- Lifestyle change 권유
  - Caffeine ↓
  - Smoking ↓
  - Regular exercise, meals

- Adequate sleep
- Stress ↓

• SSRIs(Selective Serotonin Reuptake Inhibitors) : PMDD에 effective

(2) Peripartum psychiatric disorders

① Incidence

• Peripartum psychiatric disorders는 antepartum depression의 연장이라 생각됨

• 일반적인 우울증의 incidence : 10%

② Management : psychotherapy, antidepressant medication

2) Anxiety disorder

Agoraphobia, obsessive - compulsive disorder 등

3) Somatizing disorder

4) Personality disorder

G.Y.N.E.C.O.L.O.G.Y

4 일반 부인과 질환

General Gynecology

4.1 Benign diseases of the female reproductive tract

표 4-1 Classification of benign conditions of the vulva, vagina, and cervix

Vulva	Skin conditions Pigmented lesions Tumors and cysts Ulcers Nonneoplastic epithelial disorders		
Vagina	Embryonic origin		Mesonephric, paramesonephric, and urogenital sinus cysts Adenosis(related to diethylstilbestrol) Vaginal septa or duplications
	Disorders of pelvic support	Anterior vaginal prolapse	Cystourethrocele Cystocele
		Apical vaginal prolapse	Uterovaginal Vaginal vault
		Posterior vaginal prolapse	Enterocele Rectocele
	Other		Condyloma Urethral diverticula Fibroepithelial polyp Vaginal endometriosis
Cervix	Infectious		Condyloma Herpes simplex virus ulceration Chlamydial cervicitis Other cervicitis
	Other		Endocervical polyps Nabothian cysts Columnar epithelium eversion

표 4-2 Benign ovarian tumors

Functional	Inflammatory	Neoplastic	Epithelial	Other
Follicular Corpus luteum Theca lutein	Tubo – ovarian abscess or complex	Germ cell Benign cystic teratoma Other and mixed	Serous cystadenoma Mucinous cystadenoma Fibroma Cystadenofibroma Brenner tumor Mixed tumor	Endometrioma

1 Prepubertal age group

1) Bleeding

(1) Differential diagnosis

① 주의점

- Menarchy 이전에 발생하는 bleeding은 반드시 evaluation이 필요
- Vulvovaginal symptom이 있는 여자 아이는 반드시 sexual abuse를 염두

② Vulvar lesions

- 이 시기에 bleeding을 유발할 수 있는 원인
  Vulvar irritation, urethral prolapse, condyloma
- Urethral prolapse
  - Urethra 주위의 symmetrical mass
  - Topical estrogen으로 치료 가능
- Condyloma : 대개 mother의 HPV에 의한 perinatal infection

③ Foreign body

- Vaginal discharge의 common cause
- Sexual abuse의 가능성을 항상 생각한다.

④ Precocious puberty, trauma, abuse도 bleeding 유발 가능

⑤ Other causes

- Vaginal tumor
  - 드물지만 심각한 원인
  - Most common tumor : rhabdomyosarcoma(sarcoma botryoides)
- Topical estrogen use

(2) Diagnosis

① Examination

외부 병변이 보이지 않을 경우 마취하에 endoscope로 cervix, vagina 관찰

② Imaging : ultrasonography, MRI, CT

(3) Management

① 원인별 치료를 시행하면 된다.

② Nonspecific vulvovaginitis에 의한 bloody discharge 지속시 foreign body evaluation

2) Pelvic masses

(1) Presentation

표 4-3 Causes of bleeding and pelvic mass by approximate frequency and age group

연령대에 따른 출혈(bleeding)의 빈도순 원인	
Infancy	Vulvovaginitis, Vaginal foreign body, Precocious puberty, Tumor
Prepubertal	Anovulation, Exogenous hormone use, Pregnancy, Coagulopathy
Adolescent	Exogenous hormone use, Pregnancy, Anovulation, Fibroids, Cervical and endometrial polyps,
Reproductive	Thyroid dysfunction
Perimenopausal	Anovulation, Fibroids, Cervical and endometrial polyps, Thyroid dysfunction
Postmenopausal	Exogenous hormone use, Endometrial lesions, including cancer, Atrophic vaginitis, Other tumor : vulvar, vaginal, cervical
연령에 따른 골반 종괴(pelvic mass)의 빈도순 원인	
Infancy	Functional cyst, Germ cell tumor
Prepubertal	Functional cyst, Germ cell tumor
Adolescent	Functional cyst, Pregnancy, Dermoid/other germ cell tumors, Obstructing vaginal or uterine anomalies, Epithelial ovarian tumor
Reproductive	Functional cyst, Pregnancy, Uterine fibroids, Epithelial ovarian tumor
Perimenopausal	Fibroids, Epithelial ovarian tumor, Functional cyst
Postmenopausal	Ovarian tumor(malignant or benign), Functional cyst, Bowel, malignant tumor or inflammatory, Metastases

(2) Diagnosis

Ultrasonography, CT, MRI

(3) Differential diagnosis

① 전체 ovarian malignancy 중에서 children과 adolescence가 차지하는 비율 : 2% 미만

② Germ cell tumor : 20세 이하 여성의 ovarian neoplasm에서 1/2~2/3를 차지

③ 최근의 보고에 의하면 이 시기의 난소 종양이 malignancy일 가능성은 10%에 불과함

(4) Management

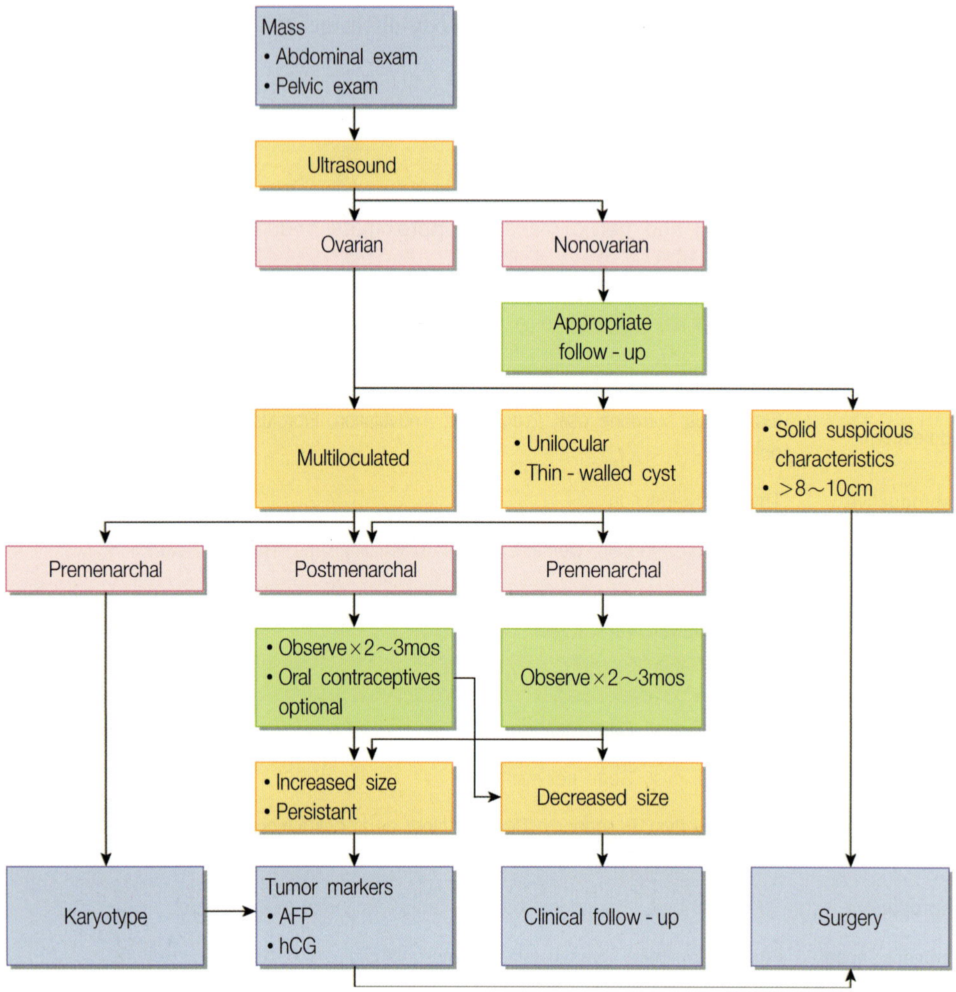

그림 4-1 Management of pelvic masses in premenarchal and adolescent girls.

① Unilocular cyst : benign이며 3~6개월 내에 regress하므로 surgery하지 않음

② Functional ovarian mass

→ 수술 할 경우 ovarian and tubal adhesions로 fertility에 악영향

③ Solid, >8cm tumor : surgery

3) Vulvar conditions

(1) Neonatal vulvar conditions

① Ambiguous genitalia

② Congenital vulvar tumor

(2) Childhood vulvar conditions

① Vulvovaginitis : Childhood 시기에 가장 흔한 gynecologic problem

② Unestrogenized vulvar vestibule : erythematous하여 infection과 혼동 가능

4) Vaginal discharge

사춘기 이전의 아이가 vaginal discharge를 호소하면 반드시 sexual abuse나 foreign body를 먼저 생각

2 Adolescent age group

1) Abnormal bleeding

(1) Normal menses

① 초경 후 첫 2년간 대부분의 cycle은 anovulatory cycle이고, 이후에는 HPO axis가 성숙함에 따라 ovulatory cycle로 바뀐다.

② 생리 평균 기간 : 4.7일

③ 평균 생리량 : 35ml

④ 80ml 이상의 recurrent bleeding : anemia 유발

⑤ 평균 pad 수 : 3～5/day

⑥ Abnormal mense

- 42일 이상, 21일 이하의 cycle
- 7일 이상의 bleeding

표 4-4 Abnormal menses - Terminology

Term	Interval	Duration	Amount
Menorrhagia	Regular	Prolonged	Excessive
Metrorrhagia	Irregular	±Prolonged	Normal
Menometrorrhagia	Irregular	Prolonged	Excessive
Hypermenorrhea	Regular	Normal	Excessive
Hypomenorrhea	Regular	Normal or less	Less
Oligomenorrhea	Infrequent or irregular	Variable	Scanty
Amenorrhea	Absent	No menses for 90d	Absent

(2) Differential diagnosis

① Anovulation

Anovulatory bleeding : frequent, prolonged, heavy bleeding

② Pregnancy - related bleeding

③ Exogenous Hormones

Oral contraceptive → first cycle의 30~40%에서 breakthrough bleeding 유발

④ Hematologic abnormalities

- Idiopathic thrombocytopenic purpura, von Willebrand's disease에서 흔함
- Severe menorrhagia인 경우 coagulation abnormality를 꼭 생각한다.

⑤ Infection

- Irregular or postcoital bleeding → chlamydial cervicitis를 생각
- Menorrhagia가 STD의 initial sign일 수 있다.

⑥ PCOS

(3) Diagnosis

① Laboratory test

- 환자가 말하는 history와는 상관없이 임신 검사는 필수임
- CBC, coagulation study, TFT
- Culture for gonorrhea
- Chlamydia test

② Imaging studies : ultrasonography, MRI, CT

(4) Management

① Anovulation(mild bleeding)

- Low - dose oral contraceptives로 치료
- Medroxyprogesterone acetate도 효과가 있음

② Acute bleeding(moderate)

- Anovulatory bleeding때보다 higher dose 필요
- Effective regimen : combination monophasic oral contraceptives(every 6hours for 4~7days)

③ Acute bleeding(emergency)

- Current bleeding, anemia 정도로 판단하여 입원하여 치료한다.
- Aggressive management
  - Conjugated estrogen, 25~40mg IV or 2.5mg p.o every 6 hours
  - 이후 endometrium을 안정화시키기 위해 반드시 progestin 사용

④ Long - term hormonal suppression

- 대상 : coagulopathy를 가지고 있거나 chemotherapy를 하는 malignancy 환자
- Regimen : continuous progestin, combination oral contraceptives 등

2) Pelvic masses

(1) Presentation

① 증상이 없을 수도 있고 만성 혹은 급성 통증으로 나타날 수 있다.

② Torsion : severe acute symptom으로 나타나며 surgical emergency이다.

(2) Diagnosis

① Laboratory studies : pregnancy test, CBC, α - fetoprotein, hCG

② Imaging sturdy : ultrasonography, CT, MRI

(3) Differential diagnosis

① Ovarian masses

- Malignancy 가능성 : adolescence < child
- Mature cystic teratoma(dermoid)
  - Most frequent tumor of child and adolescent
  - 20세 이하의 ovarian tumor의 반 이상을 차지

② Uterine masses

Obstructive uterovaginal anomaly, leiomyoma

③ Inflammatory masses

- Adolescents : 모든 연령대 중에 가장 PID rate가 높다.
- Tuboovarian abscess, pyosalpinx, hydrosalpix

④ Pregnancy : ectopic pregnancy

(4) Management

① Asymptomatic unilocular cystic masses

Conservative management(∵ malignancy 가능성↓)

② Malignant unilateral ovarian mass

- 전이가 되어 있다 하더라도 unilateral oophorectomy가 원칙
- Histologic evaluation후 필요하면 추가적 수술

3) Vulvar conditions

(1) Genital ambiguity, virilization 등을 관찰

성 발달의 이상, gonadal dysgenesis, AIS(androgen insensitivity) 등과 관련

(2) Tight hymen에 의해 tampon의 사용, intercourse 등이 불가능할 수 있음

(3) vulvar condyloma가 흔함

4) Vaginal conditions

(1) Vulvovaginal symptom의 원인

① Vulvar lichen sclerosus

② UTI

③ Chlamydia trachomatis

④ non - STD - related vaginitis

(2) TSS(toxic shock syndrome)

① Tampon과 관련, staphylococcus aureus produced exotoxin이 원인

② Fever, hypotension, diffuse erythroderma를 유발

(3) Abscess of Bartholin and Skene's glands

3 Reproductive group

1) Abnormal bleeding

(1) Normal menses

① 생리주기 : 21~35days

② 생리 평균 기간, 평균 생리량 : adolescent와 비슷함

(2) Differential diagnosis

① DUB(Dysfunctional uterine bleeding)

- 정의 : specific cause 없는 abnormal bleeding을 지칭
- 대개 anovulatory bleeding

② Pregnancy - related bleeding

③ Exogenous hormone

Oral contraceptive → first cycle의 30~40%에서 breakthrough bleeding 유발

④ Endocrine causes

- Hypothyroidism & hyperthyroidism
- DM, androgen excess

⑤ Anatomic cause

- Leiomyomas : abnormal bleeding mechanism은 명확하지 않다.
- Endometrial polyps
- Cervical lesion : endocervical polyps, infectious cervical lesion(conlyloma)

⑥ Coagulopathies and other hematologic causes

⑦ Infection

- Chlamydial cervicitis → irregular bleeding, postcoital spotting
- Endometritis → excessive menstrual blood flow

⑧ Neoplasia

Invasive cervical cancer, endometrial hyperplasia, endometrial cancer

(3) Diagnosis

① Laboratory studies

CBC, pregnancy test, PT, aPTT, BT(bleeding time)

② Imaging

- Ultrasonography, sonohysterography
- CT or MRI : initial evaluation에는 합당하지 않다.

③ Endometrial sampling

- Endometrial polyp, hyperplasia, carcinoma의 risk가 있는 환자에서 시행
  - 35~40세 이상의 abnormal bleeding 여성
  - 비만인 여성
  - Prolonged anovulation의 history가 있는 경우
- 최근에는 D&C 대신 office - based endometrial biopsy를 많이 한다.

(4) Management

① Nonsurgical management

- 대부분의 경우에서 medical treatment만으로 effective하게 manage된다.
- Regimen
  - NSAID : 30~50%까지 menstruation 줄어듦
  - Levonorgestrel intrauterine device
  - Hormonal management(low - dose oral contraceptive, progestin)

② Surgical therapy

- Medical therapy가 실패했거나 금기일 때 시행한다.
- Modality
  - Endometrial ablation or resection
  - Hysterectomy
  - Conservative surgical techniques(hysteroscopy, laparoscopy, uterine artery embolization)

2) Pelvic masses

(1) Differential diagnosis

① Nonovarian or nongynecologic condition이 ovarian or uterine mass와 혼동될 수 있다

- Full urinary bladder
- Urachal cyst
- Sharply anteflexed or retroflexed uterus
- Pregnancy

② Uterine leiomyoma

- 가장 흔한 양성 자궁 종양
- 35세에서 40~60%, 50세에서 70~80%의 incidence
- 자궁근종과 관련된 가장 흔한 initial symptom이면서 surgical intervention의 이유 : menorrhagia

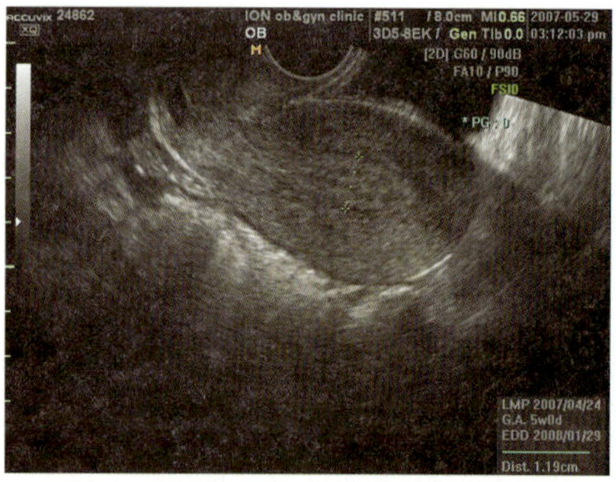

그림 4-2 질초음파로 본 정상 자궁의 모습.

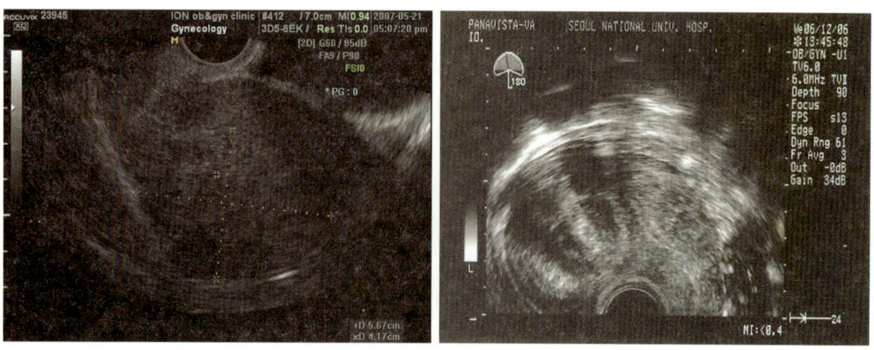

그림 4-3 Myoma의 초음파 소견.

③ Ovarian masses

- Nonneoplastic ovarian masses
  - 45세 이하의 여성에서 primary ovarian tumor가 malignancy 가능성 : 1/15 미만
  - Functional ovarian cyst
    - ◦ 모두 양성이고 대개는 증상을 유발하지 않으며 수술적 치료는 필요하지 않다.
    - ◦ 흡연을 할 경우 risk가 증가하고 피임약 복용 시 risk가 감소한다.
    - ◦ 종류
      - → Follicular cyst → Most common functional cyst로 드물게는 8cm 넘는다.
      - › Corpus luteum cyst → rupture되면 hemoperitoneum이 발생하여 수술적 치료가 필요
      - → Theca lutein cyst → 대개 bilateral로 발생하고 임신과 관련된 functional cyst

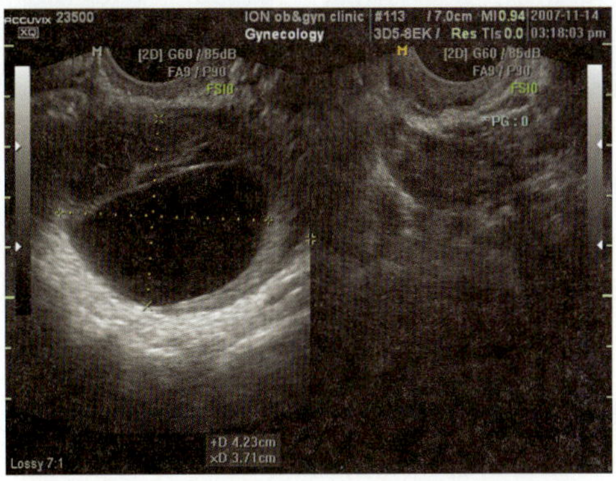

그림 4-4 Corpus luteum cyst의 초음파 소견.

- Other benign mass
  - Endometriomas
  - PCO(polycystic ovary)
- Neoplastic mass
  - Mature cystic teratoma(dermoid cyst)
    - ◦ 40세 이하의 여성에서 수술적으로 제거된 난소 종물 중 양성 dermoid가 62% 였음
    - ◦ Malignant transformation : $<2\%$ of dermoid

◦ Dermoid의 torsion risk : 15%로 일반적인 ovarian tumor보다 흔함 (∵ high - fat content로 인해 cyst가 복강 내에서 float되므로)

◦ 10%만이 bilateral

◦ TOC : ovarian cystectomy(반드시 cortex를 조금이라도 남김)

- Epithelial tumor

◦ Serous tumor : 대개 benign이고 5～10%가 borderline malignant potential, 20～25%가 malignant

◦ Mucinous tumor : 5～10%가 malignant

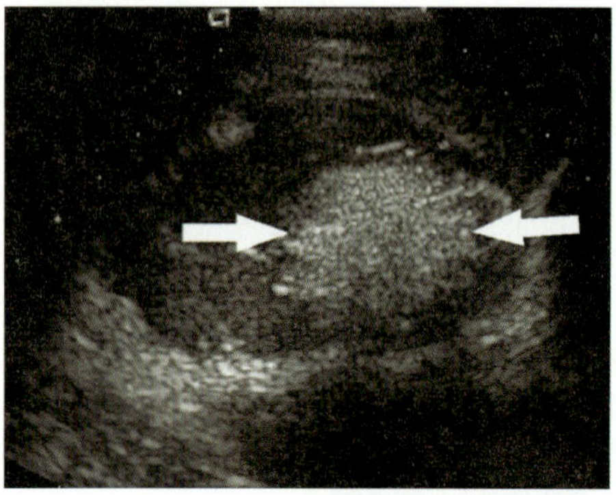

그림 4-5 Mature cystic teratoma의 초음파 소견. 여러 component가 혼합되어 있으므로 heterogenous feature를 보인다.

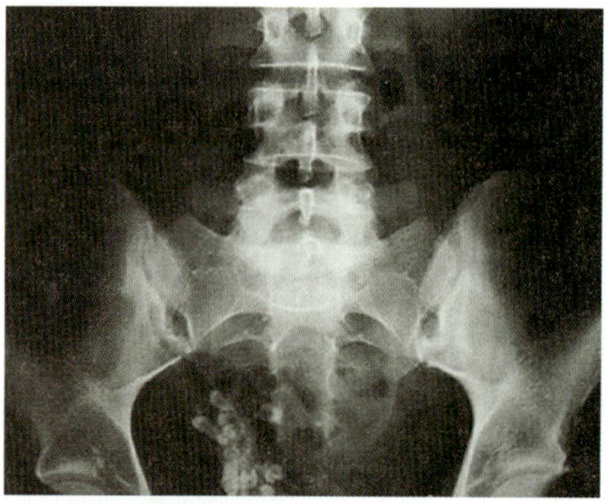

그림 4-6 Mature cystic teratoma의 방사선 소견.

(2) Diagnosis

① Pelvic examination : mass size estimation

② Other study : endometrial sampling

③ Laboratory studies

- Pregnancy test, cervical cytology, CBC
- CA 125 : myomas, PID, pregnancy, endometriosis 등의 수많은 양성 질환에서 증가하므로 유용하지 않다.

④ Imaging study

- Ultrasonograpy : transvaginal USG는 endometrioma의 진단 정확도가 매우 높다.
- CT, IVP, hysteroscopy, MRI

표 4-5 악성을 예측하는데 있어서 도움이 되는 초음파 소견(오른쪽으로 갈수록 risk상승)

Unilocular cyst vs. multilocular vs. solid components
Regular contour vs. irregular border
Smooth walls vs. nodular vs. irregular
Presence or absence of ascites
Unilateral vs. bilateral
Wall thickness
Internal echogenicity
Presence of other intra-abdominal pathology(liver, etc.)
Vascular characteristics and color flow Doppler pattern

(3) Management

① Leiomyoma

- 치료 원칙

  자궁근종의 치료는 observation & F/U이 원칙이고 특별한 적응증이나 증상이 있을 경우에만 intervention을 시행한다.

- Nonsurgical management(GnRH agonist)
  - 자궁 부피를 40~60% 정도 감소
  - 반 정도는 수개월 내에 재발
  - Indication
    - 큰 자궁근종을 가진 여성에서 임신을 원하는 경우 또는 자궁근종 절제술 이전에 전처치가 필요한 경우
    - 수술 전에 빈혈 교정이 필요한 경우
    - 수술을 피하고자 하는 폐경기에 가까운 여성의 경우
    - 커다란 자궁근종을 가지고 있는 여성 중 질식 자궁 적출술이나 hysteroscopic resection 혹은 laparoscopic destruction을 받기를 원할 경우 size를 줄여 수술을 쉽게 하기 위한 목적으로 이용
    - 수술에 금기인 medical condition인 경우
    - 부득이 개인적 사정상 수술을 연기해야 하는 경우
- Surgical therapy
  - Indication
    - Hormone이나 다른 보존적 치료에 반응하지 않는 비정상 자궁 출혈이 빈혈과 동반될 때

- ◦ 만성적인 심한 생리통, 성교통, 아랫배 통증이 있을 때
- ◦ Pedunculated myoma 혹은 prolapsing submucsal fibroid가 torsion되어 급성 통증을 유발할 때
- ◦ Urinary symptom 혹은 hydronephrosis를 시사하는 sign이 있을 때
- ◦ 불임인 여성에서 myoma가 유일한 abnormal finding일 때
- ◦ 자궁내막이 distortion되어 있는 recurrent pregnancy loss
- ◦ 자궁 크기가 매우 커서 compression symptom이 나타날 때

– Modality
- ◦ Hysterectomy : definitive management
- ◦ Myomectomy : 추후 임신을 해야 하거나 자궁을 보존하기 원할 때 시행하며 50%에서 재발
- ◦ Laparoscopy, hysteroscopy
- ◦ Myolysis, UAE(Uterine Artery Embolization)

② Ovarian masses

- • Functional ovarian cyst : expectancy가 원칙이고 severe pain이 있거나 malignancy, torsion 등이 의심될 때만 수술한다.
- • Ovarian torsion의 치료 원칙 : laparoscopic untwisting of the mass and ovarian preservation

3) Vulvar conditions

(1) Vulvar biopsy : benign, malignant의 감별 진단 위해 필요

(2) Acanthosis nigricans : hyperandrogenism, PCOS와 연관

(3) VIN(Vulvar Intrapeithelial Neoplasia) : HPV infection과 연관되어 있음

(4) Condyloma acuminata : topical trichloracetic acid(TCA) therapy 시행

4) Vaginal conditions

(1) Vaginal discharge가 가장 흔한 증상

(2) Vaginal candidiasis, chlamydia, bacterial vaginosis 등의 감염이 주원인

(3) 기타 foreign body(tampon, pessary), ulceration, malignancy 등이 원인이 됨

4 Postmenopausal group

1) Abnormal bleeding

(1) Differential diagnosis

표 4-6 Etiology of postmenopausal bleeding

Factor	Approximate percentage
Exogenous estrogens	30
Atrophic endometritis/vaginitis	30
Endometrial cancer	15
Endometrial or cervical polyps	10
Endometrial hyperplasia	5
Miscellaneous(e.g., cervical cancer, uterine sarcoma, urethral caruncle, trauma)	10

① Benign disorders

- HRT(Hormone Replacement Therapy)
  - HRT는 vaginal bleeding 유발 가능
  - 수개월간 출혈이 없다가 출혈이 발생했을 경우 endometrial sampling이 필요
- Atrophic vaginitis and cervical polyps

  폐경 후 HRT없이 bleeding이 발생했을 경우 endometrial sampling이 필요

② Neoplasia : endometrial cancer, cervical malignancy

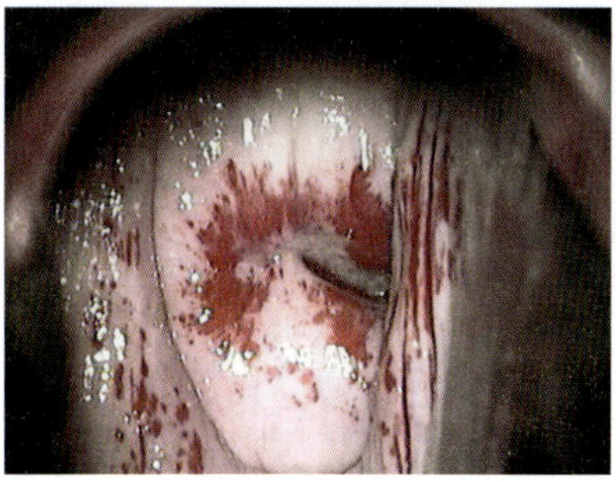

그림 4-7 Atrophic vaginitis.

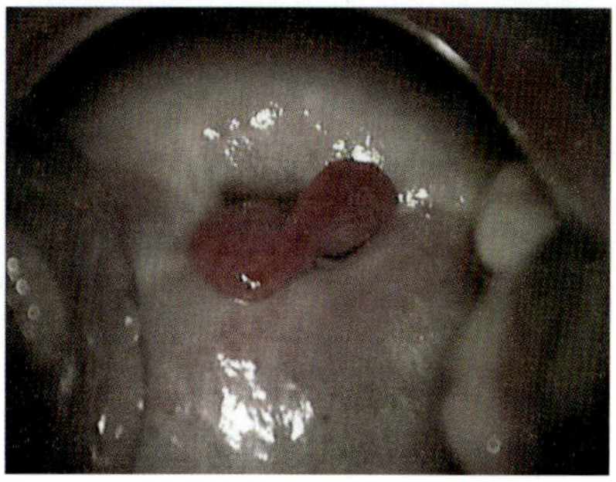

그림 4-8 Cervical polyp.

(2) Diagnosis

① Pap : essential first step

② Endometrial sampling, D&C

③ Ultrasonography : endometrium이 6mm 이하이면 cancer 가능성 떨어진다.

(3) Management

① Atrophic vaginitis : topical or systemic estrogens

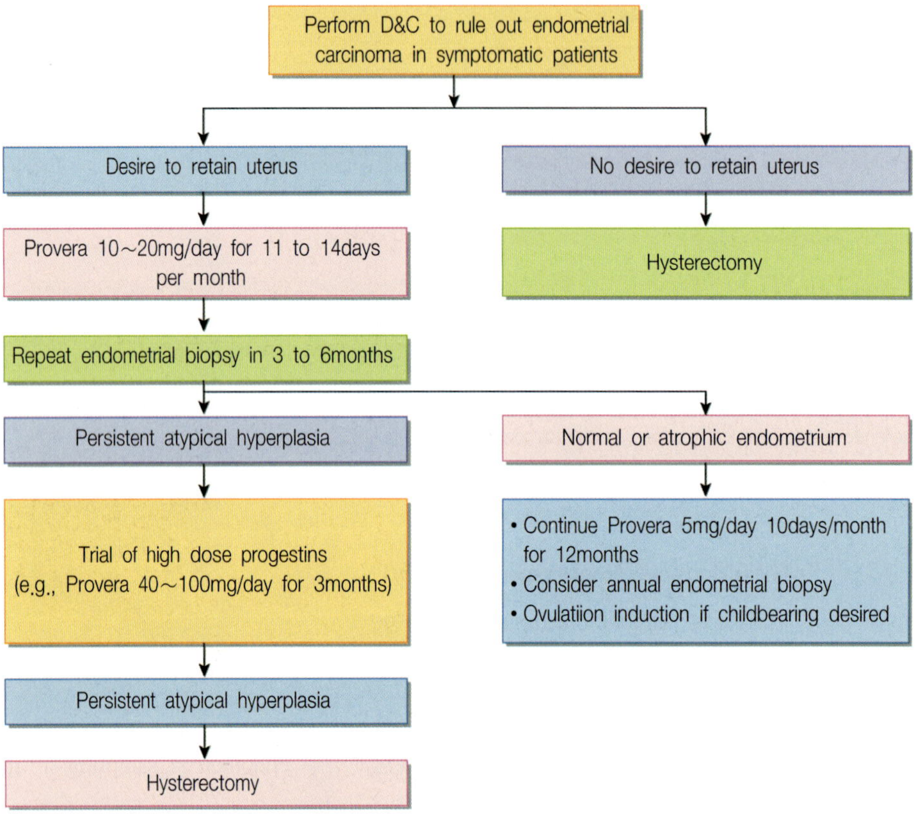

그림 4-9 Management of endometrial hyperplasia.

② Endometrial hyperplasia

- Benign endometrial hyperplasia : D&C 혹은 progestin therapy로 쉽게 치료
- Atypical endometrial hyperplasia : hysterectomy

2) Pelvic masses

(1) Differential diagnosis and management

① Ovarian masses

- Ovarian size : 폐경 후 감소
- Asymptomatic, small(<5~10cm), unilocular, thin-walled with normal CA125 level cyst → malignancy 가능성 떨어짐 → conservative management

② Uterine and other masses

이전 병력을 확인

(2) Diagnosis

① Family history : ovarian cancer의 90~95%는 sporadic하며 유전적 요소가 없다.

② CA125 : 정상 level이라 하더라도 ovarian cancer를 배제할 수 없다.

4.2 Pelvic pain and dysmenorrhea

1 Definitions

1) Acute pain의 특징

Sudden onset, sharp rise, short course

2) Cyclic pain의 정의

Menstrual cycle과 관련된 pain을 말하며 dysmenorrhea가 가장 흔한 cyclic pain이다.

3) Chronic pelvic pain의 정의

6개월 이상의 pelvis에 국한된 pain

2 Acute pain

1) Pain 성상에 따른 분류

(1) Rapid onset

Hollow viscus의 perforation 혹은 ischemia에 합당

(2) Colic or severe cramping pain

Muscular contraction or obstruction of hollow viscus(uterus, intestine)에 합당

(3) Entire abdomen pain

복강 내에 irritating fluid(blood, purulent fluid, content of an ovarian cyst)가 고여 있을 때 나타나는 반응

2) Reproductive tract

(1) Ectopic pregnancy

① Symptoms

- 난관 확장에 따른 통증 → tubal rupture → localized pain은 일시적으로 감소 → hemoperitoneum과 함께 generalized pelvic and abdominal pain 발생

• Symptom triad : amenorrhea, vaginal bleeding, abdominal pain

② Signs

Abdominal tenderness and guarding

(2) Leaking or ruptured ovarian cyst

① 난소 낭종의 파열

• Functional cyst : 가장 흔한 난소 낭종으로 쉽게 rupture된다.

• 파열된 난소 낭종의 수술 적응증

– Hemoperitoneum(corpus luteum이 파열된 경우)

– Chemical peritonitis(endometrioma, benign cystic teratoma가 파열된 경우)

② Symptoms

• Corpus luteum cyst : Most common cyst to rupture → hemoperitoneum유발

• 증상은 ruptured ectopic pregnancy와 비슷함

③ Signs

Abdominal tenderness, rebound tenderness

(3) Adnexal torsion

① Symptoms

• 가장 흔하게 torsion되는 tumor : benign cystic teratoma

• 심한 복통과 nausea, emesis, apprehension 등의 증상이 동반된다.

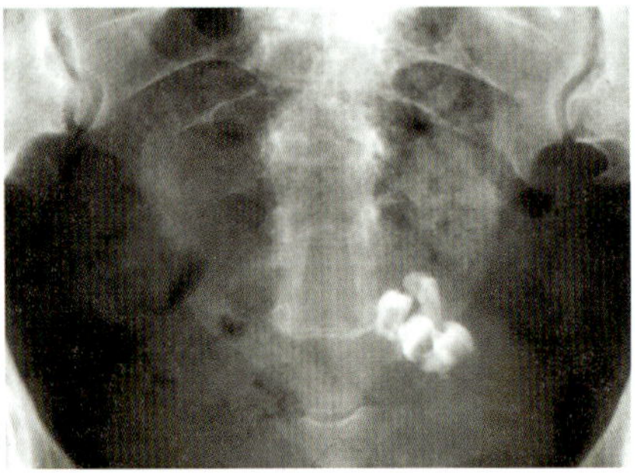

그림 4-10 Benign cystic teratoma의 방사선 소견.

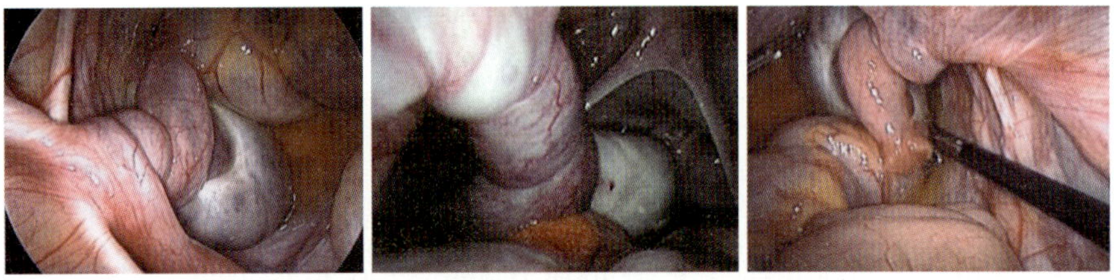

그림 4-11 Torsion의 복강경 소견.

② Management

- 반드시 수술하는 것이 원칙
- 수술방법
  - 조직의 infarction이 없을 때 : detorsion with cystectomy
  - 조직의 necrosis가 발생했을 때 : 이전에는 oophorectomy가 원칙이었으나 최근에는 adnexa를 sparing하는 것이 원칙으로 바뀜

(4) Acute salpingo - oophoritis

① Symptoms

- Gonococcal PID → acute onset pelvic pain, fever, purulent vaginal discharge
- Chlamydial salpingo - oophoritis : more insidious symptoms

② Signs

Most important sign : cervical motion tenderness, bilateral adnexal tenderness

(5) TOA(Tubo - Ovarian Abscess)

① 특징

- TOA : acute salpingitis의 sequela
- 대부분은 bilateral

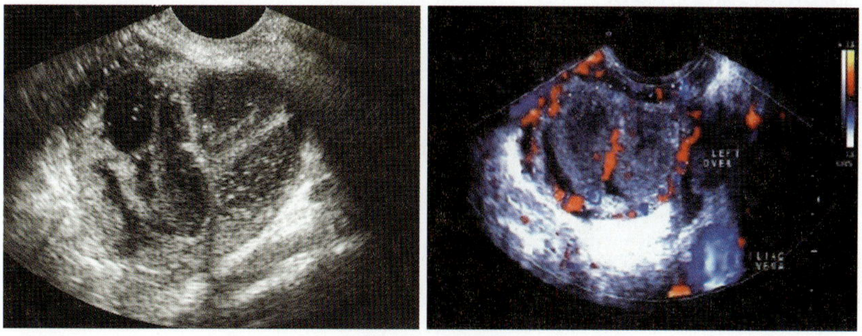

그림 4-12 **초음파 소견**. Septation되어 있고 heterogeneous한 특징을 보이는 전형적인 TOA의 소견을 보여 주고 있으며 doppler 초음파에서는 혈류량이 증가된 소견을 보여준다.

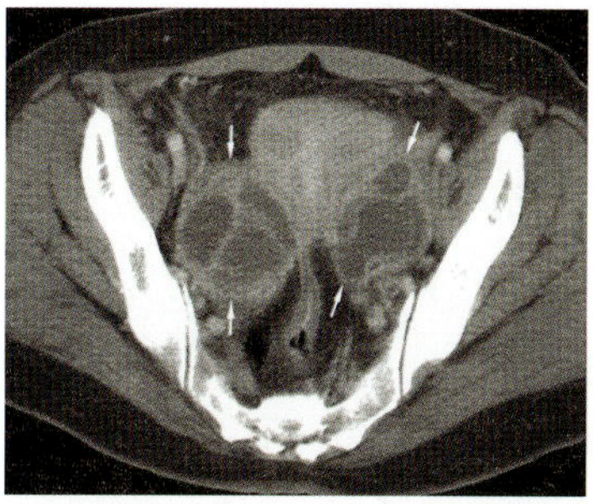

그림 4-13 TOA의 CT 소견.

② Diagnosis

- Ultrasonography
- 다른 질환과의 감별진단이 어려움 → 확진이 어려울 때는 수술

③ Management

- 입원하여 conservative therapy with broad spectrum antibiotics
- Ruptured tuboovarian abscess : surgical emergency

(6) Uterine leiomyomas

① Causes of pain

자궁근종이 degeneration되거나 torsion되면 acute pelvic pain이 발생

② Diagnosis and management

- Ultrasound로 진단
- Degeneration : observation하거나 pain medication으로 치료

(7) Endometriosis

① Dysmenorrhea, dyspareunia, dyschezia 유발

② 자궁내막증으로 인한 acute pain은 대개 premenstrual, menstrual period에 발생

3) Gastrointestinal tract

(1) Appendicitis

① 특징

- GI origin의 가장 흔한 acute pelvic pain 원인
- symptom and sign : PID 비슷함

② Signs

- McBurney point tenderness
- Positive psoas sign and obturator sign

③ Management

- Laparotomy : false - positive rate 15%
- Ruptured appendix : life threatening, fertility 영향미침

(2) Acute diverticulitis

Severe, LLQ pain이 특징적

(3) Intestinal obstruction

① Most common causes

- Postsurgical adhesion
- Hernia

- Inflammatory bowel disease
- Bowel or ovarian carcinoma

② Symptoms

Colicky abdominal pain, marked abdominal distention이 특징적

4) Urinary tract

(1) Symptoms and signs

① Lithiasis : severe and crampy pain이 특징적

② Cystitis : dull suprapubic pain

(2) Diagnosis

① U/A : RBC

② USG, CT, IVP

5) Diagnostic tools for the evaluation of acute pelvic pain

(1) CBC with differential count, ESR, urinanalysis, pregnancy test

(2) Culdocentesis with hematocrit or Gram stain and culture

(3) Ultrasound

(4) CT

(5) Diagnostic laparoscopy : 진단이 확실하지 않은 acute abdomen의 경우 시행

3 Cyclic pain : primary and secondary dysmenorrhea

1) 개 요

(1) Dysmenorrhea : menstruation 여성의 60%가 겪음

(2) Primary dysmenorrhea : pelvic pathology 없는 menstrual pain

(3) Secondary dysmenorrhea : underlying pathology와 연관된 painful menses

2) Primary dysmenorrhea

(1) 기전

Endometrial prostaglandin production이 원인

(2) Symptoms

① 생리 바로 직전 or 몇 시간 전 시작하여 48~72시간 지속

② Labor pain과 유사하여 suprapubic cramping을 동반한 요통, 방사통, 오심, 구토 등의 증상

③ 완화요인

- Abdominal massage
- Counterpressure
- Movement of body

(3) Signs

① Uterine tenderness(bimanual examination에 의해 유발)

② Cervical movement, palpation of the adnexal structure시에 severe pain은 없음

(4) Diagnosis

Secondary dysmenorrhea 와의 감별진단이 중요 : underlying pathology rule out필요

(5) Treatment

① Prostaglandin synthase inhibitor(NSAIDs)

- 예정 생리일의 1~3일전, 불규칙한 경우 통증이나 출혈이 생기자 마자 투여를 시작하여 6~8시간마다 반복하고 생리 첫 며칠간 지속
- 4~6개월간 치료하여 treatment response를 확인
- Contraindication : GI ulcer, bronchospastic hypersensitivity to aspirin

② Oral contraceptive agent

- NSAID에 반응이 없는 경우
- 피임도 원하는 OC의 contraindication 없는 여성

③ Narcotics : hydrocodone 혹은 codeine을 상기 regimen에 추가할 수 있다.

④ Nonpharmacologic pain management

Acupuncture or TENS(transcutaneous electrical nerve stimulation)

⑤ Surgery

Laparoscopic uterine nerve ablation(LUNA), presacral neurectomy

3) Secondary dysmenorrhea

(1) 특징

① 생리 1~2주 전 시작해서 생리가 끝난 후에도 며칠 지속

② NSAIDs나 oral contraceptive pill은 별로 효과적이지 않다.

③ Most common causes

- 1위 : endometriosis
- 2위 : adenomyosis
- 3위 : nonhormonal intrauterine device

(2) Adenomyosis

① 정의

Endometriosis가 ectopic endometrium이 peritoneal cavity 내에서 발견될 때를 지칭하는 반면, adenomyosis는 endometrium이 myometrium 내에 존재하는 것을 말한다.

② Symptoms

- 대개 asymptomatic
- Heavy or prolonged menstrual bleeding
- Dysmenorrhea, dyspareunia

③ Signs

Uterine enlargement <14cm

④ Diagnosis

Clinical diagnosis : pathology confirm을 받아야만 진단됨

⑤ Management

Age, future fertility에 따라 hysterectomy 혹은 conservative management 선택

4 Chronic pelvic pain

1) 특 징

(1) 유병률 : USA 여성의 12∼20%

(2) 60∼80% : no intraperitoneal pathology

2) Evaluation of chronic pelvic pain

(1) History taking : genital, entercoelic, musculoskeletal, urologic symptom

(2) Carnett test

누운 상태에서 고개를 들거나 다리를 들어 복근을 팽팽하게 만든 상태에서 abdominal examination을 하여 abdomen wall pain인지 visceral pain인지를 구분

3) Gynecologic causes

(1) Endometriosis

① 가장 흔한 gynecologic cause : endometriosis & adhesion

② Chronic pelvic pain을 호소하는 여성의 15∼40%가 보유

③ 병변 부위와 통증을 호소하는 증상은 관계없다.

표 4-7 Differential diagnosis of chronic pelvic pain

Gynecologic	Non－cyclic	Adhesions Endometriosis Salpingo－oophoritis Ovarian remnant or retained ovary syndrome Pelvic congestion Ovarian neoplasm benign or malignant Pelvic relaxation
	Cyclic	Primary dysmenorrhea Mittelschmerz Secondary dysemenorrhea Endometriosis/adenomyosis Uterine or vaginal anomalies with obstruction of menstrual outflow Intrauterine synechiae(Asherman's syndrome) Endometrial polyps or intrauterine device(IUD) Uterine leiomyomata Pelvic congestin syndrome
Musculoskeletal	Low－back－pain syndrome	Congenital anomalies Spondylolysis Spinal injuries Tumors Degenerative changes Myofascial syndrome Scoliosis and kyphosis Spondylolisthesis Inflammation Osteoporosis Coccydynia
Gastrointestinal		Irritable bowel syndrome Crohn's disease Infection Diverticulitis Abdominal angina Ulcerative collitis Carcinoma Recurrent partial bowel obstruction Hernia
Genitourinary		Recurrent or relapsing cystourethritis Interstitial cystitis/bladder pain syndrome Carcinoma of the bladder Urethral syndrome Ureteral diverticuli or polyps Ureteral obstruction
Neurologic		Nerve entrapment syndrome, neuroma or other neuropathies Trigger points
Systemic		Fibromyalgia Abdominal migraine Neurofibromatosis Connective tissue disease including systemic lupus erythematosus Acuteintermittent porphyria Lymphoma

④ 통증 강도와 endometriosis stage도 관계없다.

⑤ Endometriosis를 가진 여성의 30~50%는 pain을 호소하지 않는다.

(2) Adhesions

① Symptoms

- 유착의 특정 위치나 유착 정도는 pain symptom과는 큰 관련성이 없다.
- Noncyclic abdominal pain을 유발
- 장 운동성을 restriction하거나 distention을 유발하여 만성 골반 통증을 유발

② Diagnosis

Diagnostic laparoscopy

③ Management

Surgical lysis를 할 수는 있으나 추천하지는 않는다.

(3) Pelvic congestion

① 원인 : emotional stress → autonomic nervous system dysfunction → smooth muscle spasm and congestion of vein

② Signs and symptoms

Bilateral abdominal and back pain, secondary dysmenorrhea, dyspareunia 등

③ Diagnosis & management

- 진단 : transuterine venography
- 치료 : hormonal suppression, cognitive behavioral pain management, surgery

(4) Subacute salpingo - oophoritis

(5) Ovarian remnant syndrome

① 발생 기전

Oophorectomy를 시행한 환자 중에 여러 가지 원인(severe endometriosis or PID)으로 수술 시에 dissection이 어려웠던 경우 수술 후에 residual ovarian cortical tissue가 남아 이 주위로 adhesion이 발생하여 painful cyst가 야기되는 경우

② Management

- Danazol, high - dose progestin, oral contraceptives, GnRH agonist
- Laparotomy

4) Gastroenterologic causes

Irritable bowel syndrome : chronic pelvic pain의 60%를 차지하는 원인이라는 보고도 있다.

5) Urologic causes

(1) Recurrent cystourethritis

(2) Urethral syndrome

① Dysuria, frequency, urgency of urination, suprapubic discomfort, dyspareunia

② 원인은 확실하지 않음

(3) Interstitial cystitis(painful bladder syndrome)

① 원인 : unknown, autoimmune etiology로 추정

② 증상 : Frequency, urgency, nocturia, dysuria, hematuria, pelvic pain

6) Neurologic and musculoskeletal causes

(1) Nerve entrapment

(2) Myofascial pain

(3) Fibromyalgia

(4) Low back pain syndrome

7) Psychological factors

8) Management of chronic pelvic pain

(1) Multidisciplinary approach

① 만성 골반통의 가장 중요한 치료원칙

② Therapeutic, optimistic, supportive, sympathetic care

(2) Medical therapy

① Low dose tricyclic antidepressant, selective serotonin reuptake inhibitor와 cognitive behavioral therapy를 병행

② Luteal phase나 menstrual phase에 심해지는 통증이나 dysmenorrhea가 있는 경우 배란이나 월경을 억제하는 호르몬 제제를 투여

③ Opioid는 최후의 수단, 아직 까지 controversial함

(3) Surgical therapy

① Laparoscopy : NSAID나 OC에 잘 안 듣는 cyclic pain이 있을 때 시행

② Lysis of adhesion : 대개 추천하지 않는다.

③ Presacral neurectomy and laparoscopic uterine nerve ablation(LUNA) : primary or secondary dysmenorrhea환자에서 medical therapy로 manage 안 되는 경우 시행

④ Hysterectomy

4.3 Genitourinary infections and sexually transmitted diseases

1 Normal vaginal flora

1) 평균 6개의 다른 bacteria species들로 구성되며, 이 중 대부분이 aerobic
2) Most common bacteria : hydrogen peroxide-producing lactobacilli며 lactic acid를 생산
3) Normal vaginal pH <4.5
4) Microscopy of normal vagina secretion
   Many superficial epithelial cell, few WBC, few clue cell
5) Clue cell : Gardnerella vaginalis 등의 adherent bacteria가 있어 현미경 상에서 cell border가 명확하지 않은 superficial vaginal epithelial cell

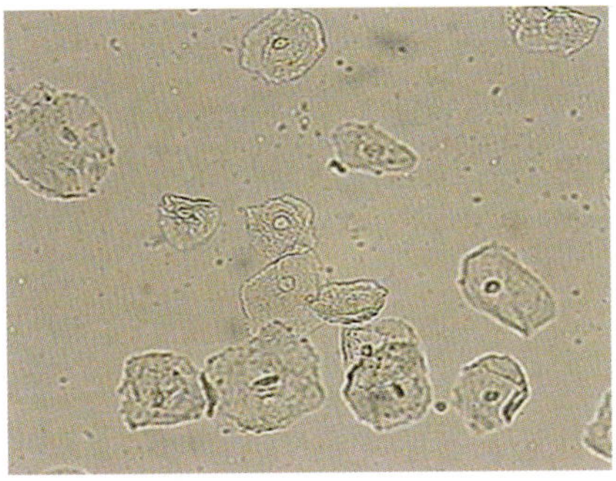

그림 4-14 Normal vaginal epithelium. 정상적인 상피세포가 관찰된다.

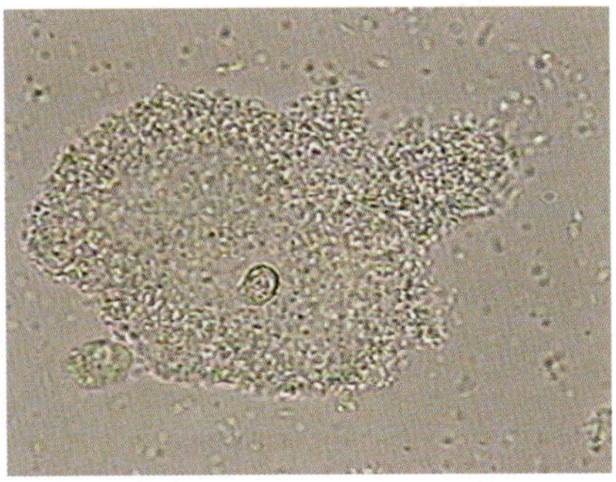

그림 4-15 Clue cell. 정상적인 상피세포와는 달리 adherent bacteria가 관찰되고 세포의 경계가 명확하지 않다.

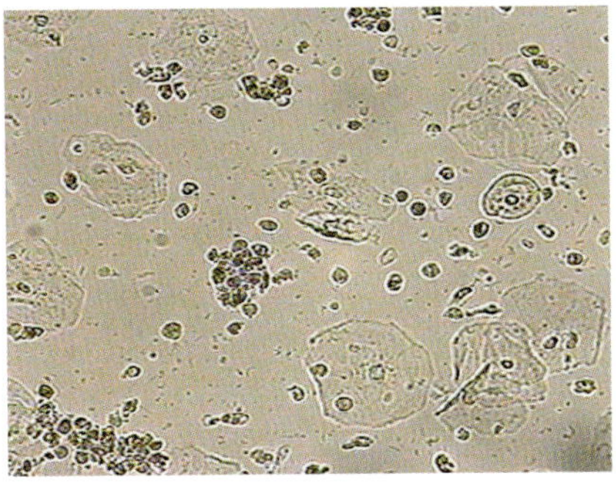

그림 4-16 WBC. 정상적인 상피 세포 사이에 그것보다 작은 구형의 WBC들이 관찰된다.

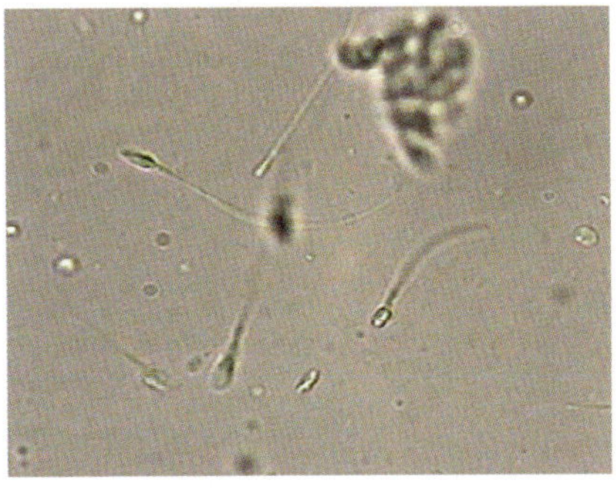

그림 4-17 Sperm.

2 Vaginal infections

1) BV(Bacterial vaginosis)

(1) 개요

① 원인 : H_2O_2 - producing lactobacilli loss, overgrowth of anaerobic bacteria

② Most common form of vaginitis in USA

③ BV의 adverse sequelae

- PID
- Postoperative cuff infection after hysterectomy
- Abnormal cervical cytology
- Premature rupture of the membranes
- Preterm labor
- Chorioamnionitis
- Postcesarean endometritis

(2) Diagnosis

① Fishy vaginal odor, vaginal discharge

② Gray vaginal secretion

③ pH >4.5

④ ↑ clue cells, WBC absent

⑤ Whiff test positive(질 분비물에 KOH를 첨가) : fishy, amine - like odor

cf. Culture : not recommended(∵ lack of specificity)

(3) Treatment

① Metronidazole

- Drug of choice
- 500mg po bid × 7days

② Metronidazole gel

0.75%, intravaginally, once daily × 5days

③ Clindamycin cream

2%, intravaginally, bedtime × 7days

④ Clindamycin

300mg po bid × 7days

cf. Treatment of male sexual partner : not recommended

2) Trichomonas vaginitis

(1) 개요

① 원인 : sexually transmitted, flagellated parasite, Trichomonas vaginalis

② 자주 BV 동반 : trichomonas vaginitis의 60%에서 발견

③ 대개 asymptomatic

④ 다른 STDs도 검사 필요 : Neisseria gonorrhea, Chlamydia Trichomatis, serologic testing for syphilis and HIV

(2) Diagnosis

① Profuse, purulent, malodorous vaginal discharge, vulva pruritus

② Patchy vaginal erythema and colpitis macularis("strawberry" cervix)

③ pH of vaginal secretion >5.0

④ 현미경 소견 : motile trichomonas, WBC ↑

⑤ Clue cell : BV와 동반되는 경우가 많아 나타난다.

⑥ Whiff test positive

(3) Treatment

① Metronidazole

- Drug of choice
- Single dose 2g po 혹은 multidose 500mg po bid × 7days

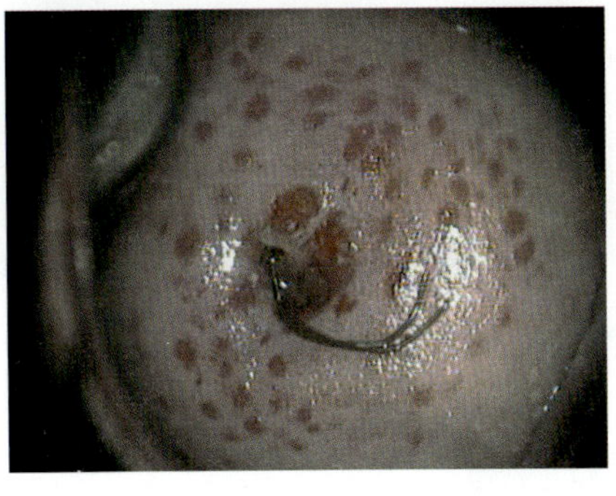

그림 4-18 "Strawberry" cervix.

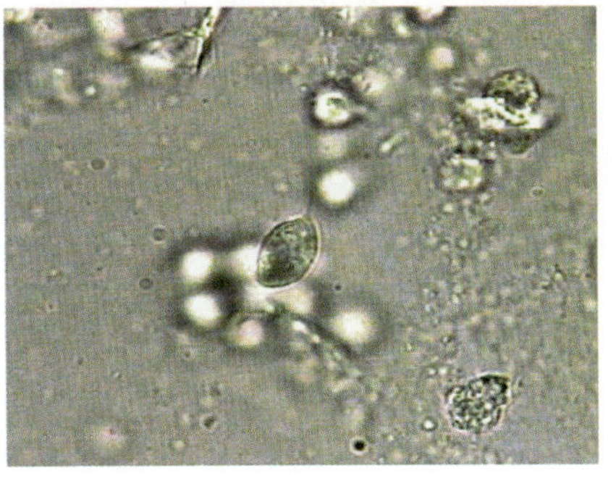

그림 4-19 Motile trichomonad.

② Metronidazole gel : BV와는 달리 사용하지 않는다.

③ Metronidazole initial therapy에 반응하지 않는 경우
다시 한 번 500mg po bid × 7days 반복
cf. Treatment of male sexual partner : 반드시 필요

3) Vulvovaginal candidiasis(VVC)

(1) 개요

① 75% 여성이 일생 동안 적어도 한번 VVC를 겪는다.

② 원인 : Candida albicans가 85~90%를 차지

③ Symptomatic VVC의 predisposing factor

- Antibiotic use
- Pregnancy
- DM

(2) Diagnosis

① Symptom : vulva pruritus, vulva burning sense, cottage cheese like discharge

② pH <4.5

③ 현미경 소견 : fungal element(budding yeast forms or mycelia)

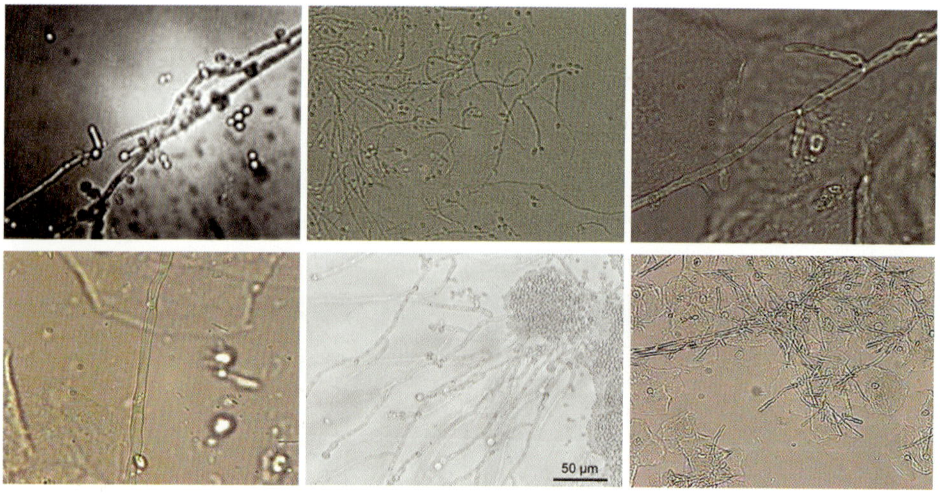

그림 4-20 VVC의 **현미경적 소견**. 전형적인 fungal element를 관찰할 수 있다.

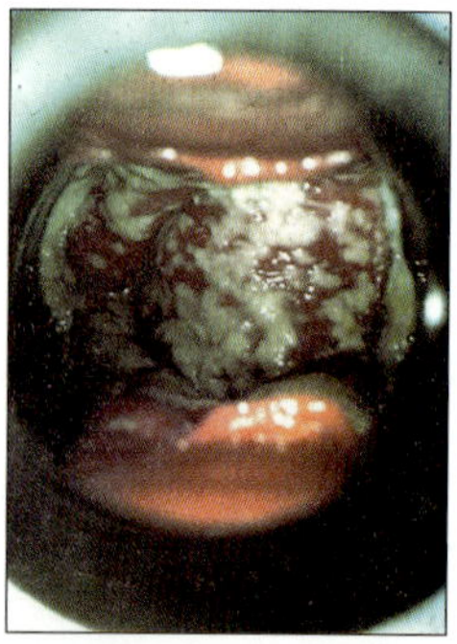

그림 4-21 VVC의 **육안 소견**. Cottage cheese like discharge가 관찰된다.

④ Whiff test negative

⑤ Fungal culture : 확진을 원할 때만 시행

(3) Treatment

① Topical azole drug

- Most commonly available treatment
- More effective than nystatin

② Oral fluconazole

- Single dose 150mg po
- Topical azole drug과 동등한 efficacy

③ Weak topical steroid(1% hydrocortisone cream)

External irritative symptom이 있을 때 부가 치료

(4) Recurrent vulvovaginal candidiasis(RVVC)

① 정의 : 1년에 4회 이상 VVC를 겪는 경우

② Treatment

Fluconazole 150mg every 3days for 3doses

→ 이후 6개월 간 prophylactic treatment 150mg weekly

4) Atrophic vaginitis

(1) 기전

Menopause → estrogen이 유지가 안 됨 → atrophy of vaginal and vulvar epithelium

→ inflammatory vaginitis 유발

→ dyspareunia, postcoital bleeding, increased purulent vaginal discharge

(2) Treatment : topical estrogen cream

5) Cervicitis

(1) Inflammation의 원인

① Ectocervical squamous epithelium의 염증 : trichomonas, candida, HSV

② Endocervical glandular epithelium의 염증 : N. gonorrhoea, C. trachomatis

표 4-8 Treatment regimens for gonococcal and chlamydial infections

Neisseria gonorrhoeae endocervicitis	Ceftriaxone, 250mg intramuscularly(single dose), Cefixime, 400mg orally(single dose)
Chlamydia trachomatis endocervicitis	Azithromycin, 1g orally(single dose), Doxycycline, 100mg orally twice daily for 7days

(2) Diagnosis

노랑 혹은 황록색의 purulent endocervical discharge('mucopus')를 발견하여 진단

(3) Treatment

Gonorrhea와 chlamydia에 대한 antibiotics

6) PID(Pelvic Inflammatory Disease)

(1) 개요

① 원인 : endocervical micro - organism이 endometrium, fallopian tube로 ascending infection되어 발생

② 흔한 원인이 되는 micro - organism : gonorrhea and chlamydia

(2) Diagnosis

① Clinical diagnosis

- 특별한 검사가 아닌 임상적 증상과 징후로 진단한다.
- Triad of symptoms and sign
  - Pelvic pain
  - Cervical motion and adnexal tenderness
  - Fever
- 증상이 없는 PID도 있으므로 진단이 쉽지는 않다.

② Microscopy of the vaginal secretion : ↑ polymorphonuclear cell

(3) Treatment

① 원칙

- Empirical, broad - spectrum antibiotics
- N. gonorrhoea, C. trachomatis, Gram(−) facultative bacteria, Anaerobe, Streptococci를 반드시 cover해야 한다.

표 4-9 Clinical criteria for the diagnosis of pelvic inflammatory disease

Symptoms	None necessary
Signs	Pelvic organ tenderness Leukorrhea and/or mucopurulent endocervicitis
Additional criteria to increase the specificity of the diagnosis	Endometrial biopsy showing endometritis Elevated C – reactive protein or erythrocyte sedimentation rate Temperature higher than 38℃ Leukocytosis Positive test for gonorrhea or chlamydia
Elaborate criteria	Ultrasound documenting tubo – ovarian abscess Laparoscopy visually confirming salpingitis

표 4-10 CDC guidelines for treatment of pelvic inflammatory disease

Outpatient Treatment	Cefoxitin, 2g intramuscularly, plus probenecid, 1g orally concurrently or Ceftriaxone, 250mg intramuscularly or Equivalent cephalosporin Plus : Doxycycline, 100mg orally 2 times daily for 14days or Azithromycin, 500mg initially and the 250 mg daily for a total of 7 days With or without : Metronidazole, 500mg orally 2 times daily for 14days[a]	
Inpatient Treatment	Regimen A	Cefoxitin, 2g intravenously every 6hours or Cefotetan, 2g intravenously every 12hours Plus : Doxycycline, 100mg orally or intravenously every 12hours
	Regimen B	Clindamycin, 900mg intravenously every 8hours Plus : Cefriaxone, 1~2g IV every 12 hours or Gentamicin, loading dose IV of IM (2mg/kg of body weight) followed by a maintenance dose (1.5mg/kg) every 8 hours

[a] Use of metronidazole recommended in those cases in which bacterial vaginosis is diagnosed concurrently with PID.

② 입원의 indication
- 진단이 불확실할 때
- Pelvic abscess가 의심될 때
- Severe disease일 경우
- 외래 치료에 잘 협조가 안 될 경우

③ 퇴원의 indication
- 열 감소(24시간 이상 <37.5℃)
- WBC가 정상화된 경우
- Rebound tenderness 없어진 경우
- Pelvic organ tenderness가 완화된 경우

④ Sexual partner : evaluation and treatment for chlamydia or gonorrhea

7) Tubo – ovarian abscess

(1) 특징

Acute PID의 end - stage로 생각할 수 있다.

(2) Treatment

① PID에 준해 입원 후 antibiotics

② 75%는 항생제만으로도 치료된다.

③ 항생제로 치료 실패시 exploration 혹은 percutaneous drainage를 시행한다.

3 Other major infections

1) Genital ulcer disease

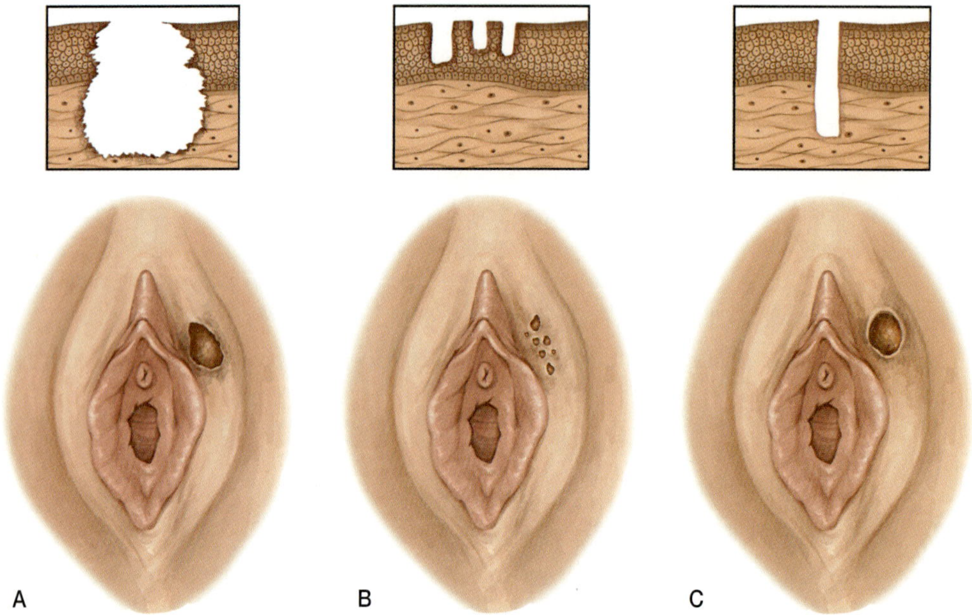

그림 4-22 **궤양의 외형** chancroid(A), herpes(B), and syphilis(C). Chancroid에 의한 궤양은 불규칙한 경계, 깊고 침식된 모서리를 갖고 있다. Syphilis에 의한 궤양은 부드럽고 경화된 경계, 부드러운 바닥을 갖고 있다. Herpes에 의한 궤양은 얕고 염증이 있다.

(1) 개요

① Genital ulcer의 빈도 : HSV or syphilis(Most common) → chancroid → lymphogranuloma venereum(LGV), granuloma inguinale

② Genital ulcer가 있을 경우 HIV infection risk가 높아진다.

(2) Diagnosis

① Genital ulcer가 있는 모든 환자는 매독에 대한 serologic test를 반드시 시행한다.

② Clinical features

- Syphilis
  - Painless and minimally tender ulcer, no lymphadenopathy, indurated ulcer
  - Nontreponemal rapid plasma reagin(RPR), venereal disease research laboratory(VDRL), fluorescent treponemal antibody absorption(FTA - ABS), microhemagglutinin - T. pallidum(MHA - TP)를 시행

- Genital herpes
  - Grouped vesicle mixed with small ulcer
  - HSV culture : herpes가 의심될 경우 시행하는 것을 추천
- Chancroid

  1~3 extremely painful ulcer, tender inguinal lymphadenopathy
- LGV

  한 개 혹은 여러 개의 ulcer와 inguinal bubo(림프선증)가 동반

(3) Treatment

① Chancroid

- Azithromycin, 1g orally in a single dose
- Ceftriaxone, 250mg intramuscularly, single
- Ciprofloxacin, 500mg orally bid for 3days
- Erythromycin, 500mg orally 4times daily for 7days

② Herpes

- Acyclovir, 400mg orally 3times a day for 7~10days
- Famciclovir, 250mg orally 3times a day for 7~10days
- Valacyclovir, 1.0g orally twice a day for 7~10days

③ Syphilis

- Primary, secondary, early latent syphillis
  - Benzathine penicillin G 240만 units intramuscularly(single dose)
- Latent syphilis
  - T. pallidum에 감염되어 seroreactive하지만 disease의 다른 evidence가 없는 시기
  - 감염된 지 1년 이상의 latent syphilis이거나 duration을 잘 모르는 경우 : benzathine penicillin G 240만 units × 1주 간격으로 3회

2) Genital warts

(1) HPV type 6, 11 infection

(2) Treatment

Podophyllin, trichloroacetic acid, cryotherapy, laser ablation, electrocautery

3) Human immunodeficiency virus

(1) 개요

① HIV 감염자의 40~50%는 여성이다.

② Intravenous drug users and heterosexual transmission

(2) Diagnosis

① Screening : ELISA, rapid assay와 같은 antibody test

② Confirm : Western blot

③ HIV - positive woman의 initial evaluation

- Screening for diseases associated HIV : TB, STDs
- Vaccination : hepatitis B, pneumococcal, influenza
- Behavioral and psychosocial counseling
- Intraepithelial neoplasia에 대한 검사

(3) Treatment

① Antiretroviral therapy의 시작 시점

- $CD4^+$ T cell count <350/μL
- Plasma HIV RNA levels >100,000copies/mL

② 기회감염에 대한 prophylaxis

- $CD4^+$ T cell <200/μL일 때 시행
- PCP prevention : trimethoprim - sulfamethoxazole

4 Urinary tract infection

1) Acute cystitis

(1) Symptoms

Abrupt onset of multiple urinary symptoms(dysuria, frequency, urgency, suprapubic/low - back pain)

(2) 원인

Esherichia coli : Most common pathogen

(3) 치료

① Nitrofurantoin : 100mg orally twice daily for 5days

② Trimethoprim/sulfamethoxazole

2) Recurrent cystitis

(1) 유병률

cystitis를 앓은 여성 중에 20%는 재감염이 자주 발생한다.

(2) 폐경 후 여성

① Frequent reinfection

② 기존의 antimicrobial prophylaxis에 더불어 HRT나 topically estrogen cream을 같이 시행하면 도움이 된다.

3) Urethritis

4) Acute pyelonephritis

(1) 증상

Cystitis - like illness, mild flank pain

(2) 원인균 : E. coli

(3) 치료

① 외래 regimen

Bactrim 160~800mg every 12hours for 14days or quinolone(levofloxacin) 750mg daily for 7days

② 입원 regimen

Parenteral levofloxacin 750mg daily, ceftriaxone 1~2g daily, ampicillin 1g q6h, gentamicin(if Enterococcus species are suspected) or aztreonam

4.4 Intraepithelial disease of the cervix, vagina and vulva

1 CIN(Cervical Intraepithelial Neoplasia)

1) Concept of preinvasive disease

(1) Squamous metaplasia

Invasive cancer로 진행하지 않으므로 dysplasia(CIN)라 할 수 없다.

(2) CIN의 diagram

① CIN 1 : mitoses와 immature cell이 epithelium의 lower 1/3에만 존재

② CIN 2 : mitoses와 immature cell이 epithelium의 middle 1/3까지만 존재

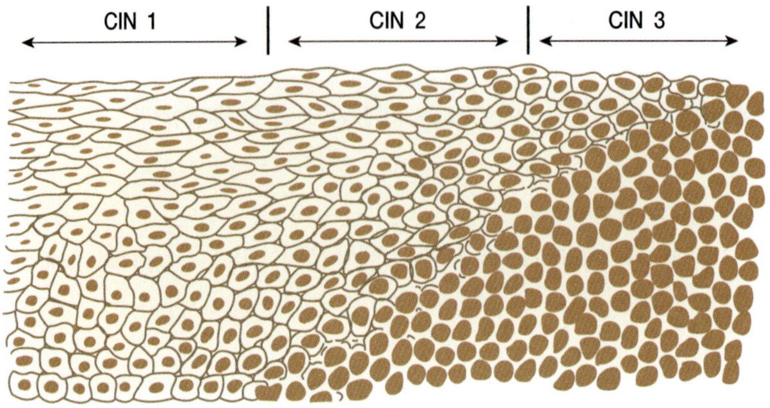

그림 4-23 Diagram of cervical intraepithelial neoplasia compared with normal epithelium.

③ CIN 3 : mitoses와 immature cell이 epithelium의 upper 1/3까지 파급된 경우

④ 대부분 CIN 1, 2는 치료하지 않아도 자연적으로 regression, 다만 high grade CIN의 경우는 치료하지 않을 경우 invasive carcinoma로 진행할 수 있음

2) Cervical anatomy

(1) Cervix의 구성

① Endocervical canal : columnar epithelium

② Exocervix : squamous epithelium

③ Squamocolumnar junction(SCJ) : endocervix와 exocervix가 만나는 지점

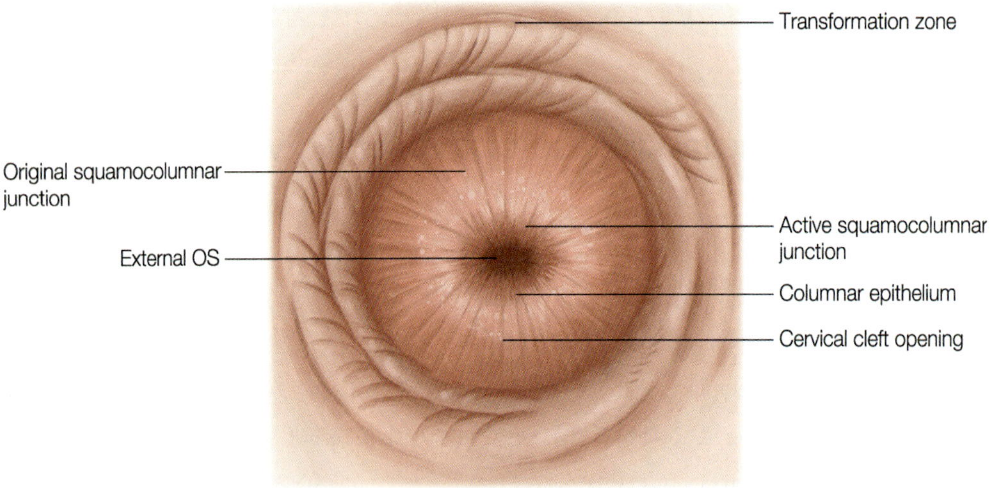

그림 4-24 The cervix and the transformation zone.

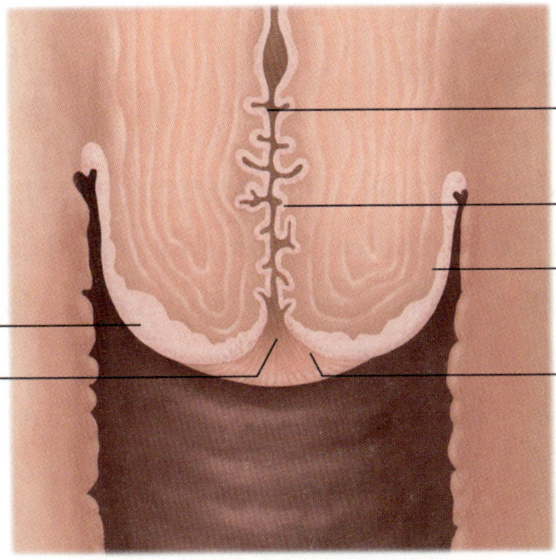

그림 4-25 Diagram of the cervix and the endocervix.

(2) SCJ(Squamocolumnar junction)

① SCJ의 위치 변화

- 위치 변화의 원인 : puberty, pregnancy, menopause, hormonal stimulation

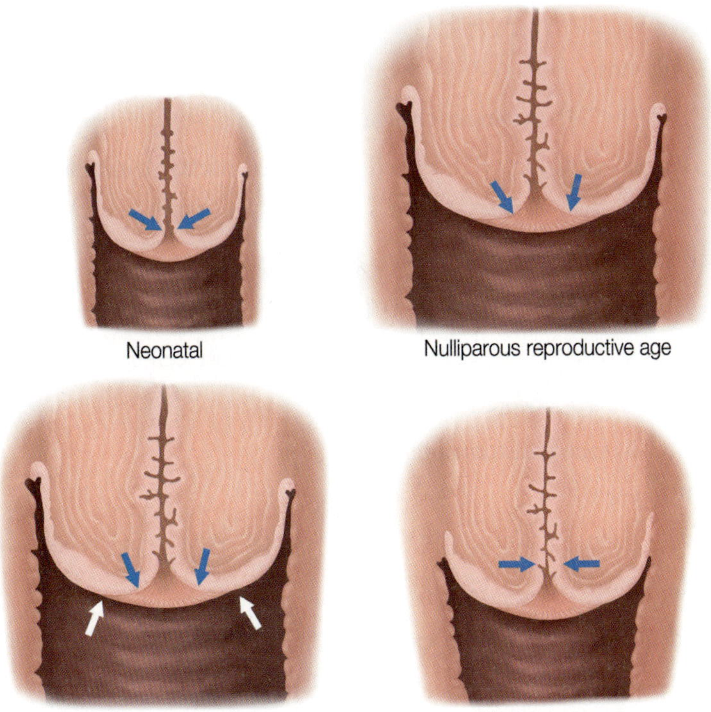

그림 4-26 Different locations of the transformation zone and the squamocolumnar junction during a woman's lifetime. The arrows mark the active transformation zone.

- 위치 변화
  - Neonate : exocervix에 위치
  - Menarche
    - Estrogen의 작용으로 질 상피가 glycogen으로 차게 되고 이에 pH가 변화되면서 subcolumnal reserve cell이 metaplasia되기 시작한다.
    - 이러한 metaplasia로 인해 original SCJ가 external os. 쪽으로 이동하여 새로운 physiologic active SCJ를 형성한다.
- Transformation zone : original SCJ로부터 physiologic active SCJ 사이의 zone

② CIN의 발생

- CIN origin : transformation zone 내부의 single focus
- CIN의 호발 부위 : anterior lip > posterior lip > lateral
- CIN의 호발 기간 : metaplasia가 활발한 시기인 menarche 혹은 after pregnancy 시기
- CIN의 원인 : HPV가 가장 중요하다.

2) HPV(Human Papillomavirus)

(1) 개요

① Koilocytosis

- HPV에 의한 cytologic change
- Perinuclear halo, well-defined cell border, nuclear hyperchromasia, irregularity, enlargement를 특징으로 하는 자궁경부 상피 세포의 현미경적 변화를 지칭한다.

② HPV에 의한 cervical cancer의 진행 과정

- HPV가 자궁경부 상피 세포에 감염되어 koilocytotic cell의 생성
  - CIN이 점차 진행되면서 HPV DNA가 host cell에 integration
  - E6 & E7 oncoprotein의 생성
  - malignant transformation

③ HPV type

- 자궁경부암과 관련된 HPV types : 16, 18, 31, 33, 35, 39, 45, 51, 52, 56, 58, 59, 68
- HPV 16, 18 : invasive cancer와 CIN 2, 3에서 흔하게 발견되는 type

(2) Human papillomavirus vaccine development

① HPV 백신의 원리

- HPV의 major viral capsid protein인 L1 protein을 이용하여 만든 empty viral capsid를 VLP(Virus Like Particle)이라 한다. HPV 백신은 이러한 VLP로부터 만들어진 유전자 재조합 백신이다.

- 백신을 접종받은 여성은 HPV viral capsid에 대한 neutralizing antibody를 평상시에 보유하고 있다가 HPV에 노출되었을 경우 혈청에서 자궁경부 점막으로 anti - HPV antibody가 여출되어 HPV 감염에 방어할 수 있다.

② 접종 방법

10~25세 연령의 여성을 대상으로 하여 6개월 기간 동안에 총 3차 접종을 시행한다.

③ 현재 시판되고 있는 HPV vaccine

가다실®, 서바릭스®

(3) Papanicolaou test classification

표 4-11 Comparison of cytology classification systems

Bethesda System	Dysplasia/CIN System	Papanicolaou system
Within normal limits	Normal	I
Infection(organism should be specified)	Inflammatory atypia(organism)	II
Reactive and reparative change		
Squamous cell abnormalities Atypical squanous cells (1) of undetermined significance(ASC – US) (2) exclude high–grade lesions(ASC – H)	Squamous atypia HPV atypia, exclude **LSIL** Exclude HSIL HPA atypia	IIR
LSIL(Low – grade Squamous Intraepithelial Lesion)	Mild dysplasia **CIN 1**	
HSIL(High – grade Squamous Intraepithelial Lesion)	Moderate dysplasia **CIN 2** Severe dysplasia **CIN 3** Carcinoma in situ	III IV
Squamous cell carcinoma	Squamous cell carcinoma	V

① Bethesda III system(2001)의 개괄

- Premalignant squamous lesion을 3 category로 분류
  - ASC : ASC - US, ASC - H
  - LSIL : CIN 1(mild dysplasia), HPV change(koilocytotic atypia)
  - HSIL : CIN 2, 3(moderate dysplasia, severe dysplasia, carcinoma in situ)
- Cervical dysplasia의 자연사
  - Koilocytosis : 14%에서 HSIL로 진행
  - Mild dysplasia : 16%에서 severe dysplasia 혹은 CIS로 진행

② Bethesda III system(2001)의 특징

- Specimen adequacy
  - Satisfactory와 unsatisfactory for evaluation으로 구분
  - 이전 system의 satisfactory but limited는 삭제됨

표 4-12 Bethesda system 2001

Specimen type : Indicate conventional smear(Pap smear) vs. liquid based vs. other	
Specimen adequacy	• Satisfactory for evaluation(describe presence or absence of endocervical/transformation zone component and any other quality indicators, eg, partially obscuring blood, inflammation, etc.) • Unsatisfactory for evaluation…(specify reason) – Specimen rejected/not processed(specify reason) – Specimen processed and examined, but unsatisfactory for evaluation of epithelial abnormality because of(specify reason)
General categorization (optional)	• Negative for intraepithelial lesion or malignancy • Epithelial cell abnormality: See Interpretation/Result(specify "squamous" or "glandular" as appropriate) • Other: See Interpretation/Result(eg, endometrial cells in a woman 40years of age)
Automated review	If case examined by automated device, specify device and result
Ancillary testing	Provide a brief description of the test methods and report the result so that it is easily understood by the clinician
Interpretation/Result	
Negative for Intraepithelial Lesion or Malignancy(when there is no celluar evidence of neoplasia, state this in the General Categorization above and/or in the Interpretation/Result section of the report, whether or not there are organisms or other nonneoplastic findings)	
Organisms	• Trichomonas vaginalis • Fungal organisms morphologically consistent with Candida spp. • Shift in flora suggestive of bacterial vaginosis • Bacteria morphologically consistent with Actinomyces spp. • Cellular changes consistent with herpes simplex virus
Other nonneoplastic findings(optional to report; list not inclusive):	• Reactive cellular changes associated with: – Inflammation(includes typical repair) – radiation – intrauterine contraceptive device(IUD) • Glandular cells status posthysterectomy – Atrophy
Other	• Endometrial cells(in a woman 40years of age) (specify "negative for squamous intraepithelial lesion")

표 4-12 Bethesda system 2001 *(계속)*

Epithelial cell abnormalities	
Squamous cell	• Atypical squamous cells - of undetermined significance(ASC－US) - cannot exclude HSIL(ASC－H) • Low－grade squamous intraepithelial lesion(LSIL) encompassing: HPV, mild dysplasia/CIN 1 • High－grade squamous intraepithelial lesion(HSIL) encompassing: moderate and dysplasia, CIS/CIN 2 and CIN 3 - with features suspicious for invasion(if invasion is suspected) • Squamous cell carcinoma
Glandular cell	• Atypical - endocervical cells(not otherwise specified [NOS] or specify in comments) - endometrial cells(NOS or specify in comments) - glandular cells(NOS or specify in comments) • Atypical - endocervical cells, favor neoplastic - glandular cells, favor neoplastic • Endocervical adenocarcinoma in situ • Adenocarcinoma - endocervical - endometrial - extrauterine - NOS
Other malignant neoplasms(specify)	
Educational notes and suggestions(optional)	Suggestions should be concise and consistent with clinical follow－up guidelines published by professional organizations(references to relevant publications may be included)

- General categorization
  - Negative for intraepithelial lesion or malignancy
    Organism, other nonneoplastic findings를 포함
  - Epithelial cell abnormality
    Squamous, glandular cell abnormalities를 포함
  - Other

3) Diagnosis

(1) The papanicolaou test

① Pap test의 효과

1950년대에 비해 cervical cancer의 incidence를 79% 감소시키고, mortality를 70% 감소시킴

② Pap test의 통계

- Sensitivity in detecting CIN 2~3 : 47~62%
- Specificity in detecting CIN 2~3 : 60~95%

③ Conventional Pap test의 한계성

높은 false - negative : sampling, preparation, interpretation error

④ Liquid - based cytology

Sampling and preparation error를 획기적으로 개선하여 최근에 흔히 사용하는 screening method로 각광받고 있다.

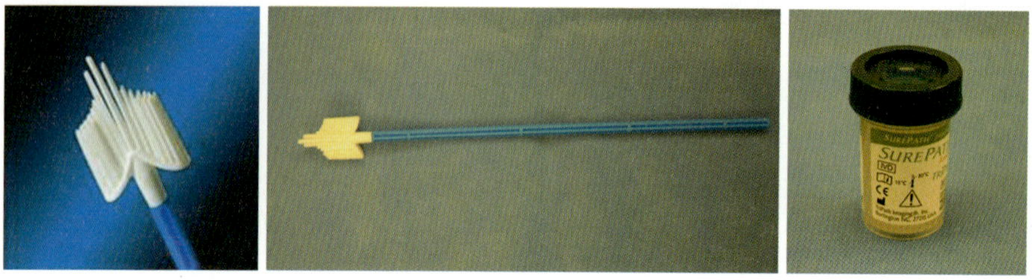

그림 4-27 Liquid-based cytology. Conventional Pap test에 비해 최근 훨씬 많이 이용되고 있다.

(2) Screening guidelines

① ACS(American Cancer Society) guideline(2013)

- 21세 혹은 성관계를 가진 후 3년 안에 시작
- 70세 이상 여성에서 지난 10년 동안 정상이었을 경우 screening stop
- 양성 질환으로 hysterectomy를 시행한 경우 screening은 필요 없다.

② ACOG(Americal College of Obstetricians and Gynecology) guideline

- 30세 이하인 여성은 매년 screening을 실시
- 특별한 위험인자(history of CIN 2 or 3, immunocompromised, diethylstillbestrol exposure in utero)가 없는 30세 이상인 이성은 screening interval을 2~3년 정도로 늘릴 수 있다.

표 4-13 Comparison of screening guidelines from the ACS and the ACOG

Comparison of cervical cytology screening		
Guideline	ACS	ACOG
Initial screening	• Age 21 or 3y after vaginal sex	• Age 21 or 3y after vaginal sex
Interval	• Every year for conventional Pap • Every 2year for liquid - based Pap • Every 2~3y after age 30 with 3 consecutive normals	• Every year for either liquid - based Pap or conventional • Every 2~3y after age 30 with 3 consecutive normals
Discontinue	• age 70 if 3consecutive normals in 10y	• No upper limit of age

③ FDA(Food and Drug Administration) guideline(2003)

- 30세 이상인 여성에서 cervical cytology에 부가하여 HPV DNA testing을 시행하는 것을 승인
- 두 검사 다 음성인 경우 3년 동안 test를 시행할 필요가 없고 negative predictive value가 99%에 달한다고 보고하였다.

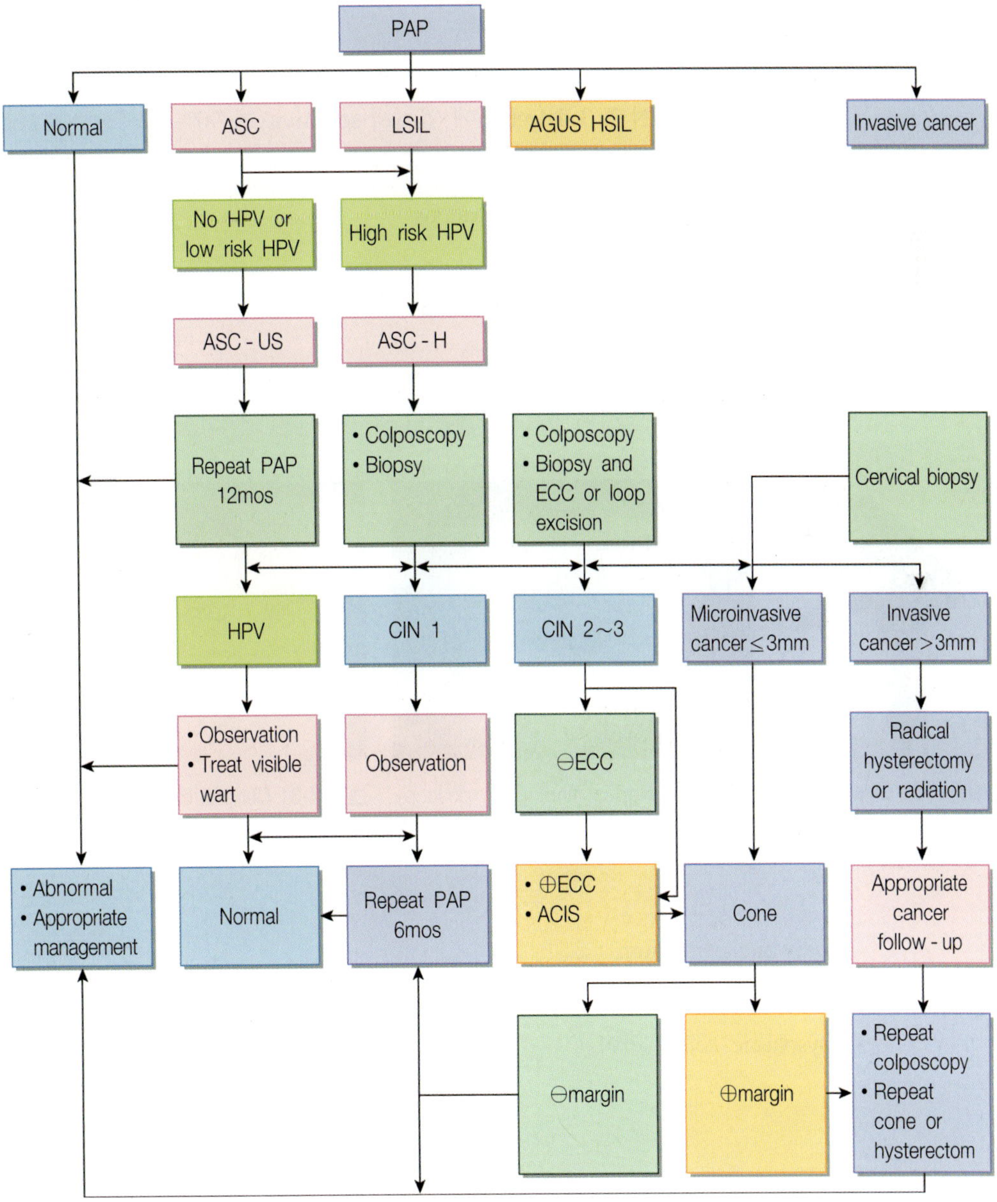

그림 4-28 An algorithm for the evaluation, treatment, and follow - up of an abnormal Papanicolaou test.

(3) Atypical squamous cells

① ASC - US의 의미

- ASC - US의 10∼20%는 CIN 1과 3∼5%는 CIN 2 혹은 3와 관련성이 있다.
- CIN 1은 60%에서 spontaneous regression을 하므로 ASC - US는 CIN 2, 3 lesion을 발견하는데 의미가 있다.

② ASC - US의 치료 triage option

- Repeat Pap test every 4∼6month
- Immediate colposcopy : most sensitive method of detecting CIN 2, 3
- HPV testing : CIN 2, 3 detection에 있어서 sensitivity가 90%를 상회하고 colposcopy 시행을 50% 감소시킨다.

(4) Low - grade squamous intraepithelial lesions

Colposcopy를 시행

(5) High - grade squamous intraepithelial lesions

Colposcopy and directed biopsy

(6) Colposcopy findings

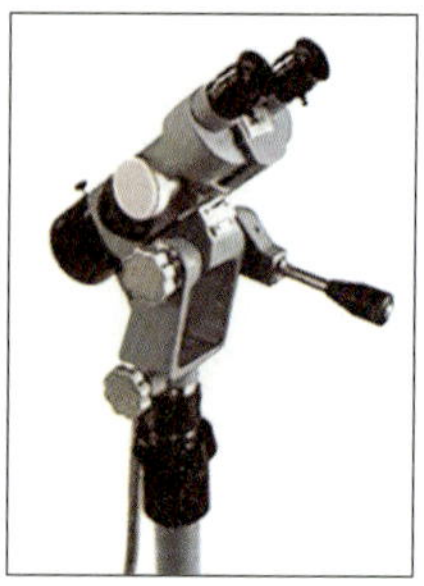

그림 4-29 Colposcopy.

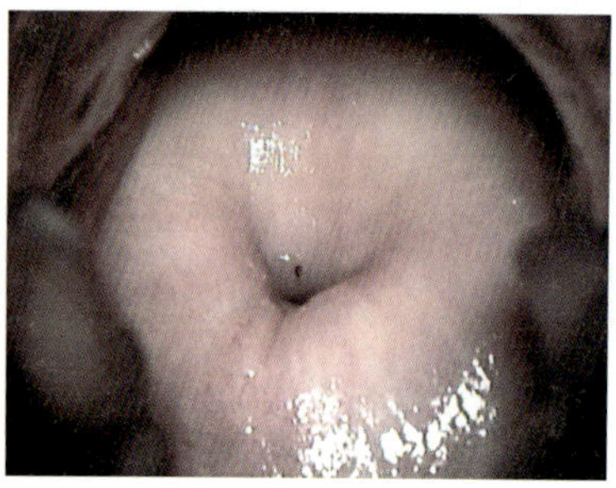

그림 4-30 Normal finding. Colposcopy를 시행하였을 때 자궁경부의 정상적인 모습이다.

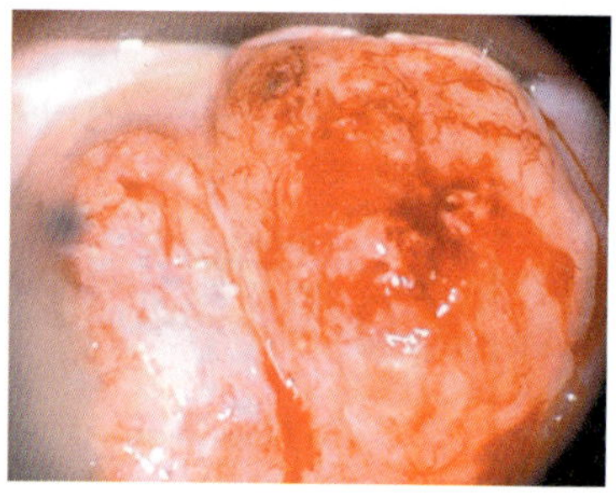

그림 4-31 Cervical cancer. Touch bleeding을 동반한 cancerous mass가 관찰된다.

① Acetowhite epithelium

- 3∼5% acetic acid에 노출시 백색으로 변하는 epithelium
- Dysplastic cell을 의미

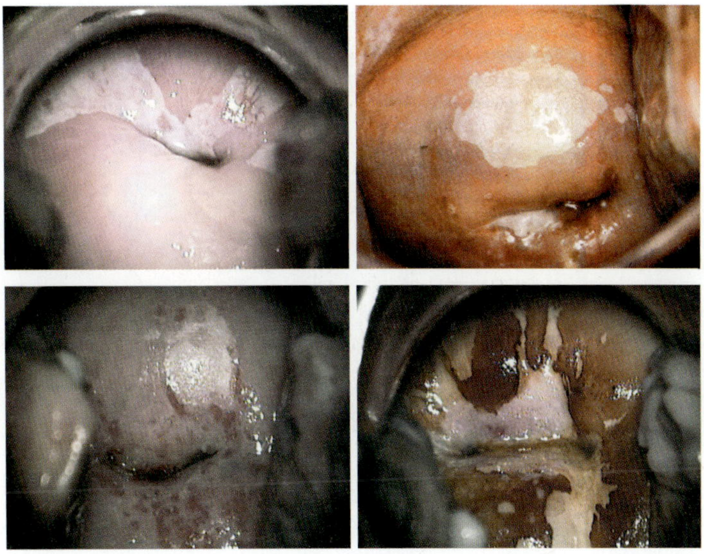

그림 4-32 Acetowhite epithelium. 다양한 형태의 acetowhite epithelium을 보여주고 있으며 마지막 사진은 lugol solution을 도포하였을 때의 모습이다.

② Leukoplakia

- Acetic acid 도포 이전에 보이는 흰색의 plague
- Keratin을 생산하는 immature squamous epithelial cell의 존재를 의미
- 유발 인자
  - HPV : Most common cause
  - keratinizing CIN
  - keratinizing carcinoma
  - chronic trauma from diaphragm, pessary, tampon
  - radiotherapy

③ Punctation

- 자궁경부 표면의 확장된 모세혈관들로 붉은 점들의 집합체로 보임
- CIN 시사

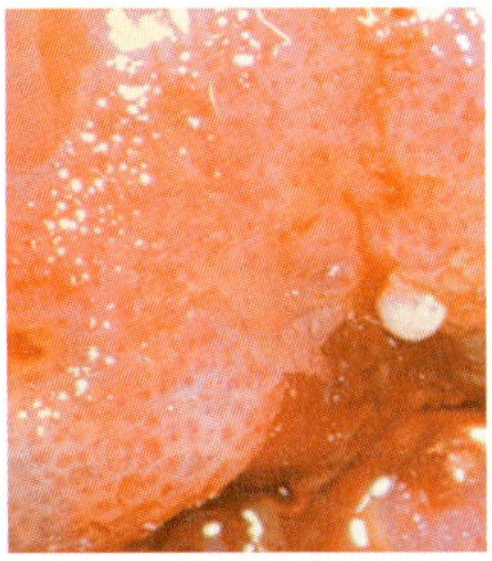

그림 4-33 Punctation.

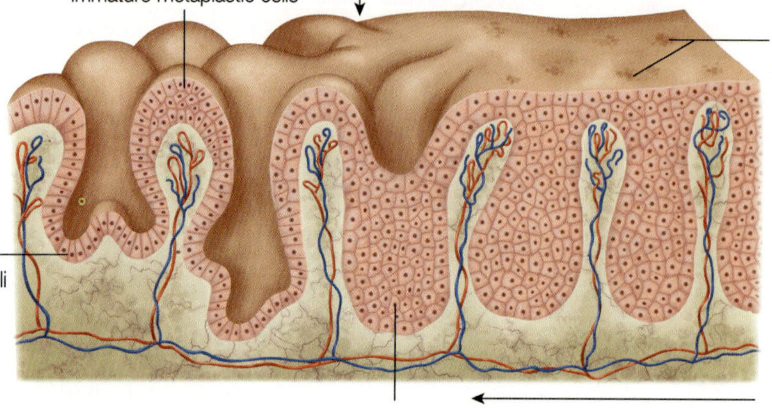

그림 4-34 Diagram of punctation. The central capilaries of the columnar villi are preserved and produce the punctate vessels on the surface.

④ Mosaic

- Acetowhite epithelium이 서로 뭉쳐서 둥글거나 다각형의 block을 형성하고 그 주위를 모세혈관들이 둘러싸게 되면 마치 mosaic tile처럼 보이게 되는데 이를 mosaic라고 한다.
- CIN 2, 3과 연관됨

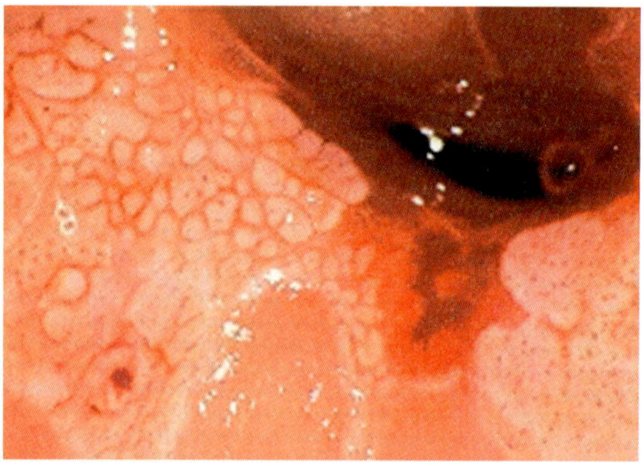

그림 4-35 Mosaic.

⑤ Atypical vascular pattern

- 자궁경부의 looped, branching, reticular vessel 등의 atypical vessel을 지칭
- Invasive cervical cancer의 특징

4) CIN의 치료 방침

(1) CIN 1

① Satisfactory colposcopy 소견을 가지고 있는 CIN 1

- 60~85%의 CIN 1은 spontaneous regression하므로 observation할 수 있다.
- 6개월과 12개월 후에 Pap test를 하거나 12개월 후에 HPV DNA test를 시행 : 두 번의 Pap test가 연속해서 음성이거나 HPV DNA test가 음성일 경우 annual screening을 시행

② 24개월 이상 CIN 1이 지속되는 persistent CIN 1

- 환자가 follow up에 cooperative할 경우 expectancy
- 그렇지 않을 경우 적절한 치료(ablative, surgical management)를 시행할 수 있다.

(2) CIN 2 and 3

① CIN 2의 20%는 CIS로 진행되고 5%는 invasion되므로 CIN 2, 3의 경우 반드시 치료가 필요

② Preferred treatment : LEEP(Laser Electrosurgical Excision Procedure)

5) Treatment of CIN

(1) Cryotherapy

① 원리 : 자궁경부 상피 세포 내의 수분을 얼려서 세포를 파괴

② Indication

- CIN 1, 2
- Small lesion
- Ectocervical location only
- Negative endocervical sample
- No endocervical gland involvement on biopsy

(2) Laser ablation

고가의 장비와 비용이 들고 고도의 훈련이 필요하여 요즘은 잘 시행하지 않는다.

(3) Loop electrosurgical excision

① LEEP의 장점

- CIN을 진단하면서 동시에 치료도 가능하다.
- Conization과 비교하였을 때 기술적으로 간단하다.

② LEEP의 단점

Preterm delivery, preterm delivery after premature rupture of membranes, low-birth-weight의 risk가 높아짐 → fertility에 악영향을 미치므로 반드시 치료가 필요한 intraepithelial lesion이 발견되기 전에는 시행해서는 안 된다.

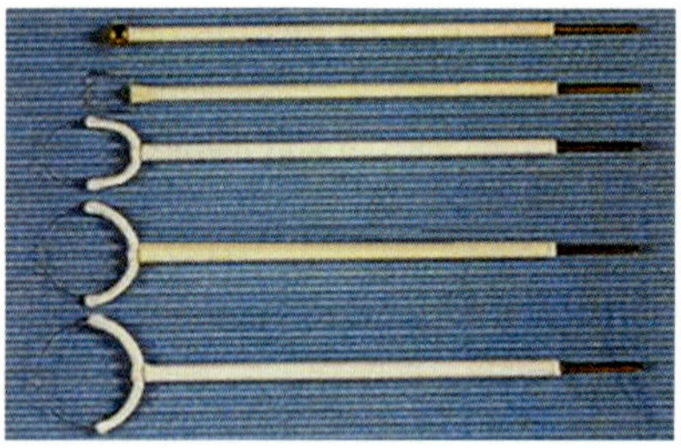

그림 4-36 Instrument of LEEP.

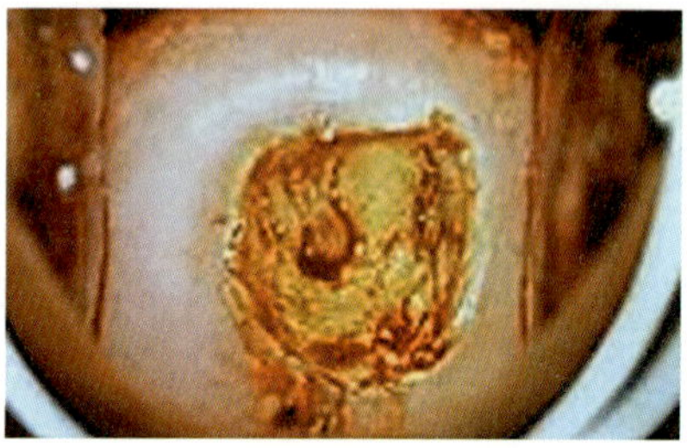

그림 4-37 LEEP. LEEP을 시행한 이후의 자궁경부 모습을 보여준다.

(4) Conization

① Conization의 장점

- 진단과 치료를 동시에 할 수 있다.
- Invasive cancer를 진단하는 데 있어 ablative therapy보다 더 좋은 조직을 얻을 수 있다.

② HSIL을 진단받은 여성에서 conization을 시행하는 indication

- 병변의 범위가 colposcopy로 잘 보이지 않을 때
- SCJ가 colposcopy에서 보이지 않을 때
- Endocervical curettage(ECC)에서 CIN 2나 3로 진단받은 경우
- Cytology, biopsy, colposcopy의 결과가 일치되지 않는 경우
- Biopsy, colposcopy, cytology 결과상 microinvasion이 의심되는 경우
- Colposcopy 결과에서 invasive cancer를 배제할 수 없을 때

(5) Hysterectomy

① CIN 치료에 있어서 꼭 필요한 경우가 아니면 시행하지 않는다.

② Indication

- Microinvasion
- Conization을 시행한 후 검체의 경계 부위에서 CIN 3가 발견된 경우
- 외래 추적시 compliance가 별로 좋지 않은 경우
- Fibroid나 prolapse, endometriosis, pelvic inflammatory disease와 같은 다른 부인과적 문제가 동반된 경우

6) Glandular cell abnormalities

(1) 분류

① Atypical glandular cells

- Favor neoplasia
- NOS(Not Otherwise Specified)
- Risk for significant disease(CIN2,3 AIS, invasive adenoca.)

② AIS(Adenocarcinoma In Situ)

③ Adenocarcinoma

(2) AIS

① AIS 발생 부위 : near or above transformation zone

② Serious cancer precursor of adenocarcinoma

③ 재발의 위험성 때문에 임신을 원하지 않을 경우 hysterectomy 시행

2 VAIN(Vaginal Intraepithelial Neoplasia)

1) 특 징

(1) HPV가 원인으로 생각되고 대개는 CIN을 동반한다.

(2) 질은 transformation zone을 포함하지 않으므로 성관계나 tampon으로 인한 abrasion 후에 HPV가 감염되어 발생하는 것으로 생각된다.

2) Signs : asymptomatic

3) Screening

(1) 거의 항상 CIN을 동반하므로 Pap test에서 양성으로 나올 가능성이 높다.

(2) CIN 치료 후에 지속적으로 Pap test에서 양성일 경우 VAIN을 의심한다.

4) Diagnosis

Colposcopy and directed biopsy

5) Treatment

(1) VAIN 1 and HPV infection

대개 regress하고 ablative therapy에 쉽게 recur하므로 치료하지 않는 것이 원칙이다.

(2) VAIN 2 : expectancy or laser ablation

(3) VAIN 3 : laser vaporization

cf. Cryosurgery : 조직 손상 깊이의 조절이 어렵고 bladder, rectum injury의 가능성이 있어 사용하지 않는다.

3 Vulvar intraepithelial disease

1) Nonneoplastic epithelial disorder

2) Intraepithelial neoplasia

(1) Squamous intraepithelial neoplasia(vulvar intraepithelial neoplasia)

① VIN 1 : immature cell, mitotic activity가 epithelium의 lower 1/3에 국한

② VIN 3 : 대부분의 epithelium을 침범

(2) Nonsquamous intraepithelial neoplasia

① Paget's disease

- 주로 폐경된 백인 여성에서 발생
- pruritus, vulvar soreness가 주증상
- 대개 vulva의 hair - bearing portion에서 시작
- 4%에서 second synchronous 혹은 metachronous primary neoplasm과 연관됨
  Associated carcinoma: cervix, colon, bladder, gallbladder, breast

② Tumors of melanocytes

3) Treatment

(1) VIN 3

① Progression이 굉장히 드물기 때문에 extensive surgery는 시행하지 않는다.

② Therapeutic alternatives

- Simple excision
- Laser ablation
- Superficial vulvectomy : extensive, recurrent VIN 3인 경우에 시행

(2) Paget's disease

눈에 보이는 병변을 넘어 extension된 경우가 많으므로 wide local excision이 원칙

4.5 Early pregnancy loss and ectopic pregnancy

1 Abnormal intrauterine pregnancy

1) Spontaneous abortion

(1) 전체 임신의 8~20%를 차지

(2) 80%는 first trimester에 발생

2) Threatened abortion

(1) 정의 : 20주 이전에 vaginal bleeding이 발생한 임신

(2) 모든 임신중 20% 이상 에서 발생

(3) Missed, inevitable abortion과 구분하기 위해 초음파로 intrauterine embryo/fetal cardiac acitivity를 관찰해야 함

(4) 초음파로 자궁내 임신이 확인되지 않은 환자의 경우 자궁외 임신의 가능성을 배제하기 위하여 반드시 hCG를 serial로 측정한다.

(5) hCG가 1,000~2,000mIU/mL로 상승하면 경질 초음파에서 gestational sac이 detection 된다.

(6) 현재까지 어떤 치료방법도 효과적이라고 보고된 바 없다.

3) Inevitable abortion

(1) 정의 : cervical os가 열리고 efface되었지만 빠져나온 tissue가 없는 임신

(2) 출혈량이 다른 형태의 abortion보다 훨씬 많다.

(3) pregnancy가 nonviable하다고 확신될 경우 suction curettage를 실시

(4) Rh(−)인 산모의 경우 uterus evacuation 전후로 Rh_0(D) immune globulin(RhoGAM)을 투여한다.

4) Incomplete abortion

(1) 정의 : partial expulsion of pregnancy tissue

(2) 가능한 빨리 suction curettage를 시행한다.

(3) Rh(−)인 산모의 경우 시술 전에 Rh_0(D) immune globulin(RhoGAM)을 투여한다.

(4) 환자가 열이 나는 경우 시술 전에 미리 broad - spectrum의 항생제를 투여하여 fertility에 악영향을 미칠 수 있는 postabortal endometritis나 PID를 예방하도록 한다.

2 Ectopic gestation

1) Incidence

(1) 최근 급속히 증가하는 추세를 보여 1,000회의 임신 당 19.7회의 자궁외 임신

(2) 자궁외 임신을 한 번 겪으면 recurrent ectopic pregnancy의 확률이 8~15%

(3) Abortion 방법으로 MTX를 사용했을 때 재발의 위험이 가장 낮고, linear salpingostomy를 사용했을 때가 가장 높다.

2) Etiology and risk factors

(1) Risk factor

① Previous tubal surgery for infertility

② Previous tubal pregnancy

③ in utero DES(diethylstilbestrol) exposure

④ Previous laparoscopically proven PID

(2) Etiology

① Tubal surgery

- Tubal surgery가 ectopic pregnancy와 관련되어 있는 것은 확실하지만, 수술 그 차에가 risk를 높이는지, 기저 문제 때문에 risk가 높아지는지는 확실하지 않음
- Tubal sterilization은 가장 효과적인 피임방법이지만 실패했을 경우 대부분 ectopic gestation으로 이어짐, reversal이후에도 위험은 높음
- Tubal surgery 1,000건당 7.3회의 tubal pregnancy

② Prior ectopic pregnancy

ectopic pregnancy가 일어난 tube를 제거해도 위험은 거의 변하지 않음

③ Pelvic infection

- 이전에 한 번 PID를 앓은 경우 자궁외 임신의 빈도가 13%, 두 번의 경우 35%, 세 번 이상은 75%
- Chlamydia는 tubal damage와 subsequent tubal pregnancy를 유발하는 중요한 병원체로 tubal pregnancy의 7~30%에서 발견된다.

④ Contraceptive use

- IUD를 착용하였을 경우 절대적인 수치에서의 tubal pregnancy 위험도는 0.4~0.8배로 감소하지만 IUD를 착용한 상태로 임신되었을 경우 착용하지 않은 상태의 임신보다 위험도가 6~10배 정도 증가한다.
- 과거에 combination oral contraceptive를 사용하였다 하더라도 ectopic pregnancy risk를 높이지는 않는다.

⑤ Other causes

- Prior abdominal surgery

  Ovarian cystectomy 혹은 wedge resetion시 ectopic pregnancy risk가 증가

- Abortion

  – Spontaneous abortion과 ectopic pregnancy와는 관련성이 있다.

  – Uncomplicated elective abortion : no increased risk

- Infertility

  Infertility treatment중인 nulliparous women에서 증가한다.

- SIN(Salpingitis Isthmica Nodosa)

  – 정의 : tubal epithelium이 myosalpinx로 extend되어 true diverticulum을 형성한 상태

  – 임신을 하지 않았던 여성에 비해 ectopic pregnancy를 경험한 여성에서 많이 발견

- Endometriosis or leiomyomas

  Tubal obstruction을 일으킬 순 있지만 자궁외 임신과는 관계없음

- DES(Diethylstilbestrol)

  태아 때 DES에 노출된 경우 자궁외 임신을 겪을 확률이 높아진다.

- Smoking

  Current cigarette smoking : 2배 이상 tubal pregnancy ↑

3) Histologic characteristics

(1) Pathognomic finding

Chronic villi in lumen

(2) Arias - stella reaction

① 자궁외 임신의 histologic finding

② Localized hyperplasia of endometrial gland that are hypersecretory

③ 정상적인 임신에서도 보일 수 있는 nonspecific finding

4) Diagnosis

(1) History

① Classic symptom triad

- Pain
- Amenorrhea
- Vaginal bleeding

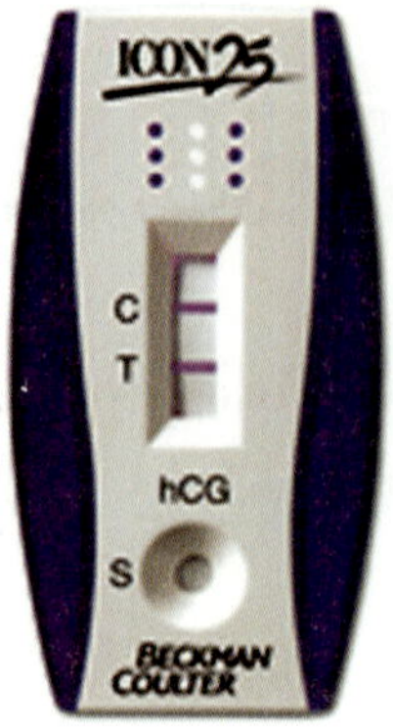

그림 4-38 Pregnancy test. 복통이 주된 증상인 가임기의 여성이 병원을 방문했을 경우 반드시 임신 검사를 시행한다. 사진과 같이 C, T에 선명한 선이 있을 경우 임신을 생각할 수 있다.

② 자궁외 임신의 증상 중에 가장 흔한 것은 abdominal pain이지만 severity와 nature가 매우 다양하다.

(2) Physical examination

50%에서 adnexal mass를 촉진 가능

(3) Laboratory assessment

① 자궁외 임신의 diagnostic cornerstone : quantitative β-hCG 측정

② Doubling time

- hCG doubling time을 측정하여 intrauterine pregnancy와 ectopic pregnancy를 구분 가능
  - 자궁 내 임신인 경우 48시간 동안 최소한 66% 이상, 대개는 두 배로 증가할 확률이 높다.
  - Ectopic pregnancy일 경우 48시간 이내 66% 이상 증가할 확률이 높지 않다.
- Plateau hCG pattern

  7일 이상의 doubling time, 즉 plateau pattern을 보일 경우 자궁외 임신일 가능성이 매우 높다.

(4) Serum progesterone

① 자궁외 임신에서의 수치가 대부분 25ng/mL 이하로 정상 임신보다 낮다.

② hCG level의 측정이나 초음파가 available하지 않을 경우 유용하다.

(5) Ultrasonography

① Transvaginal ultrasonography vs. transabdominal ultrasonography

- 자궁내 임신의 진단에 경질 초음파가 복부 초음파에 비해 해상도가 높아 1주 먼저 진단이 가능하다.

- Gestational sac의 발견
  - transabdominal ultrasonography : 5weeks
  - transvaginal ultrasonography : 4weeks

② Intrauterine pregnancy의 초음파 특징

- DDSS(double decidual sac sign)
  - Double sac : decidua capsularis + parietalis
  - Two concentric echogenic rings separated by hypoechogenic space
- Yolk sac within the gestational sac : IUP diagnosis에 있어 DDSS보다 좋음
- Cardiac activity within the uterine cavity

  Definitive evidence of intrauterine pregnancy

③ hCG level의 초음파의 discriminatory zone

- 복부 초음파
  - hCG >6,500 : all viable intrauterine pregnancy 보임
  - hCG <6,000 : all viable intrauterine pregnancy 보이지 않음
- TVS
  - hCG >2,000 : all viable intrauterine pregnancy 보임
  - hCG <1,000 : all viable intrauterine pregnancy 보이지 않음

  cf. Intrauterine pregnancy와는 달리 ectopic pregnancy의 discriminatory zone은 확립되어 있지 않다.

④ hCG level에 따른 초음파의 해석

- hCG가 discriminatory zone보다 높지만 intrauterine gestation이 보이지 않는 경우

  Abnormal(failed intrauterine or ectopic) pregnancy를 의미
- hCG가 discriminatory zone보다 낮은데도 intrauterine sac이 보이는 경우

  Failed intrauterine pregnancies or the pseudogestational sac of ectopic pregnancy
- hCG가 discriminatory zone보다 낮으면서 intrauterine gestation이 보이지 않는 경우
  - Normal intrauterine pregnancy too early for visualization
  - Abnormal intrauterine gestation
  - Recent abortion
  - Ectopic pregnancy
  - Nonpregnant patient

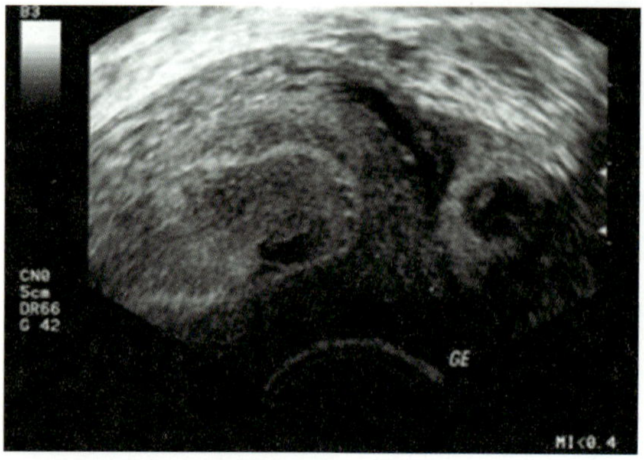

그림 4-39 **자궁외 임신의 초음파 소견**. 사진 왼쪽이 자궁이고 특별한 임신낭은 관측되지 않는다. 반면 오른쪽의 난관 내에는 낭종처럼 보이는 자궁 외 임신으로 생각되는 이상 소견이 관측된다.

(6) Dilation and curettage

① Nonviable pregnancy로 확진되고 초음파로 임신 위치가 확인되지 않는 경우에만 시행

② Curettage tissue에 saline을 첨가하여 floating되는 villi를 확인

(7) Culdocentesis

① Nonclotting blood가 발견될 경우 ruptured ectopic pregnancy 가능성이 높다.

② 최근에는 hCG와 초음파의 사용으로 거의 시행하지 않는다.

(8) Laparoscopy

Ectopic pregnancy diagnosis의 gold standard

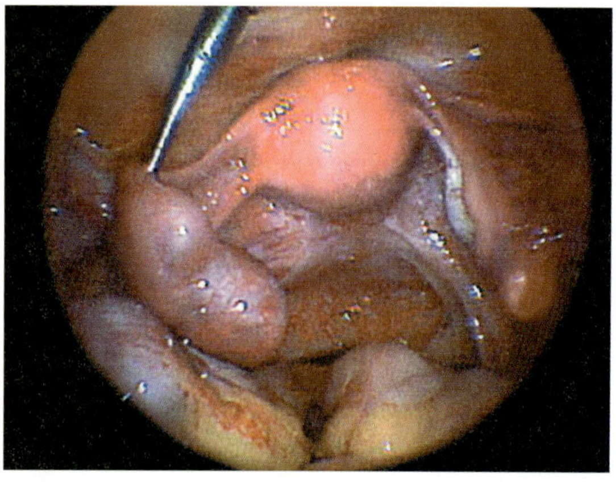

그림 4-40 Ectopic pregnancy의 **복강경 소견**. 좌측 난관이 확장되어 있고 종괴처럼 보이는 소견이 관측된다.

(9) Diagnostic algorithm

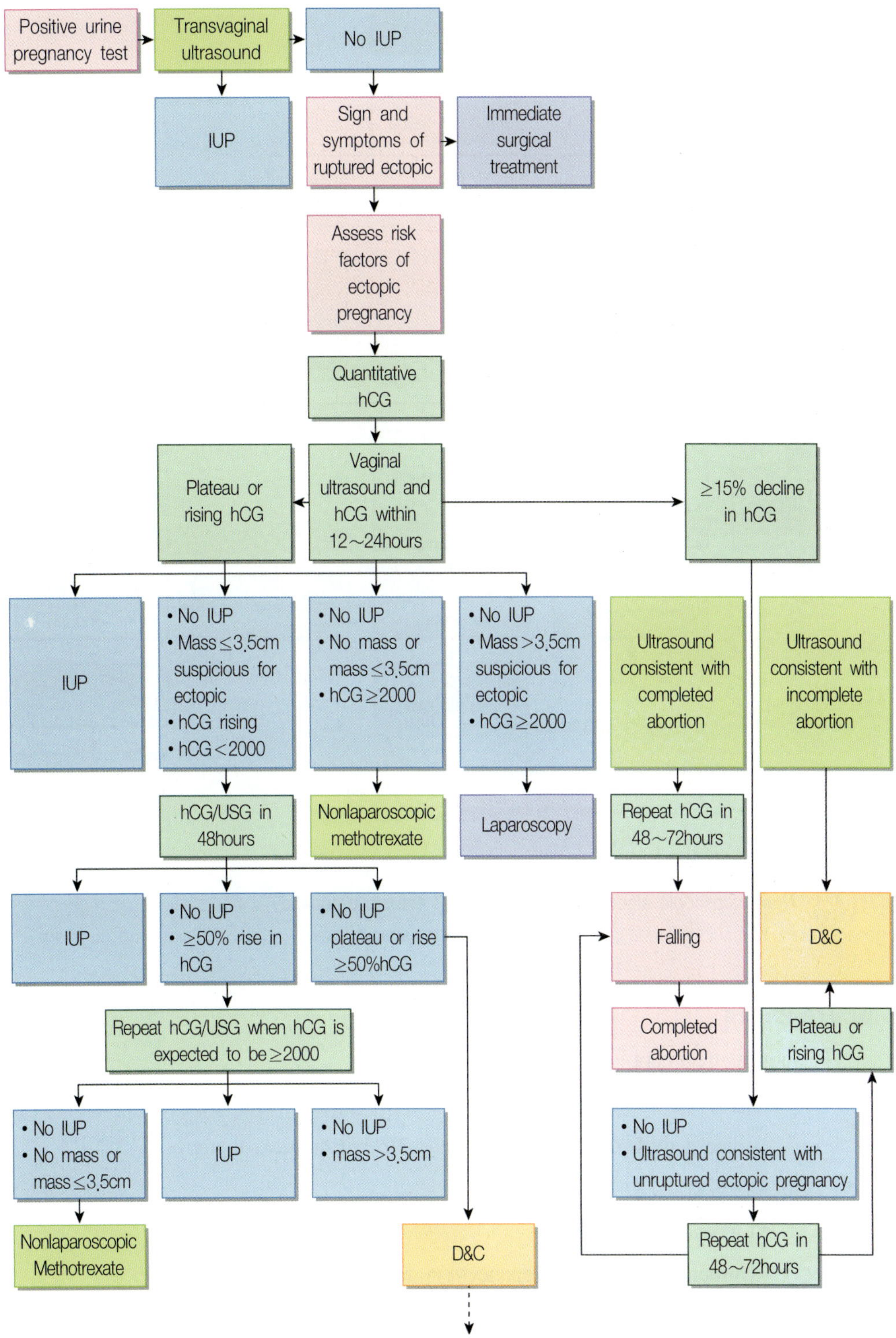

그림 4-41 Nonlaparoscopic algorithm for diagnosis of ectopic pregnancy.

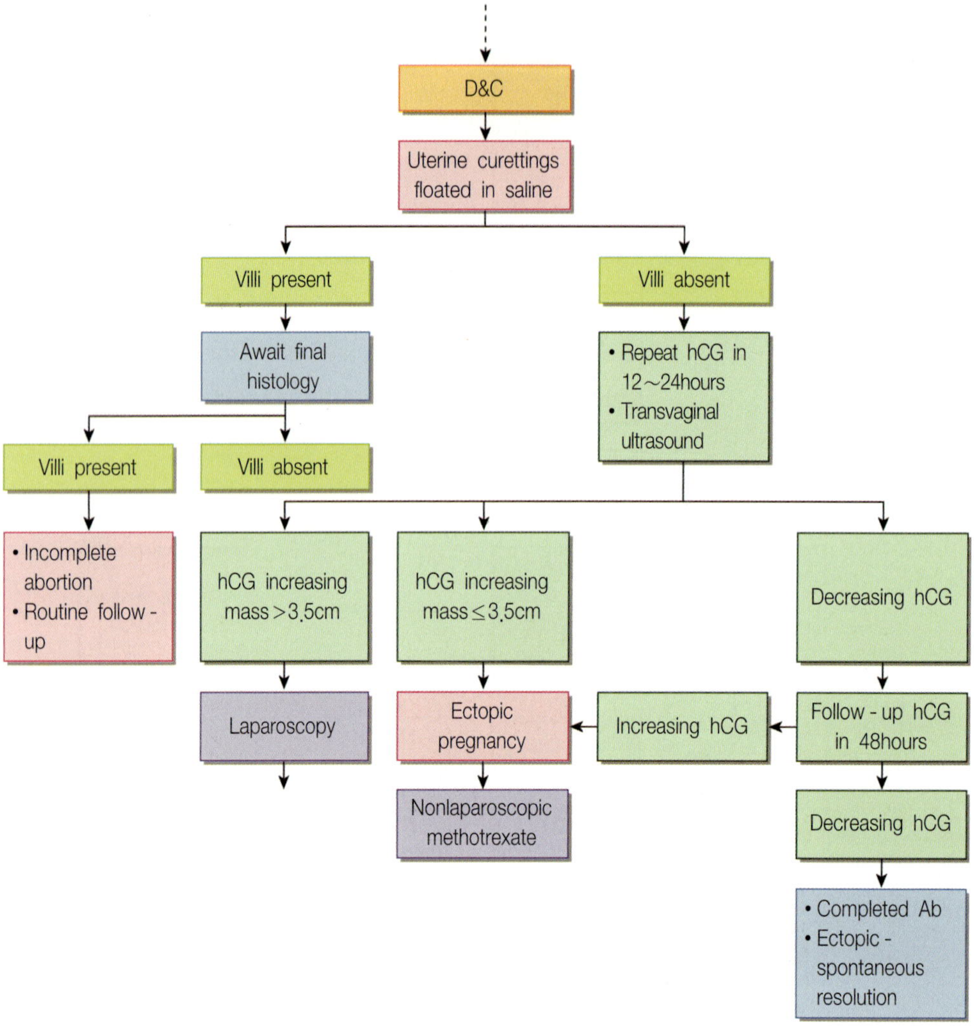

그림 4-41 Nonlaparoscopic algorithm for diagnosis of ectopic pregnancy. *(계속)* hCG : human chorionic gonadotropin; IUP : Intrauterine pregnancy; USG : Urine specific gravity; D&C : dilation and curettage.

5) Treatment

(1) Surgical treatment

① 초음파에서 3.5cm보다 큰 cardiac activity가 있는 tubal mass 혹은 4cm보다 큰 cardiac activity가 없는 tubal mass는 반드시 surgical therapy를 시행한다.

② 수술방법

- Linear salpingostomy

  Unruptured ectopic pregnancy에서 future fertility 원할 때 가장 좋은 방법

- Salpingectomy

  – 임신율에 있어서 salpingostomy와 비교하였을 때 차이는 없다.

- Infertility history가 있는 경우 recurrent ectopic pregnancy를 예방하기 위하여 salpingectomy를 시행한다.
- Milking tube
  - Fimbrial pregnancy일 경우 effective
  - Recurrent ectopic pregnancy rate 2배 증가

③ Laparotomy vs. laparoscopy

- Laparotomy indication
  - Large blood clot이 존재할 경우
  - Cornual or interstitial pregnancy
  - Ovarian and abdominal pregnancy
  - Extensive pelvic adhesion

  cf. Ruptured ectopic pregnancy : 필연적으로 laparotomy하는 것은 아님
- Laparoscopy의 advantage
  - Shorter hospital stay
  - Shorter operation time
  - Shorter convalescence(recovery) time
  - Significant cost saving
  - Less estimated blood loss
  - Laparotomy와 동등한 tubal pregnancy rate
  - Laparotomy와 비교하여 similar pregnancy, perisitent trophoblast rate
  - Less adhesion

④ Reproductive outcome

Laparoscopy와 laparotomy 이후의 pregnancy rate 비슷함

(2) Medical treatment(methotrexate)

① Ectopic pregnancy일 때 가장 흔히 사용하는 약제

② 원리 : folic acid analogue로 DNA 합성을 억제

③ Regimen

④ Side effect

- Nausea, vomiting, stomatitis, abdominal pain
- Bone marrow suppression, hemorrhagic enteritis, alopecia, dermatitis, elevated liver enzyme, pneumonitis
- Citrovorum factor(leucovorin)와 같이 사용시 side effect 감소
- Side effect의 발생은 30～40%

표 4-14 Methotrexate treatment regimens

Multidose regimen	MTX 1mg/kg IM days 1,3,5,7
	leucovorin 0.1mg/kg days 2,4,6,8
	measure β-hCG levels on days 1,3,5,7 until 15% decrease between two measurements
	두 측정간 β-hCG level이 15% 이상 떨어지면 MTX를 중단하고 β-hCG level이 비임신 수준이 될 때까지 매주 측정
Single-dose regimen	MTX 50mg/m^2 on day 0
	measure beta-hCG level on days 4,7
	β-hCG level이 15% 이상 떨어지면 비임신 수준이 될 때 까지 매주 측정
	β-hCG level이 15% 이상 떨어지지 않으면 MTX를 다시 복용하고 4,7일째에 다시 측정
Two-dose regimen	MTX 50mg/m^2 on days 0,4
	measure β-hCG level on days 4,7
	β-hCG level이 15% 이상 떨어지면 비임신 수준이 될 때 까지 매주 측정
	β-hCG level이 15% 이상 떨어지지 않으면 MTX를 days 7, 11에 복용하고 같은날 β-hCG를 측정. β-hCG level이 15% 이상 떨어지면 비임신 수준이 될 때 까지 매주 측정

⑤ Reproductive function

Laparoscopy vs. methotrexate : similar reproductive outcome

6) Types of ectopic pregnancy

(1) Spontaneous resolution

① 자궁외 임신이 스스로 resorption되거나 자연스럽게 tubal abortion된 경우

② 특별한 치료가 필요 없다.

(2) Persistent trophoblastic tissue

① 보존적 수술(salpingostomy, fimbrial expression)을 시행하거나 viable trophoblastic tissue가 그대로 남아있는 경우에 발생

② 진단 : 보존적 수술 후에 hCG level이 plateau를 보일 경우 진단한다.

③ Treatment

- Surgical therapy : repeat salpingostomy보다는 salpingectomy를 더 많이 시행
- Methotrexate
  - Treatment of choice(∵ 남아있는 trophoblastic tissue가 tube에 국한되어 있을 가능성이 적으므로)
  - Hemodynamically stable한 환자에서 시행

(3) Chronic ectopic pregnancy

① 정의 : expectant management 동안에 pregnancy가 완전히 resorption되지 않는 경우

② 치료 : affected tubal removal

(4) Nontubal ectopic pregnancy

① Cervical pregnancy

- 출혈양이 많을 수 있으므로 수술 전에 미리 transfusion이나 hysterectomy 등의 동의가 필요하다.
- 대량 출혈이 생겼을 때 bleeding control techniques
  - Uterine packing, lateral cervical suture, placement of cerclage
  - Insertion of intracervical foley catheter(30ml)
  - Angiographic artery embolization
  - Ligation of uterine or internal iliac arteries
  - Hysterectomy

② Ovarian pregnancy

- Most common nontubal ectopic pregnancy
- Preferred treatment : ovarian cystectomy/wedge resection

③ Abdominal pregnancy

- High morbidity and mortality : tubal pregnancy에 비해 사망률이 7~8배
- Treatment : surgical intervention
- Methotrexate : contraindication(∵ high incidence of sepsis and death)

④ Interstial pregnancy

⑤ Interligamentous pregnancy

난관 임신에서 trophoblastic tissue가 mesosalpinx로 penetration되어 broad ligament에 secondary implantation되면서 발생

⑥ Heterotropic pregnancy

- 자궁내 임신과 자궁외 임신이 동시에 발생
- 치료 : surgery로 ectopic pregnancy는 제거하고 intrauterine pregnancy는 지속

4.6 Benign breast disease

1 Detection

1) History

(1) Nipple discharge

(2) Characteristics of discharge(spontaneous or nonspontaneous, appearance, unilateral or bilateral, single or multiple duct involvement)

(3) Breast mass(size and change in size, density or texture)

(4) Breast pain(cyclic vs. continuous)

(5) Association of symptoms with menstrual cycle

(6) Change in breast shape, size or texture

(7) Previous breast biopsies

(8) History of breast trauma

2) Risk factor for breast cancer

(1) Sex

(2) Increasing age(대략 50% 이상의 유방암이 65세 이후에 발생)

(3) Age of menarche less then 12 years

(4) Nulliparity or first pregnancy at greater than 30 years of age

(5) Late menopause(55세 이상)

(6) Family history of breast cancer(특히 폐경전이나 양측성)

(7) Number of first - degree relatives with breast caner and their ages when diagnosed

(8) Family history of male breast cancer

(9) Inherited conditions associated with a high risk for breast cancer, including BRCA1 and BRCA2 genes, Li - Fraumeni syndrome, Cowden's disease, ataxia telangiectasia syndrome, and Peutz - Jeghers syndrome

(10) Other malignancies(ovary, colon, prostate)

(11) Pathology of previous breast biopsy showing atypia or lobular or ductal carcinoma in situ

(12) Hormone therapy

(13) Alcohol consumption

(14) Postmenopausal weight gain

(15) Personal history of breast cancer

3) Physical examination

(1) Inspection

① 양 팔을 편안히 내려놓은 자세

Symmetry, contour, skin appearance를 관찰

② 양 팔을 머리 위에 올린 후 다시 엉덩이에 내린 자세

Skin dimpling, nipple retraction을 관찰

(2) Palpation

① 환자를 앉혀둔 자세

- 여러 방법이 있지만 보편적으로 nipple에서 margin쪽으로 동심원을 그리면서 촉진하는 방법을 가장 많이 사용한다.
- Enlarged lymph node of axillary and supraclavicular area, upper outer quadrant mass를 촉진한다.

② 환자를 눕히고 팔을 머리 위로 올려둔 자세

- Temperature, texture and thickness of skin, tenderness, nodularity, density, asymmetry, dominant mass, nipple discharge를 촉진
- Cancerous mass의 촉진상 특징
  - Nontender, firm mass with irregular margins
  - Fixation to the skin or to the underlying fascia
  - Unilateral mass

4) BSE(Breast Self – Examination)

(1) 거울 앞에서 스스로 시진을 하고 이후에 촉진을 시행한다.

(2) 최적 시기

① Premenopausal women : 생리주기의 시작 이후 7~10일 사이에 시행

② Postmenopausal women : 매월 한 날짜를 정해서 monthly BSE를 시행

5) Breast imaging

(1) Mammography

① Best method for imaging of the breast

② 유용성

천천히 자라는 유방암의 경우 촉진에 의해서 만져지는 크기에 도달하기 적어

도 2년 전에 이미 mammography에서 발견된다.

③ Indications for mammography

- 유방암이 발생할 확률이 높은 고위험군에서의 정기검진
- 유방의 이학적 검사에서 유방암이 의심되는 종괴가 촉진되거나 혹은 의심되는 병변이 있을 경우
- 유방암이 임상적으로 진단되기 전에 초기의 치료 가능한 유방암을 진단할 목적
- Unknown primary origin의 전이성 occult breast cancer를 진단할 목적
- 암으로 의심되지 않는 종괴가 발견되어 cosmetic operation이나 biopsy를 시행하기 이전에 미리 screening할 목적
- Breast conserving surgery와 방사선 치료를 받은 유방암 환자의 monitoring 목적

④ Screening(American Cancer Society, American Geriatircs Society Guideline)

- 유방암의 고위험군이 아닌 경우 40세부터 annual mammographic screening을 실시
- Mammography를 시행한 군에서 시행하지 않은 군에 비해 mortality가 24% 감소
- 75세까지는 매년 혹은 적어도 2년에 한번씩 mammography를 시행하고, 그 이후에는 기대 여명이 4년보다 적을 때까지 2～3년에 한 번씩 mammography를 시행한다.
- 고위험군의 경우 정상적인 경우보다 5～10년 일찍 screening을 시작하고 더 작은 시간 간격으로 시행한다.

⑤ Mammographic abnormalities

- Calcification distribution
- Number of calcifications
- Description of calcification
- Mass margin
- Shape of mass
- Density of mass
- Associated findings
- Special cases

⑥ Mammographic reports(Breast Imaging Reporting and Data System, BI - RADS)

- 0 : Incomplete, needs further imaging
- 1 : Negative

- 2 : Benign finding
- 3 : Probably benign, short - interval follow - up recommended
- 4 : Suspicious finding and biopsy should be considered
- 5 : Highly suggestive of malignancy and appropriate action should be undertaken
- 6 : Known malignancy(a category that is often used for follow - up of a lesion that is undergoing neoadjuvant treatment)

⑦ Correlation of findings

- Mammography 소견이 없더라도 종괴가 의심되는 환자는 반드시 biopsy를 시행한다.
- Mammography가 biopsy의 역할을 대체할 수 없다.
- 젊은 여성의 경우 치밀 유방 조직을 가지고 있으므로 mammography의 민감도는 떨어진다.

(2) Ultrasonography

① 개요

- Mammography 소견이 확실하지 않을 때 추가적으로 시행한다.
- 유방암의 고위험군에서는 사용할 수 있지만 routine screening으로 이용하지 않는다.
- Solid mass와 cyst를 구분하는데 용이하다.

② Indication

- 만져지는 종괴가 있을 경우
- Mammography 소견이 애매한 경우
- 유방 내부의 실리콘이 새었는지를 감별할 때
- 30세 이하의 여성이거나 수유중이거나 혹은 임신부일 경우
- Intervention procedure를 시행할 때 guidance의 목적
- 유방암의 고위험군일 경우

(3) Magnetic resonance imaging

① Indication

- Stage tumor to rule out multicentric disease
- 유방보존술 후 postoperative scar와 재발을 감별
- Mammogram의 한 view에서만 보이는 병변
- Mammogram과 P/E에서 negative였으나 액와림프절이 만져진 경우
- Silicone implant rupture를 감별

- focal asymmetry를 평가
- 추가적인 ipsilateral/contralateral cancer를 탐색
- neoadjuvant chemotherapy의 효과 평가

(4) Positive emission tomography scan

2 Breast tissue evaluation : history and cytology

1) 개 요

(1) 조직 검사의 종류

① FNAC(Fine Needle Aspiration Cytology)

② CNB(Core Needle Biopsy)

③ EB(Excisional Biopsy)

(2) 조직 검사의 필요성

① Mammography에서 악성을 의심한 병변의 30%는 양성이고 반대로 양성을 의심한 병변의 15%는 악성이다.

② 종괴가 확실히 있거나 촉지가 되지 않는 종괴가 mammography에서 발견될 경우 반드시 biopsy를 시행한다.

③ 몇 차례의 생리주기가 지나도 변화가 없는 fibrocystic lesion은 biopsy를 시행한다.

④ 에스트로겐을 복용하지 않는 폐경 후 여성에서의 종괴는 악성으로 간주해야 한다.

2) 각 론

(1) Fine - needle aspiration

① 22G의 작은 needle로 유방 종괴를 aspiration하여 병리 검사를 시행

② Triple test(FNA, physical examination, mammography)의 결과가 일치해야만 검증력이 높다.

(2) Core needle biopsy

① 커다란 cutting needle을 이용하여 촉지되는 병변의 core tissue를 얻는 방법

② 가음성이 높은 단점이 있다.

(3) Open excisional biopsy

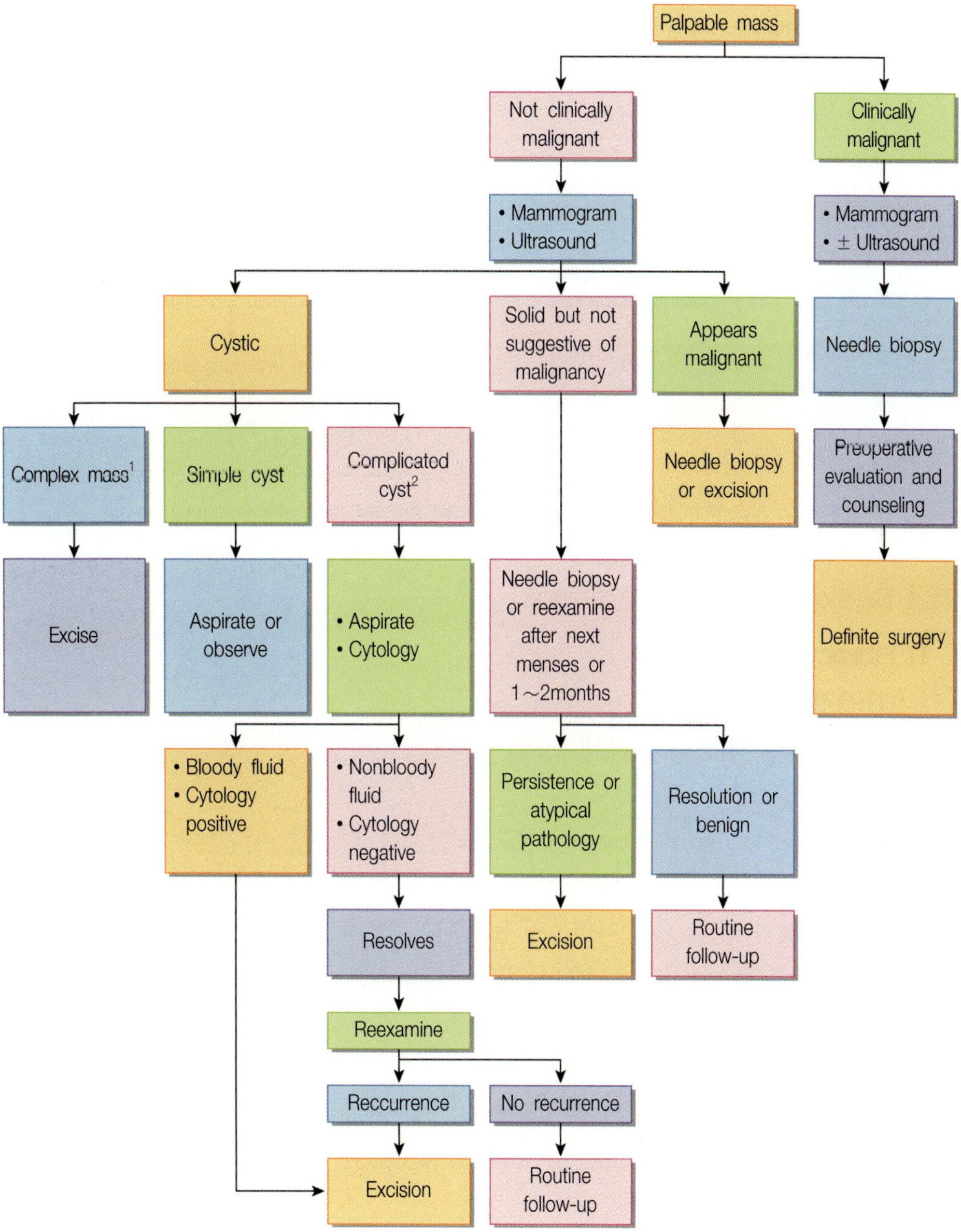

그림 4-42 Algorithm for management of breast masses in premenopausal women.

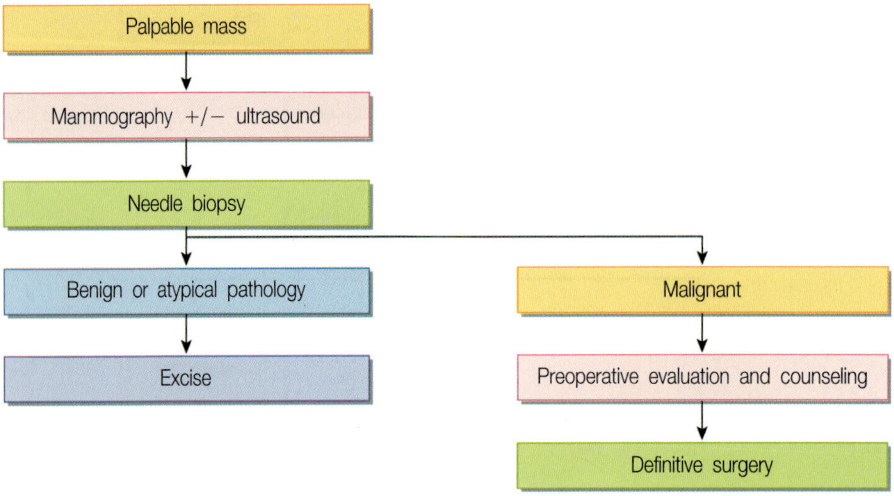

그림 4-43 Algorithm for management of breast masses in postmenopausal woman.

3 Benign breast conditions

1) Fibrocystic change

(1) 특징

① 유방의 가장 흔한 병변

② 호발 연령 : 35~55세

(2) Clinical findings in fibrocystic disease

① Smooth, mobile mass

② 동통과 압통, 유두 분비물을 동반하는 경우가 흔하다.

③ Cyclic breast pain : 낭종이 커지는 생리 직전 시기에 주로 불편감이 나타난다.

④ Multiple, bilateral lesion

(3) Diagnostic tests

① 초음파에서 의심되는 병변은 반드시 biopsy를 시행한다.

② Needle biopsy : minimally invasive procedure

③ Tissue biopsy의 적응증

- Cyst fluid를 얻지 못한 경우
- Fluid가 thick하거나 bloody한 경우
- Complex cyst인 경우
- Intracystic mass가 있는 경우
- Aspiration을 했는데도 mass가 존재하는 경우
- 추적 관찰 도중에 지속적으로 mass가 존재하는 경우

(4) Fibrocystic change and risk for breast cancer

① 상피의 증식성 변화(epithelial proliferative change)를 동반하지 않을 경우 유방암의 위험성을 높이지는 않는다.

② 증식성 변화를 동반할 경우 유방암의 위험성은 2배로 증가하며 특히 atypical ductal 혹은 lobular hyperplasia가 있을 경우 유방암의 위험성은 증식성 변화가 없는 환자에 비해 5배 정도 증가한다.

(5) Management of fibrocystic change

① Fibrocystic change는 유방의 development와 involution 과정에 있어 정상적인 변화이므로 대개는 치료하지 않는 것이 원칙이다.

② 효과적인 치료방법은 입증된 바 없으며 유방자가검진을 매월 시행하도록 recommend한다.

2) Mastalgia

(1) Natural history of mastalgia

① 70~80%의 여성은 일생에 몇 번은 유방통(mastalgia)을 겪는다.

② 유방통 환자의 15%는 극심한 통증을 겪어서 일상생활에 지장을 받는다.

③ 특별한 원인은 밝혀져 있지 않다.

(2) Types of mastalgia

① Cyclic mastalgia

- 생리 직전에 나타나는 breast engorgement, pain, tenderness
- 20~30대에 흔히 발생하고 양측성으로 나타난다.

② Noncyclic mastalgia

- 생리주기와 관련성이 없고 지속적인 작열성의 통증
- 30~40대에 흔히 발생하고 일측성이다.
- Cyclic mastalgia에 비해 치료가 어렵다.

③ Extramammary pain

- 유방통인 것으로 느껴지지만 실제로는 extramammary site의 pain
- 흉벽근육통, herpes zoster, rib fracture 등으로 인한 통증

(3) Management of mastalgia

임상적인 유방 진찰과 imaging study에서 악성이 의심되는 소견이 없을 경우 경과 관찰

3) Fibroepithelial lesions

(1) Fibroadenoma

① 유방의 가장 흔한 양성 종양

② 임상 소견

- 2~3cm 정도의 작은 지름에서 주로 발견된다.
- 촉진상 firm, smooth, rubbery, freely mobile mass로 나타난다.
- Mammography : well - defined, smooth, solid mass

③ 유방암과의 관계 : 유방암의 위험성을 높이지 않는다.

④ 치료

- Observation
- Complete excision

(2) Phyllodes tumor

① 병리학

양성(70%), 경계성(7%), 악성(23%)

② 호발연령 : 30대 후반~50대

③ 임상소견

- 대부분 단측성 무통성 유방종괴
- Sudden increase in size

④ 진단

- 초음파나 mammography 소견만으로 fibroadenoma와 구분하기는 쉽지 않다.
- 반드시 microscopic evaluation을 시행해야 한다.
- FNAC나 CNB로는 조직의 양이 적어 감별진단이 어렵기 때문에 의심되는 경우 excision을 시행한다.

⑤ 치료

- Wide local excision
- 국소재발이 비교적 흔하므로 절제시 반드시 1~2cm 정상절제면 확보

4 Breast conditions requiring evaluation

1) Nipple discharge

(1) Pathologic nipple discharge

① Unilateral, spontaneous, bloody, serosanguinous discharge from a single duct

② Intraductal papilloma or cancer가 원인이 될 수 있다.

(2) Physiologic nipple discharge

① Bilateral, provoked, clear, milky discharge from multiple ducts

② 성적 자극, 피임약, 임신 등이 원인이 될 수 있다.

2) Lactational abscesses

(1) 원인균 : Staphylococcus aureus

(2) 증상

① 모유수유로 인해 발생

② Redness, tenderness, and induration of breast

(3) 치료

① 초기 mastitis 단계

Ice - pack, manual pressure, antibiotics, 모유수유의 지속

② 진행되어 mass를 형성하는 abscess 단계

Irrigation & drainage, 모유수유의 중단

PACIFIC GYNECOLOGY

G.Y.N.E.C.O.L.O.G.Y

5 부인과 수술
Operative Gynecology

5.1 Gynecologic endoscopy

1 Laparoscopy

1) Diagnostic laparoscopy

(1) Standard method of diagnosis of endometriosis and adhesion

(2) Limitation

① Restricted view of the operative field

② Adnexal mass 내부의 evaluation은 USG가 더 효과적이다.

③ Ectopic pregnancy의 진단에는 laparoscopy보다는 USG와 hCG assay가 더 효과적이다.

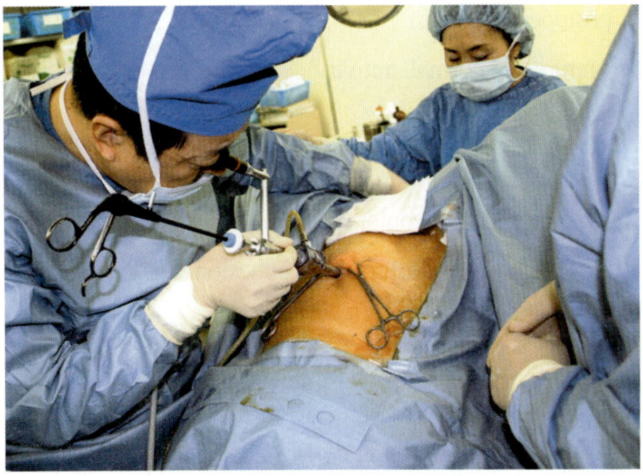

그림 5-1 Diagnostic laparoscopy.

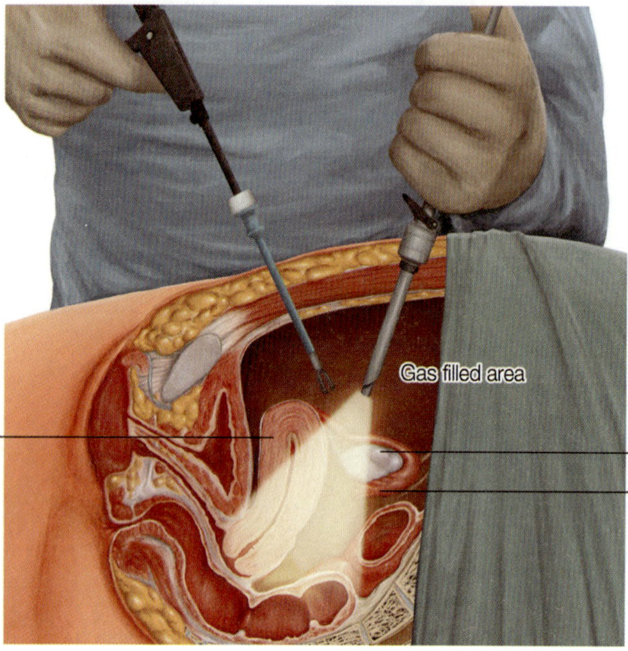

그림 5-2 Therapeutic laparoscopy의 모식도.

2) Therapeutic laparoscopy

(1) Laparoscopy의 장단점

① Benefit of laparoscopy

- Shorter hospital stay
- Less postoperative pain
- Faster return to normal activity
- Less adhesion
- Reduced direct peritoneal trauma
- Minimized peritoneal contamination
- Less susceptability to injury and adhesion due to moist peritoneal surface

② Limitation

- Reduced exposure of operative field
- Requirement of small instrument
- Limited ability to manipulation of pelvic viscera
- Expensive cost

(2) Tubal surgery

① Sterilization

Occlusion of fallopian tube by suture, clips, rings, electrosurgical desiccation with bipolar energy

② Ectopic gestation

Salpingotomy, salpingectomy, segmental resection of a portion of oviduct

(3) Ovarian surgery

① Ovarian mass

- 난소종양의 복강경하 제거술은 현재 많이 시행되고 있지만 수술 전에 악성의 여부를 충분히 검토하여 수술을 시행해야 한다.
- 양성 종양의 초음파 소견 : sonolucent lesion with thin wall and no solid components

② Other ovarian surgery

- Ovarian torsion : ovarian cystectomy with detorsion
- PCOS : electrosurgery and laser vaporization to perform ovarian drilling

(4) Uterine surgery

① Myomectomy

- 어려운 technical skill을 요구하므로 잘 시행하지 않는다.
- Indication : torsion되어 pain을 유발하는 pedunculated, subserosal myoma

② Hysterectomy

(5) Infertility operations

Fimbrioplasty, adhesiolysis, salpingostomy for distal obstruction

(6) Endometriosis

Endometrioma는 ovarian cortex와 stroma에 강하게 부착되어 있어 laparoscopy에 의한 removal시에 dissection plane을 찾기 어려워 incomplete removal이 되므로 재발할 가능성이 높다.

(7) Pelvic floor disorders

Pelvic support defects를 위한 여러 수술에서 laparoscopy를 이용할 수 있다.

3) Equipment and technique

(1) Patient positioning

Head - down(Trendelenburg position)

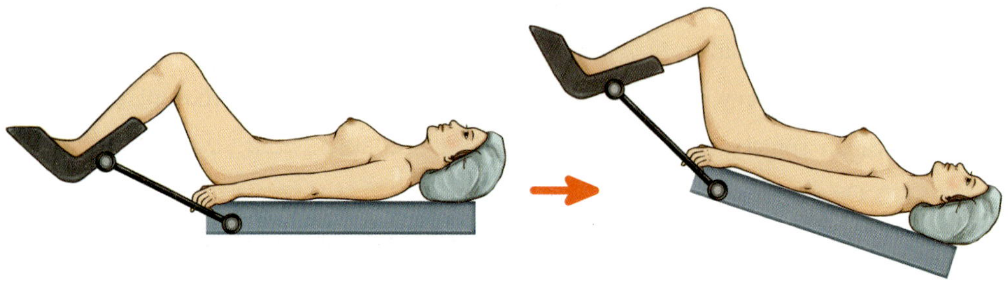

그림 5-3 Patient positioning : the low lithotomy position. 환자의 회음부(perineum)가 수술대의 가장자리에 위치하도록 환자의 둔부(buttocks)를 위치시킨다. 환자의 다리는 등자(stirrups)에 지지시키고, 대퇴부는 약간 굽혀지게 한다. 대퇴부를 너무 많이 굴곡시키면 Trendelenburg(head-down)자세에서 복강경 장비의 조작이 제한될 수 있다.

(2) Operating room organization

Monitor의 위치 : 환자의 양 다리 사이에 둔다.

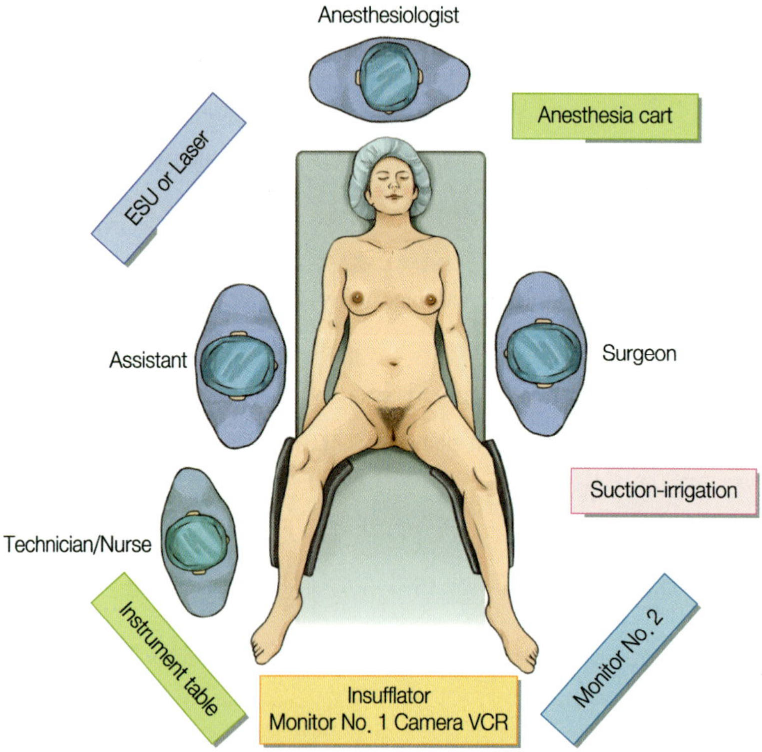

그림 5-4 Operation room organization. 환자의 팔은 양 옆에. 오른손잡이 surgeon은 환자의 왼쪽에 선다. 기구, 장비들은 surgeon의 시야 안에 위치. pelvic surgery일 때는 환자의 다리 사이에 모니터가 위치한다.

(3) Peritoneal access

① Safety zone

• Insufflation needle과 primary cannula를 삽입하는 장소

• 경계

– Inferior : sacral promontomy

– Cephalad : aortic bifurcation

– Posterior : sacrum

– Lateral : iliac vessels

② Insufflation needle, primary trocar, cannula의 삽입시의 position

Horizontal position에서 시행(∵ Trendelenburg position 시에는 대혈관이 cephalad, anterior로 위치해서 injury에 훨씬 취약하기 때문)

(4) Insufflation needle

① Preferred site for insertion

Base of the umbilicus(∵ 이 부위의 복벽이 가장 얇고 혈관이 없는 부위이기 때문에)

② Needle을 삽입하는 방향 : spine과 45°의 각도 방향

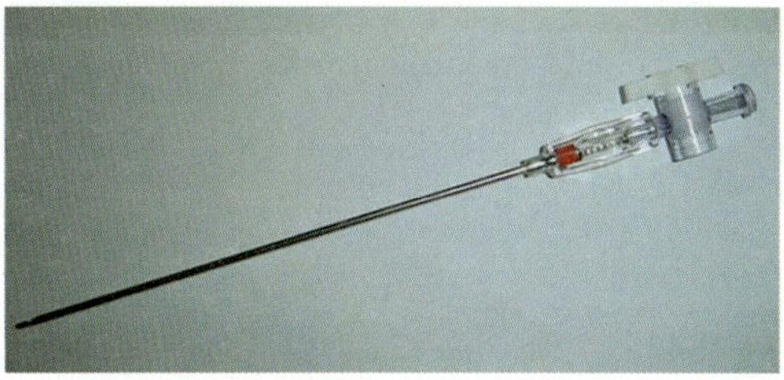

그림 5-5 Insufflation needle.

(5) Laparoscopic cannula

① Primary cannula : 배꼽 하단부에서 insufflation needle과 같은 방향으로 삽입

② Previous abdominal surgery의 history가 있는 경우 복벽과 bowel이 adhesion되어 있을 가능성이 높으므로 primary cannula를 배꼽 하단부가 아닌 LUQ area에서 삽입할 수도 있다.

(6) Ancillary cannulas

① Insufflation needle이나 primary cannula와는 달리 Trendelenburg position에서 삽입해야 abdominal contents가 puncture site에서 멀어져서 손상을 예방할 수 있다.

② Superficial, deep vessel을 피해서 삽입하는 것이 중요하다.

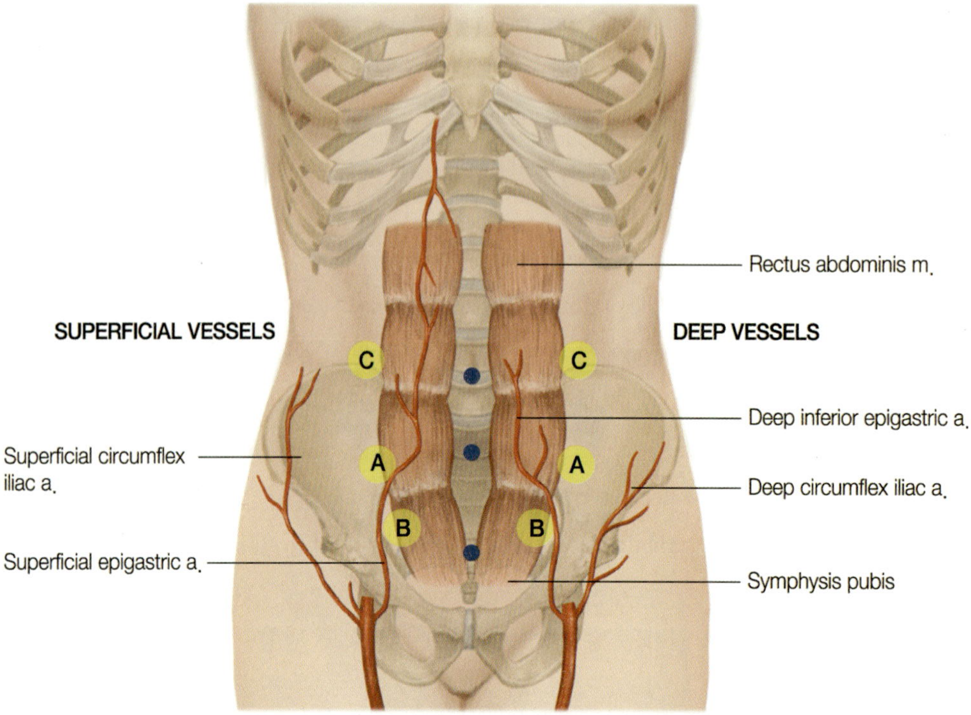

그림 5-6 Vascular anatomy of the anterior abdominal wall. 앞 복벽을 통해 troca를 삽입할 때 손상될 수 있는 혈관의 위치.

(7) Visualization

최근에는 laparoscope 렌즈에 직접 눈을 대서 보는 방법보다는 비디오 모니터를 통한 laparoscopy 수술이 거의 대세이다.

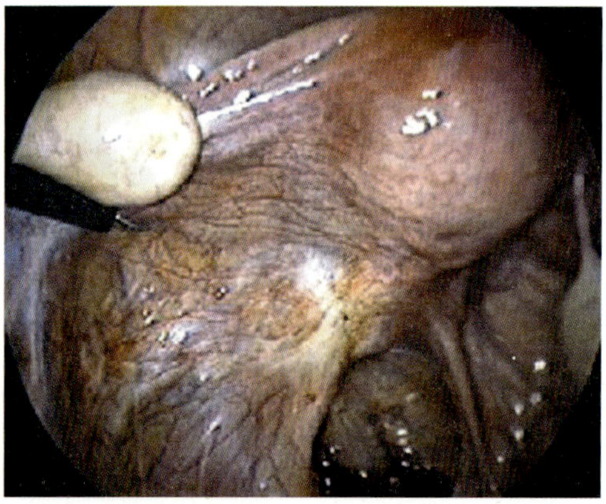

그림 5-7 Laparoscopy의 영상 소견.

(8) Imaging systems

Video camera, monitor, light source

(9) Intraperitoneal distention

Insufflation mechines : 튜브를 통해 환자에 이산화탄소를 전달

(10) Fluid management

수술 중에 다량의 fluid를 복강 내에 주입해야 할 경우 fluid overload와 전해질 불균형을 예방하기 위해 반드시 isotonic fluid를 사용해야 한다.

(11) Tissue manipulator

① Uterine manipulators

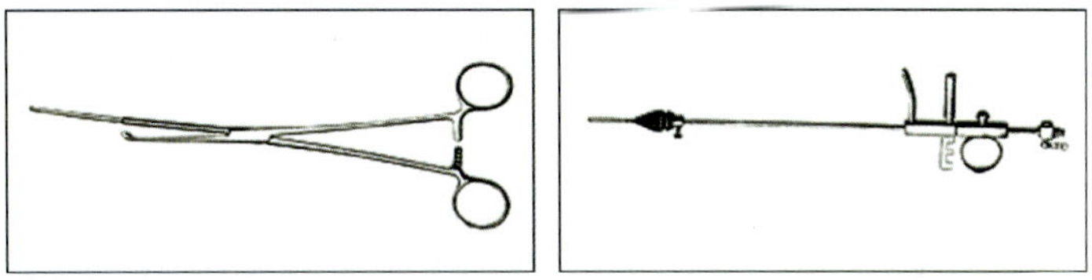

그림 5-8 여러 가지 종류의 uterine manipulator.

② Grasping forceps

(12) Cutting, hemostasis

① Cutting

Scissors, electrical current, laser energy, ultrasonic energy를 이용

② Hemostasis

Suture, clips, linear stapler, energy source, topical or injectable substances를 이용

(13) Removal of tissue

악성이 의심될 경우 반드시 endoscopic retrieval bag을 이용하여 내용물이 복강 내로 spillage되는 것을 예방해야 한다.

(14) Incision management

10mm 이상의 fascial incision시 hernia risk가 증가하므로 fascial closure가 필요하다.

4) Complications

(1) Anesthetic and cardiopulmonary complications

① Hypoventilation, hypercarbia, metabolic acidosis

Trendelenburg position, 복강내압의 상승으로 diaphragm이 올라가므로 발생

② Carbon dioxide embolus

- CO_2는 혈중으로 급격히 흡수되어 gas emboli가 발생할 가능성이 적으므로 복강경 수술에서 가장 널리 사용되지만 다량으로 흡수될 경우 심각한 심폐장애를 유발할 수 있다.
- Signs of CO_2 embolus
  - Sudden and unexplained hypotension
  - Cardiac arrhythmia
  - Cyanosis
  - Heart murmur
- 치료

  신속히 이산화탄소를 복강 내에서 제거하고 환자를 left lateral decubitus position으로 변경하면서 머리를 우심방 높이보다 아래에 위치하도록 한다.

③ Cardiovascular complication

- Cardiac arrhythmia : hypercarbia, acidemia로 인해 발생
- Hypotension : 매우 높은 복강내 압력으로 인해 venous return이 감소하여 발생

④ Gastric reflux

- Trendelenburg position으로 인해 쉽게 발생
- 예방 : cuffed endotracheal tube, 비위관을 통한 stomach decompression

(2) Extraperitoneal insufflation(복강외 공기주입)

① 원인

- Preperitoneal placement of insufflation needle
- Cannula site 주위로 CO_2 leakage

② 증상

Subcutaneous emphysema : 촉진시 "crepitus"를 들을 수 있다.

③ 예방

- Needle을 정확한 위치로 삽입한다.
- Cannula 삽입 후에 복강내 압력을 낮게 유지

④ 치료

- Laparoscope removal 후에 다시 procedure를 반복
- Mild subcutaneous emphysema의 경우에는 특별한 치료가 필요 없으나 목 부위까지 extension된 경우에는 시술을 멈추고 즉각적으로 chest X - ray를 촬영하여 tension pneumothorax가 있는지를 관찰한다.

(3) Electrosurgical complication

① Active electrode trauma

실수로 electrode 기구를 작동시키는 foot pedal을 밟아서 thermal injury를 입는 것

② Current diversion

- Insulation defect : 절연 부위가 손상되어 엉뚱한 곳으로 전류가 흐름
- Direct coupling : electrode가 다른 금속(laparoscope, cannula 등)과 접촉되어 엉뚱한 곳으로 전류가 흐름
- Capacitive coupling
  전류를 전체 복벽으로 골고루 분산시킬 수 있어야 하는데 capacitance가 작아 전류가 분산되는 영역이 국소적이어서 발생되는 injury

(4) Hemorrhagic complication

① Great vessel injury

- Aorta, vena cava, common iliac vessels, internal & external iliac vessel의 손상
- 대개는 insufflation needle이나 cannula를 삽입할 때 가장 심각한 손상을 입는다.

② Abdominal wall vessel injury

- 가장 흔히 손상받는 혈관 : superficial inferior epigastric vessel
- 가장 심각한 손상을 받는 혈관 : deep inferior epigastric vessel
- Injury signs
  - Cannula site blood dripping
  - Postoperative shock
  - Abdominal wall discolorization
  - Hematoma near the incision
- 치료
  - Superficial epigastric vessel injury : 대개 spontaneous regression
  - Deep inferior epigastric vessel injury : straight ligature
  - Postoperative hematoma : compression, exploration

③ Intraperitoneal vessel injury

제한된 visual field와 CO_2에 의한 occlusive pressure로 출혈 부위가 가려져서 delayed diagnosis될 수 있으므로 수술을 끝내기 전에 반드시 복강 내를 주의 깊게 살펴보도록 한다.

(5) Gastrointestinal complication

Insufflation needle, trocar 등으로 stomach, small bowel, colon이 손상되는 것

(6) Urologic injury

① Bladder injury

- Trocar가 방광을 perforation하여 발생

- Treatment
  - 작은 손상 : 3~7일간 bladder catheterization만으로도 쉽게 치료된다.
  - 큰 손상 : laparoscopic, open repair

② Ureteral injury

- 가장 흔한 원인 : electrosurgical trauma
- 진단 : 정맥내로 indigo carmine을 주입한 후 cystoscopy로 관찰
- 치료

  작은 손상의 경우 10~21일간 ureteral stent를 삽입하는 것만으로도 치료 가능하지만 대개의 경우 repair 필요

(7) Neurologic injury

① 원인

- 환자의 수술 자세를 제대로 잡지 못한 경우
- 수술자에 의한 compressive pressure
- 부적절한 surgical dissection

② 잘 손상 받는 신경

- Common perineal nerve
- Femoral or sciatic nerve
- Brachial plexus injury

③ 치료 : 대개 spontaneous resolution

(8) Incisional hernia and wound dehiscence

① 10mm 이상 절개했을 경우 hernia, wound dehiscence 증가

② 되도록 작은 지름의 cannula를 사용하고 큰 incision을 가했을 경우 fascia와 peritoneum을 closure를 시행하도록 한다.

③ 복강경 수술의 경우 open abdominal, vaginal surgery에 비해 감염확률이 낮다.

2 Hysteroscopy

1) Diagnostic hysteroscopy

(1) 목적

자궁 내강을 관찰하여 자궁내막 조직을 얻거나 구조적 이상을 관찰한다.

(2) Indication

① Unexplained abnormal uterine bleeding : premenopausal, postmenopausal

② Selected infertility cases : abnormal hysterography, unexplained infertility

③ Recurrent spontaneous abortion

2) Operative hysteroscopy

(1) Foreign body

이물질의 위치 확인, 제거

(2) Septum

반복유산 환자에서 uterine septum이 그 원인인 경우 hysteroscopic septum division을 시행할 경우 reproductive outcome을 향상시킬 수 있다.

(3) Endometrial polyps

Blind curettage보다 더 효과적으로 제거가 가능

(4) Leiomyomas

5cm 미만의 intracavitary myoma는 쉽게 제거 가능하다.

(5) Endometrial ablation

① Endometrial ablation 혹은 resection을 hysteroscopy하에서 시행 가능

② Oral medication에 반응하지 않는 다량의 menstrual bleeding의 치료에 이용

(6) Sterilization

(7) Synechiae

① Endometrial cavity가 adhesion된 상태를 말함

② Asherman's syndrome이라고 불림

③ 불임 혹은 반복적 자연유산을 유발

④ Hysteroscopic division으로 치료

3) Equipment and technique

(1) Patient positioning & cervical exposure

① Modified dorsal lithotomy position에서 시행

② 환자의 의식이 남아 있으므로 되도록 작은 speculum을 사용하여 exposure

(2) Anesthesia

환자가 가임력이 있고 가는 hysteroscope를 사용하는 경우 마취 없이 진행 가능

(3) Cervical dilation

(4) Uterine distention

① 수술 시야 확보를 위해 자궁 내강을 distension시킨다.

② Media의 종류

- CO_2 gas
  - Diagnosis 목적으로는 매우 좋은 시야를 제공하므로 가장 좋은 media
  - 자궁내막에서 발생하는 출혈이나 찌꺼기 등의 제거가 불가능하므로 oper-

ation 목적이거나 현재 bleeding이 되고 있는 환자에는 잘 사용하지 않는다.

- High viscosity fluid(dextran 70)
  - 혈액과 섞이지 않으므로 출혈이 있는 경우 유용하다.
  - 가격이 비싸고 anaphylactic reaction, fluid overload, electrolyte imbalance를 유발할 가능성이 있다.
- Low viscosity fluid(glycine, sorbitol, saline, dextrose in water)
  - Normal saline : 많은 양이 흡수되어도 전해질 균형을 유지할 수 있으므로 electricity를 사용하지 않는 작은 수술에 안전하게 사용
  - Glycine and sorbitol : 전기를 통하지 않고 값이 싸서 현재 대부분의 operative hysteroscopy에서 이용하는 media

③ Media의 주입압력

- 45mmHg 이상 요구
- Mean arterial pressure를 넘으면 extravasation과 embolism을 초래하므로 주의

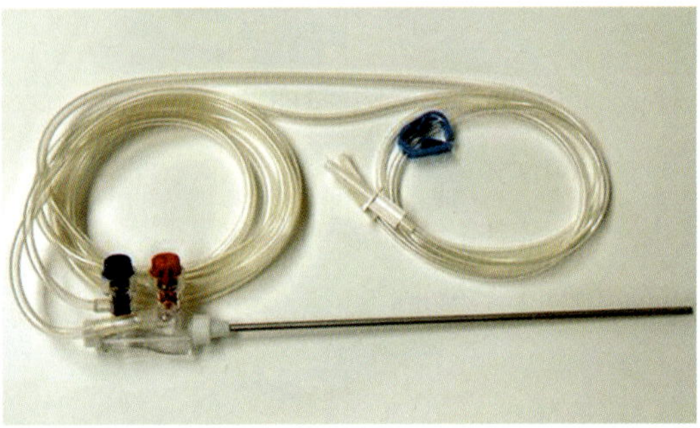

그림 5-9 Media 주입관.

(5) Imaging

① Endoscopes

② Light source and cables

③ Video

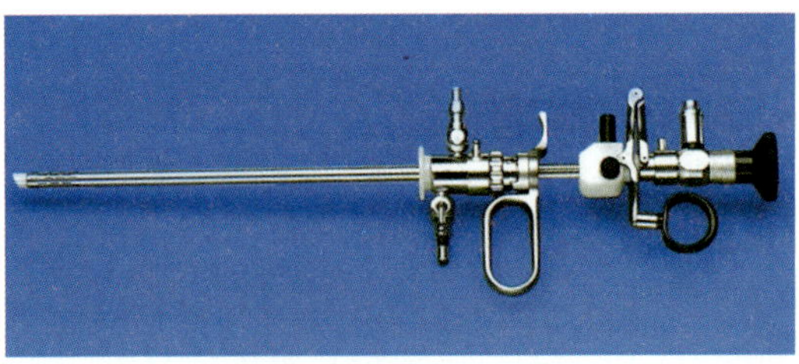

그림 5-10 Endoscope.

4) Complications

(1) Anesthesia

Allergy, impaired myocardial conduction

(2) Distention media

① CO_2 gas

이산화탄소는 혈액에 쉽게 용해되므로 emboli가 거의 문제가 되지 않지만 드문 경우 사망까지 유발할 수 있다.

② Dextran 70

Hyperosmolar media이므로 allergy, coagulopathy, vascular overload를 유발할 수 있다.

③ Low - viscosity fluid

Hypotonic media이므로 fluid, electrolyte disturbance를 유발할 수 있다.

(3) Perforation

① 자궁경부의 dilation 혹은 hysteroscopy 시술 도중에 발생한다.

② 증상 : 자궁 내강의 distention이 안 되고 수술 시야가 없어진다.

(4) Bleeding

(5) Thermal trauma

5.2 Hysterectomy

1 Indications

1) Leiomyomas

(1) 자궁 적출술의 가장 흔한 적응증이다.

(2) 자궁 적출술을 시행해야 하는 경우

① 증상이 심할 때

② 자궁근종의 크기가 급속히 커질 때

최근 rapid growth의 정의가 모호해지고, 증상이 있고, 이후의 fertility가 필요 없는 여성에게서만 hysterectomy를 시행하는 추세이다.

③ Ureteral compression

④ 폐경 이후에도 자궁이 커질 때

2) Dysfunctional uterine bleeding

(1) 전체 자궁 적출술의 20%의 적응증이다.

(2) 어떠한 방법으로도 치료가 안 될 경우에 선택하는 마지막 치료법이다.

3) Intractable dysmenorrhea

내과적 치료에 반응하지 않고 더 이상 임신을 원하지 않는 경우에만 시행한다.

4) Pelvic pain

통증의 원인이 자궁에서 기원하고 비수술적 방법에 반응하지 않는 통증이 있을 때에만 시행한다.

5) Cervical intraepithelial neoplasia

6) Genital prolapse

복부 절개가 꼭 필요한 경우가 아니라면 질식 적출술을 시행한다.

7) Obstetric emergency

Uterine atony에 의한 postpartum hemorrhage가 심할 때 시행

8) Pelvic inflammatory disease, Endometriosis

내과적 치료에 반응하지 않을 때 시행

9) Pelvic mass or benign ovarian tumor

2 Vaginal versus abdominal hysterectomy

1) 비 교

(1) Abdominal hysterectomy는 전체 자궁 적출술 중 68%를 차지한다.

(2) Vaginal hysterectomy가 좋은 결과를 내고, vaginal access가 불가능할 경우 laparoscopic hysterectomy가 abdominal hysterectomy보다 낫다.

2) Supracervical hysterectomy

(1) 자궁 적출술을 시행할 때 cervix를 남겨놓는 수술방법

(2) Abdominal hysterectomy와 비교할 때 삶의 질이나 sexual functioning에 큰 차이는 없다.

3) Laparoscopically assisted hysterectomy

(1) 자궁 적출술을 시행하기 전에 laparoscopy를 미리 시행한 후 시행하는 방법

(2) LAVH(Laparoscopically Assisted Vaginal Hysterectomy)는 일반적인 vaginal hysterectomy에 비해 특별한 장점은 없다.

4) Concurrent surgical procedures

(1) Oophorectomy

난소질환 혹은 난소암을 예방하기 위하여 자궁 적출술을 시행할 때 prophylactic oophorectomy를 같이 시행할 수 있으나 실제로 난소암의 발병률이 높은 편은 아니고 난소 제거로 인한 부작용이 있어 적어도 65세 이전에는 난소를 보존하는 것이 추천된다.

(2) Appendectomy

Morbidity가 증가하는 것은 아니므로 자궁 적출술을 시행할 때 같이 시행할 수 있다.

(3) Cholecystectomy

자궁 적출술과 같이 시행해도 합병증이 증가하지 않는다.

(4) Abdominoplasty

자궁 적출술과 같이 시행해도 안전하다.

3 Technique

1) Preoperative evaluation

(1) Pap test : 음성인 것을 확인한다.

(2) Pregnancy : 배제되어야 한다.

(3) Antibiotics : 적절한 항생제를 수술 전 1시간부터 수술 후 24시간 내에 투여

(4) Thromboembolism prophylaxis : unfractinated heparin, LMWH 등

2) Postoperative complications of hysterectomy

(1) Wound infections

(2) Hemorrhage

(3) Urinary tract complications

① Urinary retention

요도가 막히지 않았는데 retention이 있을 경우 대개는 일시적인 문제이다.

② Ureteral injury

- 자궁 절제술 후에 flank pain을 호소할 경우 반드시 ureteral obstruction을 의심한다.
- 질식 자궁 절제술보다 복식 자궁 절제술 후에 요관 손상 발생 빈도가 더 높다.
- 호발 부위 : ureterovesical junction
- 치료
  - 방광경하 요관 카테터 삽입술
  - Exploratory surgery and repair of the ureter

③ Vesicovaginal fistula

- 질과 방광 사이로 연결 통로가 생김
- 수술 후 10~14일 경에 watery vaginal discharge가 있을 때 의심
- 치료
  - Foley catheter를 4~6주 경우 삽입하면 15%에서 spontaneous closure된다.
  - 수술적 교정

G.Y.N.E.C.O.L.O.G.Y

6 비뇨부인과학 및 골반 재건 수술
Urogynecology and Pelvic Reconstructive Surgery

6.1 Lower urinary tract disorders

1 Physiology of micturition

1) Normal urethral closure

(1) Extrinsic factor

① 구조물

- Levator ani muscle
- Endopelvic fascia
- Their attachment to the pelvic sidewalls and urethra

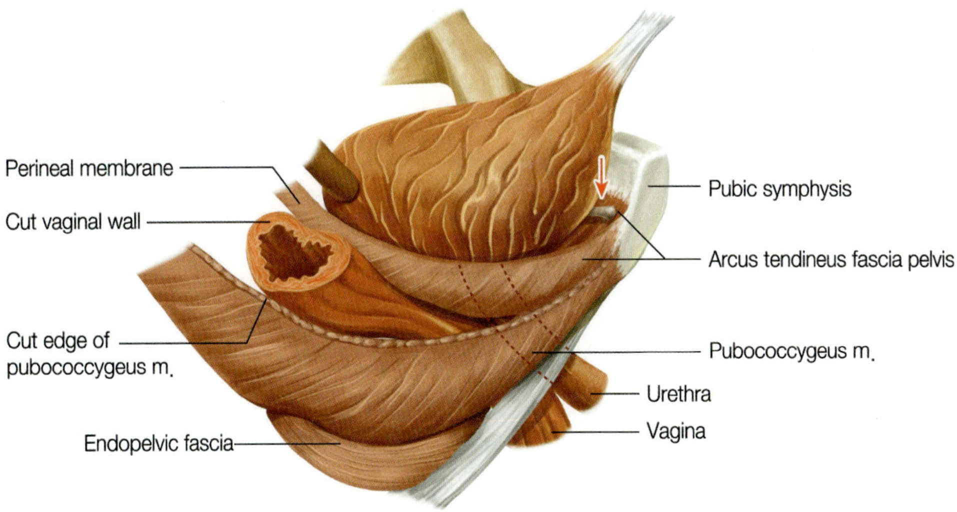

그림 6-1 골반저를 3차원으로 재구성해 측면(lateral view)에서 바라본 것. urethra, vagina, and fascial tissue의 방광목(vesical neck)부근 절단면. Note : 기침이나 재채기를 할 때 urethra가 압력을 받아(화살표 방향) 주변 지지조직에 의해 압박받는 것을 볼 수 있다.

② 상기 구조물들이 요도 아래에서 hammock과 같은 구조를 형성해서 복압이 높아질 때 요도가 닫히도록 돕는다.

(2) Intrinsic factor

① 구조물

- Striated muscle of urethral wall
- Vascular congestion of submucosal venous plexus
- Smooth muscle of urethral wall and associated blood vessel
- Epithelial coaptation(접착) of fold of urethral lining
- Urethral elasticity
- Symphthetic tone of urethra as mediated by α-adrenergic receptor

② 교감신경의 α-adrenergic receptor에 의해 조절된다.

2) Bladder

(1) Bladder filling 시기

교감 신경의 작용으로 방광내압이 높아지지 않으면서 소변을 저장한다.

(2) Voiding 시기

방광이 일정 내압에 도달하게 되면 tension-stretch receptor가 활성화되면서 micturition reflex로 detrusor muscle이 수축하면서 소변을 보게 된다.

3) Innervation

(1) 하부요로계의 신경지배

① 자율 신경계의 교감신경

② 자율 신경계의 부교감신경

③ 체성 신경(external urethral sphincter)

(2) 교감신경

① α-receptor

- 요도와 방광목에 분포
- Urethral tone을 높여 요도를 닫히게 한다.

② β-receptor

- 방광 몸체에 존재
- 몸체의 tone을 낮추어 방광 내압을 낮춘다.

(3) 부교감신경

① 방광을 수축시켜 방광을 비운다.

② 아세틸콜린이 주된 neurotransmitter이므로 항콜린성 제제를 detrusor overactivity를 치료하는데 사용한다.

4) Lower urinary tract disorder의 분류

(1) Storage disorder : urinary incontinence

(2) Emptying disorder : urinary hesistancy and retention

(3) Sensation disorder : urgency, dysuria

2 Urinary incontinence

1) Types of disorders

(1) Stress urinary incontinence

① 발생 기전

재채기, 기침, 운동과 같이 복압이 높아지는 기간 동안에 요도의 압력보다 방광 내압이 더 높아 소변이 새면서 발생한다.

② Stress incontinence의 분류

- Incontinence caused by anatomic hypermobility of urethra
  - Extrinsic factor의 이상
  - Levator ani muscle이나 endopelvic fascia와 같은 골반의 지지조직이나 방광경부와 요도를 지지하는 근육의 약화로 요도가 과이동 되면서 요실금이 발생하는 것
- Incontinence caused by intrinsic sphincteric weakness or deficiency
  - Intrinsic factor의 이상
  - 인위적인 요도 손상이나 신경 질환 등의 요도 자체의 문제로 인해 요도 내압이 감소하여 요실금이 발생하는 것

③ 특징 : 가장 흔한 형태의 요실금이다.

(2) Urge urinary incontinence and overactive bladder

① Urge urinary incontinence

- 발생 기전
  - Urgency : 갑작스럽게 발생한 배뇨 요구를 참지 못하고 소변을 배설해 버리는 것을 말함
  - Urgency와 동반하여 불수의적으로 소변이 새면서 발생한다.

- 특징
  - 야뇨증, daytime frequency와 관계가 있다.
  - 노인 여성에서 stress incontinence보다 더 흔한 요실금이다.

② Overactive bladder

- 정의 : 하루에 8~12회 이상 소변을 보는 것으로 정의한다.
- 분류
  - Detrusor hyperreflexia : abnormal neurological condition이 원인인 경우
  - Idiopathic detrusor overactivity : 특별한 원인이 없는 경우

(3) Mixed incontinence

Stress urinary incontinence와 urge urinary incontinence가 동시에 존재하는 것을 말하며 노인 여성에서 흔하다.

(4) Functional and transient incontinence

① 생리적 배뇨기전과는 무관하게 발생하는 incontinence

② 원인(DIAPPERS)

- **D**elirium
- **I**nfection
- **A**trophic urethritis and vaginitis
- **P**harmacologic causes
- **P**sychological causes
- **E**xcessive urine production
- **R**estricted mobility
- **S**tool impaction

(5) Extraurethral incontinence

① 정의

요도가 아닌 비정상적인 구멍을 통해서 소변이 배출되는 것을 말한다.

② 원인

- Congenital anomaly : bladder exstrophy, ectopic ureter
- Traumatic opening : vesicovaginal fistula, vesicouterine fistula

(6) Nocturia

2) Risk factors for urinary incontinence

(1) Age

(2) Pregnancy

(3) Childbirth(vaginal delivery)

(4) Obesity

(5) Functional impairment

(6) Cognitive impairment

3) 진 단

(1) Initial evaluation

① History

- 분만 방식 : 질식 분만을 시행했는지의 여부
- 당뇨 : osmotic diuresis를 유발할 수 있다.
- Vascular insufficiency : 부종이 밤에 vascular system으로 옮겨지면서 야뇨를 유발
- 만성 폐질환 : 만성 기침으로 인해 요실금 유발

② Physical examination

Q - tip test : 가만히 있을 때와 Valsalva를 했을 때의 anterior vaginal wall의 각도 차이를 측정하는 test로 최근에는 잘 이용하지 않는다.

(2) Simple(primary care level) tests

① Voiding diary

- 환자의 배뇨량과 횟수, 시간을 기록하는 것
- 요실금 평가와 치료에 있어 가장 중요한 검사

② Urinalysis

혈뇨나 감염이 있는지를 파악하여 요실금의 원인을 진단할 수 있다.

③ Postvoid residual volume

- 소변을 본 후 10분 이내에 초음파를 보거나 direct catheterization을 통하여 남아있는 소변량을 측정하는 검사
- 남아있는 소변량이 많을 경우 감염을 유발하거나 방광의 overdistension을 초래하여 요실금을 유발할 수 있다.

④ Cough stress test

기침을 시켰을 때 소변이 새는지를 검사하는 방법

⑤ Pad test

환자의 회음부에 일정시간 동안에 pad를 대어서 소변의 새는 양을 정량적으로 측정하는 방법

(3) Advanced testing

① Indication

- Simple test만으로 진단이 부정확할 때
- 수술을 고려해야 할 때
- Marked pelvic organ prolapse
- 이전에 여러 차례 요실금 교정 수술을 한 경우

② 종류

- Urodynamic test
- Imaging tests : ultrasonography, MRI
- Neurophysiologic tests : 골반의 신경과 근육들의 기능을 검사

4) 치 료

(1) Nonsurgical treatment

① Lifestyle changes

- 체중 감량
- 자세 교정
- 카페인 섭취 제한

② Physical therapy

Kegel exercise : stress incontinence의 1차 치료로 골반 근육을 강화하는 훈련이다.

③ Behavioral therapy and bladder training

- Bladder training : 규정된 시간에 배뇨하도록 교육하여 bladder function을 modify
- Behavioral therapy : voiding의 수의적 조절을 개선

④ Vaginal and urethral devices : pessary

⑤ Medication

- Stress incontinence
  - α-adrenergic agent : 요도와 방광목의 tone을 유지한다.
  - Imipramine, ephedrine, pseudoephedrine, phenylpropanolamine, norepinephrine

  cf. Estrogen : 이전에는 치료 약제로 소개되었으나 최근 요실금을 악화시킨

다는 연구결과가 보고되어 요새는 사용하지 않는다.

- Urge incontinence and overactive bladder
  - Anticholinergic agent : receptor를 block하여 방광의 수축을 억제한다.
  - Oxybutinin, hyoscyamine, tolteridene
- Nocturia and nocturnal enuresis
  - Imipramine : 야뇨증에서 가장 널리 사용되는 약제로 anticholinergic effect와 항이뇨 호르몬 분비 효과가 있어 야뇨증 치료에 이용된다.
  - DDAVP : 주로 소아의 야뇨증에 치료

(2) Surgical treatment for stress incontinence

① 예전 수술방법

- Anterior vaginal repair(anterior colporrhaphy)
  - Bladder neck을 elevation시켜서 고정시키는 수술방법
  - 효과가 오랜 기간 동안 지속되지 않는다는 단점이 있어 잘 사용하지 않는다.
- Needle suspension procedure
  - 질과 전 복벽 사이로 바늘을 통과시켜 봉합함으로써 요도와 방광목을 suspension하는 수술방법
  - 효과가 오랜 기간 동안 지속되지 않는다는 단점이 있어 잘 사용하지 않는다.

② Retropubic urethropexy(colposuspension)

- 특징
  - 개복하거나 복강경을 이용하여 수술
  - Endopelvic fascia를 다른 지지 구조물에 부착시키는 수술방법
  - Bladder neck의 anatomic hypermobility, 즉 extrinsic factor를 개선
- 종류
  - MMK operation : endopelvic fascia를 pubic symphisis에 부착
  - Burch colposuspension : endopelvic fascia를 Cooper's ligament에 부착
  - Paravaginal repair : endopelvic fascia를 arcus tendineus fascia에 부착
  - Turner - Warwick vaginoobturator shelf procedure : endopelvic fascia를 obturator internus muscle에 부착
- 오랜 기간 동안 효과가 지속된다는 장점이 있다.

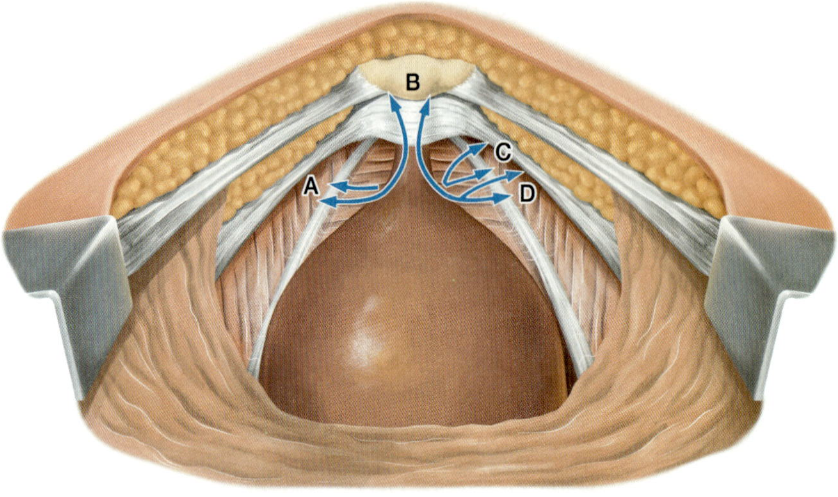

그림 6-2 Points of reattachment of the endopelvic fascia during retropubic bladder neck suspensions. **A,** Arcus tendineus fascia pelvis(for paravaginal repair). **B,** Periosteum of pubic symphysis(for Marshall - Marchetti - Krantz procedure). **C,** Ileopectineal or Cooper's, ligament(for Burch colposuspension). **D,** Obturator internus fascia(also used for paravaginal or obturator shelf, repair).

③ Traditional pubovaginal sling(sling operation)

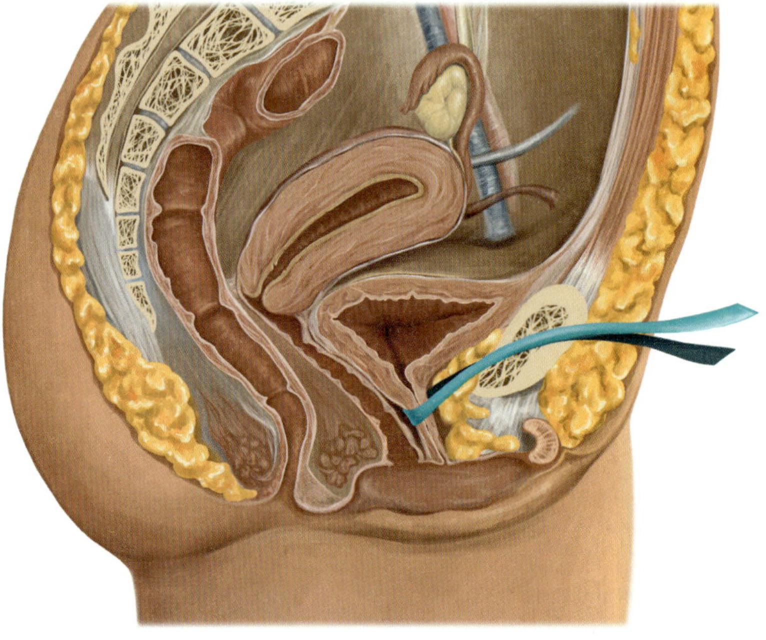

그림 6-3 A completed traditional suburethral sling procedure with the fascia located at the bladder neck with the ends of the sling tied to or above the rectus fascia. The classic procedure uses autologous fascia; however, some surgeons use allograft or xenograft tissue performed in a similar fashion.

- 방법

  Sling을 bladder neck과 urethra 주위를 감싸면서 통과시켜 anterior rectus fascia에 부착시키는 수술방법

- 원리

  Hammock 구조를 형성하여 요도를 지지하고 복압이 높아질 때 요도를 compression하여 요실금을 방지한다.

④ Minimally invasive sling

- Tension - free vaginal tape(TVT)
  - Polypropylene mesh를 적은 tension을 주면서 midurethra 아래로 감싸듯이 통과시키는 수술방법
  - Burch colposuspension과 TVT의 치료 효과를 비교한 연구결과에서 어떤 것이 좋다는 확실한 결론을 짓지 못함
  - 수술 시간이 30분 미만으로 매우 짧은 장점이 있는 반면 bladder, urethra의 perforation 위험성이 있는 단점이 있다.
- Transobturator suburethral procedure(TOT)
  - 방법은 TVT와 비슷하나 trocar가 obturator space를 통과하므로 이론적으로 TVT에 비해 bladder, bowel, vascular injury를 줄일 수 있다는 생각에서 고안된 수술방법
  - 1 - year follow - up에서 80.5%의 환자가 치료되었고 183명의 환자중 complication이 발생한 경우는 9사례였다.

⑤ Bulking agents

- 요도 주변 조직 주위로 치료 물질을 주입하여 복압이 올라갈 때 요도가 압박되는 원리를 이용한 치료방법
- 수술적 요법보다는 덜 침습적이지만 치료 효과가 떨어진다.

(3) Surgical treatment for detrusor overactivity

① Neuromodulation

- Sacral nerve를 자극하는 electrode lead를 수술적으로 삽입하는 방법
- 치료 효과는 좋은 편이지만 삽입 부위 통증 등의 합병증의 비율이 높다.

② Botox injections

Neurotoxin을 주사하여 아세틸콜린의 분비를 억제하는 원리를 이용

③ Augmentation cystoplasty and urinary diversion

- 어떠한 형태의 치료로도 반응 안할 때 사용
- 방광 면적을 넓히거나 소변을 다른 경로로 배출되게 수술하는 방법

3 Voiding dysfunction and bladder pain syndromes

1) Voiding dysfunction

(1) Causes

① Detrusor - sphincter dyssynergia

- 방광과 요도 괄약근이 동시에 수축하여 voiding difficulty가 발생
- 다발성 경화증과 같은 neurologic disease에서 볼 수 있다.

② Medication : 항히스타민제, 항콜린성 약품

③ Infection : HSV

④ Obstruction

- 요실금 치료로 bladder neck surgery를 시행한 환자에서 흔히 볼 수 있다.
- Advanced pelvic organ prolapse의 경우에서도 obstruction이 발생할 수 있다.

⑤ Overdistension

⑥ Severe constipation

⑦ Psychogenic factor

⑧ Fowler's syndrome : unexplained urinary retention이 있는 질환을 말한다.

(2) Evaluation

① Physical examination : pelvic organ prolapse가 있는지 종괴가 만져지는지 관찰

② Urodynamic study

③ Cystourethroscopy

(3) Treatment

① Clean, intermittent self - catheterization

배뇨 장애를 치료하는 가장 중요한 방법이다.

② Neuromodulation of sacral nerve root

③ α - blocker : urethral tone을 감소시킨다.

④ Cholinergic agonist : detrusor의 수축을 증가시킨다.

2) Bladder pain syndromes(interstitial cystitis)

(1) Terminology and prevalence

① 정의

병변이나 요로 감염과 같은 특별한 원인이 없고 빈뇨와 같은 증상을 동반하면서 방광이 채워질 때 suprapubic pain이 발생하는 증후군

② Prevalence : rare

(2) Treatment

특별한 원인이 없으므로 증상에 따른 치료를 시행한다.

6.2 Pelvic organ prolapse

1 Pathophysiology

1) 원 인

골반 기관 탈출증은 파열이나 neuromuscular dysfunction과 같은 원인에 의해서 골반을 지지하는 구조물이 쇠약해져서 발생한다.

2) Definitions

(1) Rectocele : 직장이 vaginal lumen 내로 돌출된 것을 말한다.

(2) Enterocele : 복막과 소장이 herniation된 것을 말한다.

(3) Cystocele : 방광이 anterior vaginal wall을 통해 herniation된 것을 말한다.

(4) Uterine prolapse : cervix와 uterus가 질 입구를 향해서 돌출된 것을 말한다.

(5) Procidentia : 전체 uterus와 vagina가 완전히 eversion된 것을 말한다.

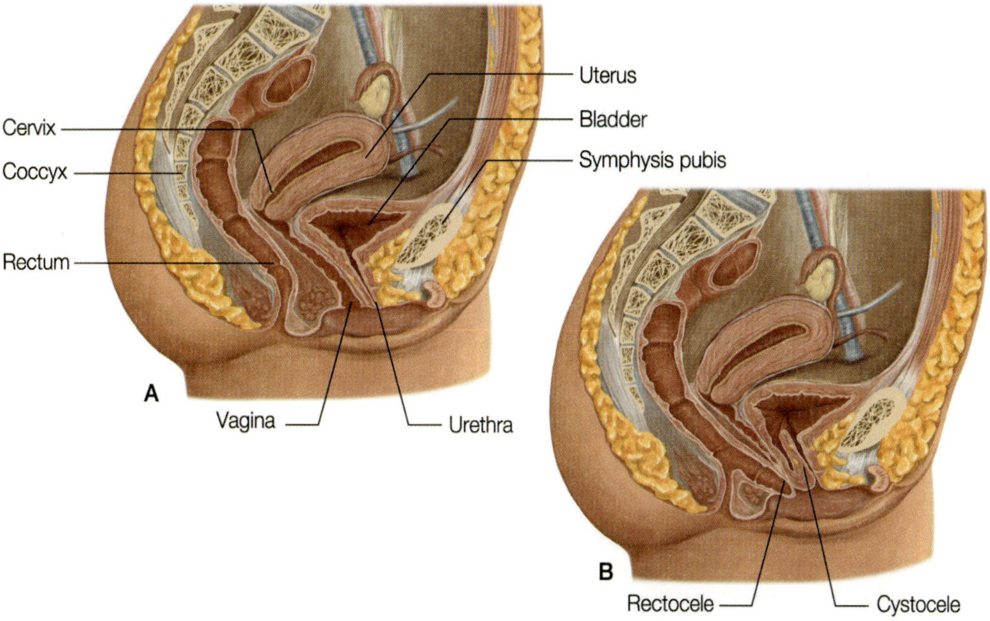

그림 6-4 A, Saggital section of the pelvis showing normal anatomy. B, Cystocele and rectocele.

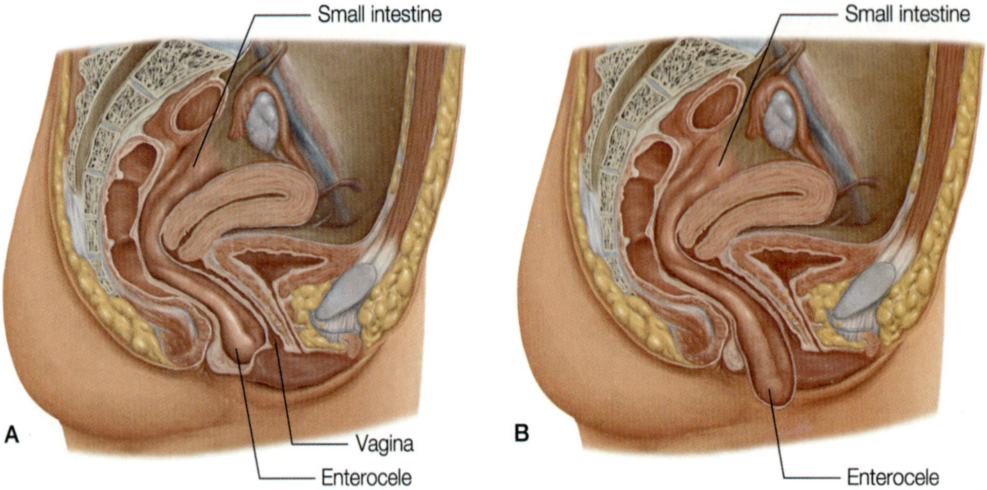

그림 6-5 A, Posterior enterocele without eversion. B, Enterocele with eversion.

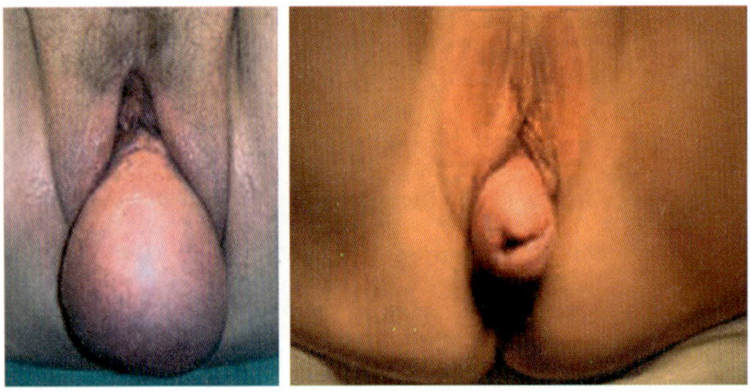

그림 6-6 Uterine prolapse.

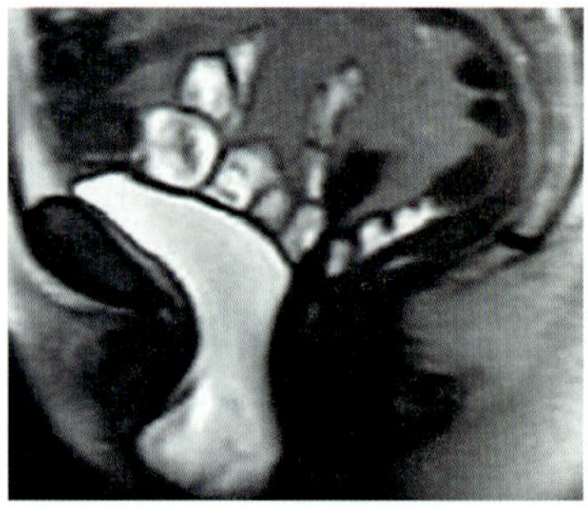

그림 6-7 Uterine prolapse의 MRI 소견.

2 Evaluation

1) Symptoms

(1) 배뇨 장애와 연관된 증상들을 흔히 동반한다.

(2) 골반통, 배변장애, 요통, 성교통 등도 나타날 수 있다.

2) Physical examination

(1) 검사 시행 자세

환자에게 Valsalva를 시켜서 prolapse를 최대한으로 만든 상태에서 검사하거나 방광을 비우고 환자를 서게 만든 자세에서 검사를 시행한다.

(2) POP - Q(Pelvic Organ Prolapse Quantitation system)

① Stage 0 : 탈출이 없는 경우

② Stage I : 탈출된 부위의 가장 말단 부분이 hymen plane에서 1cm보다 상단에 있는 경우

③ Stage II : 탈출된 부위의 가장 말단 부분이 hymen plane에서 1cm 이내의 상단에 있거나 1cm 이내로 밖으로 돌출된 경우

④ Stage III : 탈출된 부위의 가장 말단 부분이 hymen plane에서 밖으로 1cm 이상 돌출되어 있지만 전체 질 길이에서 2cm를 뺀 길이보다는 적게 돌출된 경우

⑤ Stage IV : 탈출된 부위의 가장 말단 부분이 hymen plane에서 전체 질 길이에서 2cm를 뺀 길이보다 더 많이 돌출된 경우로 질이 complete eversion된 경우를 말한다.

(3) Pelvic muscle function assessment

Bimanual examination으로 puborectalis muscle의 basal muscle tone을 측정하고 rectovaginal examination을 통하여 anal sphincter muscle tone을 평가한다.

3 Treatment

1) Nonsurgical therapy

(1) 적응증

① Mild to moderate prolapse

② 임신을 원하는 경우

③ 여러 가지 원인으로 수술을 시행하지 못하는 경우

④ 수술을 원하지 않을 때

(2) 방법

① Conservative management

- 목적
  - 탈출의 악화를 방지
  - 증상의 강도를 감소
  - 저항력과 인내력을 증가시키고, 골반 층의 근육을 지지한다.
  - 수술적인 치료를 지연시키거나 피한다.
- 방법
  - Lifestyle modification : 체중감소, 기침과 변비 등의 복압을 증가시키는 상황 교정
  - Pelvic floor muscle exercise

② Mechanical devices(pessary)

- Indication

  내과적인 원인으로 수술을 시행할 수 없지만 prolapse의 정도가 심해서 conservative manage로는 치료가 불가능한 경우에 이용

- 종류

  – Support : stage I, II prolapse에서 이용

  – Space filling : stage III, IV prolapse에서 이용

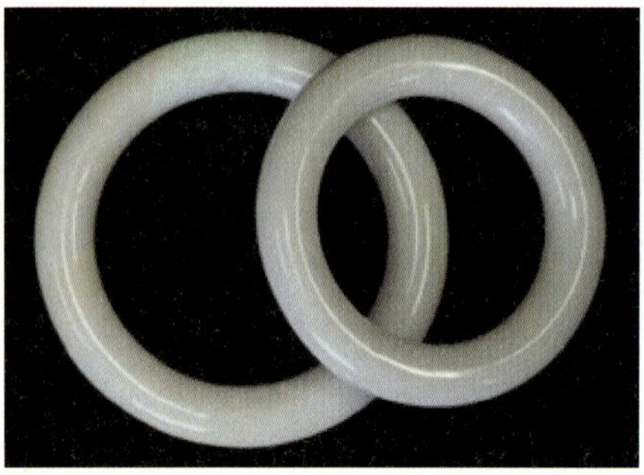

그림 6-8 Pessary.

2) Surgical management

(1) 환자의 내부 지지 구조물을 사용하는 restorative procedure

① Vaginal route

- Anterior vaginal colporrhaphy(anterior repair)
  - Anterior defect, cystocele의 수술방법
  - 약한 질벽을 제거한 후에 양쪽 절제연을 서로 겹쳐서 봉합해 준다.
- Paravaginal repair
  - Lateral defect가 있을 때 사용하는 수술방법
  - Anterior lateral vaginal sulcus를 obturator internus fascia에 재부착시킨다.
- Traditional posterior colporrhaphy(posterior repair)
  - Rectocele의 수술방법
  - Pubococccygeus muscle을 anterior rectum을 지나서 주름지게 하고 perineal body를 reconstruction한다.
- Defect specific posterior repair
  - Posterior defect가 있을 때 사용하는 수술방법
  - 질 후벽을 절개한 후에 specific defect를 봉합한다.

- Sacrospinous ligament fixation, ililcoccygeal vaginal suspension, uterosacral ligament suspension
  - Cervical/uterine prolapse와 같은 vaginal apex defect가 있을 때 사용하는 수술방법
  - Vaginal apex를 sacrospinous ligament, iliococcygeus muscle, uterosacral ligament에 고정시킨다.
  - 대개는 hysterectomy를 같이 시행한다.

② Abdominal route

- Abdominal sacrocolpopexy
  - Vaginal prolapse와 rectocele이 동시에 존재할 때 사용하는 수술방법
  - 개복하여 정상적인 vaginal suspensory ligament와 posterior fibromuscular plane을 graft material로 교체한다.
- Abdominal uterosacral suspension
  - 자궁 적출술 후에 발생하는 apical prolapse가 있을 때 사용하는 수술방법
  - Vaginal cuff를 uterosacral ligament에 고정시킨다.
- Abdominal sacrocolpopexy
  - Apical prolapse가 있을 때 사용한다.
  - Graft material을 질 전후벽의 prolapsed region에 부착하고 이것을 sacrum의 anterior longitudinal ligament에 suspension시킨다.

③ Laparoscopic route

- Laparoscopic posterior repair
- Laparoscopic sacrocolpopexy

(2) 영구적인 graft material을 사용하는 compensatory procedure

① 원리

Graft를 쇠약해진 조직에 넣어서 fibroblast의 infiltration을 유도하여 musculoconnective tissue를 support한다.

② 방법

Midurethral sling procedure(TVT)

(3) 질을 봉쇄하는 obliterative procedure

Colpocleisis : 더 이상 질의 기능을 원하지 않는 debilitated patient에 사용

G.Y.N.E.C.O.L.O.G.Y

7 생식 내분비학

Reproductive Endocrinology

7.1 Puberty

1 Normal pubertal development

1) Puberty의 정의

2차 성징이 일어나면서 가임력을 얻는 시기

2) Factors affecting time of onset

(1) 사춘기의 발현 시점에 영향을 미치는 요소

① Genetic factor : 가장 중요

② Nutrition

③ General health

④ Geographic location

⑤ Light exposure

⑥ Psychologic state

(2) 초경의 시작

① 정상 몸무게에 비해 30% 많은 중등도 비만의 여성은 더 일찍 menarche가 시작된다.

② Severe malnutrition의 경우 초경이 지연된다.

③ 도시지역이나 적도 근처, 고도가 낮은 지역에서 초경이 일찍 시작한다.

3) Physical changes during puberty

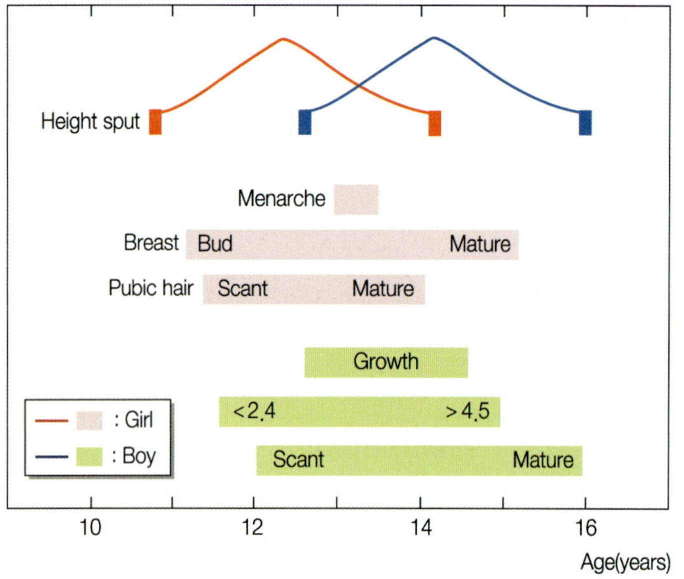

그림 7-1 Schematic sequence of event at puberty. An idealized average girl and an idealized average boy are represented.

(1) Tanner stage

① 유방 발달

- Tanner stage 1 : areolae φ < 2cm, no palpable breast tissue
- Tanner stage 2 : breast budding
- Tanner stage 3 : entire breast elevation
- Tanner stage 4 : projection of areola and papilla
- Tanner stage 5 : more pigmented nipple

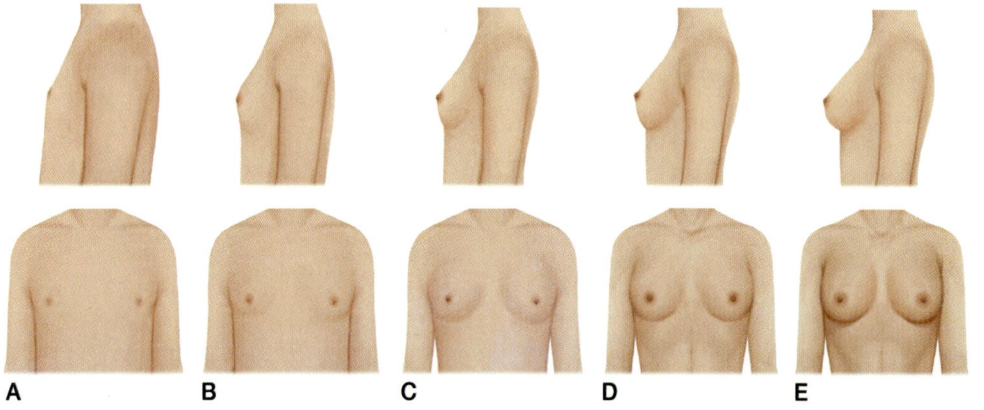

그림 7-2 Diagrammatic depiction of Tanner breast stages in adolescent women.

② Pubic hair staging

- Tanner stage 1 : no hair
- Tanner stage 2 : coarse, long pubic hair 등장
- Tanner stage 3 : mons pubis로 확장
- Tanner stage 4 : adult texture & thickness
- Tanner stage 5 : 일부 인종의 경우 thigh extension

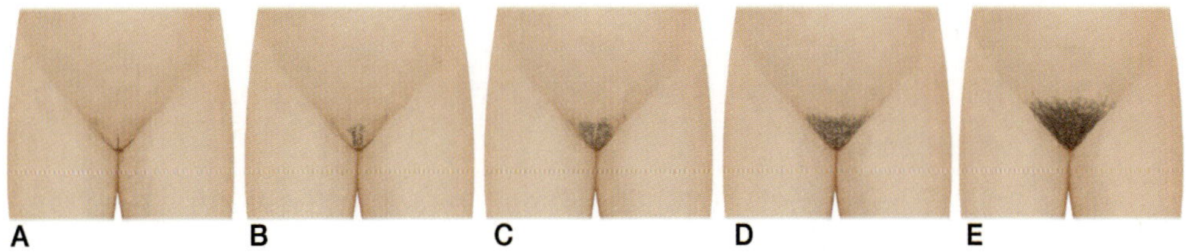

그림 7-3 Diagrammatic depicition of Tanner pubic hair staging in adolescent women. Ross GT, Vande Wiele RL, Frantz AG. The ovaries and the breasts.

③ Male development

- Tanner stage 1 : prepubertal
- Tanner stage 2 : testis, penis enlargement, curly hair 등장
- Tanner stage 3 : penis 길이가 길어지고 hair가 penis까지 확장
- Tanner stage 4 : prostate gland가 rectal exam에서 palpable
- Tanner stage 5 : adult size genitalia

(2) Height and growth rate

① Growth velocity

- 여자 아이의 경우 peak velocity가 초경 이전에 발생
- 남자 아이의 경우 peak velocity가 여자 아이보다 2년 늦게 발생

② Bone or skeletal age

Chronological age보다 pubertal stage와 더 잘 correlation된다.

③ 사춘기 동안의 체구성의 변화

- 남자 : 테스토스테론의 영향으로 여자에 비해 1.5배의 lean body mass와 skeletal mass를 가진다.
- 여자 : 에스트로겐의 영향으로 남자에 비해 2배의 fat이 축적된다.

4) Hormonal changes

(1) 사춘기 이전 시기의 호르몬 분비 양상

출생 시에 gonadotropin과 sex steroid는 높은 상태에서 태어나지만 몇 주 내로 감소되어 사춘기 이전까지 지속적으로 매우 낮은 상태를 유지한다.

(2) 사춘기 이후의 호르몬 분비 양상

① Gonadotropin

사춘기가 되면서 pulsatile secretion이 더욱 확연해지고 basal level은 상승한다.

② LH, FSH

사춘기가 되면서 basal level이 점차 상승한다.

③ Adrenal androgen

2세부터 androgen이 증가하기 시작하고 7~8세에 가속화되며 13~15세까지 지속된다.

④ Estrogen

- Estradiol(E2)

  사춘기 동안 꾸준히 증가한다.

- Estrone(E1)
  - 난소에서도 생산되지만 일부는 androgen이 peripheral conversion되어 생산된다.
  - 사춘기 초반에는 증가하지만 중반을 넘어가면 plateau를 그린다.
- E1/E2 ratio
  - 사춘기가 진행되면서 점차 감소한다.
  - 사춘기의 성숙에 있어 E2가 E1보다 점점 중요한 비중을 차지한다.

⑤ Testosterone

남자아이에서 puberty 동안 점차 증가하며 Tanner stage 2에서 가장 크게 증가한다.

⑥ Growth hormone

- 사춘기의 시작과 더불어 gonadotropin이 증가하면서 같이 증가하기 시작
- Tanner stage 5부터 분비가 감소되기 시작하여 사춘기 이전 수치로 돌아온다.

2 Aberrations of pubertal development

1) Classification

(1) Delayed puberty

① 13세까지 2차 성징 없는 경우

② 15세까지 생리 없는 경우

③ 사춘기 발달이 시작된 이후 5년 이상 초경이 시작되지 않는 경우

(2) Asynchronous pubertal development

정상적인 사춘기 패턴과는 다른 사춘기 발달을 보이는 경우

(3) Precocious puberty

백인의 경우 7세 전에, African American의 경우 6세 전에 사춘기 발달이 시작되는 경우를 말한다.

(4) Heterosexual puberty

Opposite sex의 전형적인 사춘기 발달을 보이는 경우

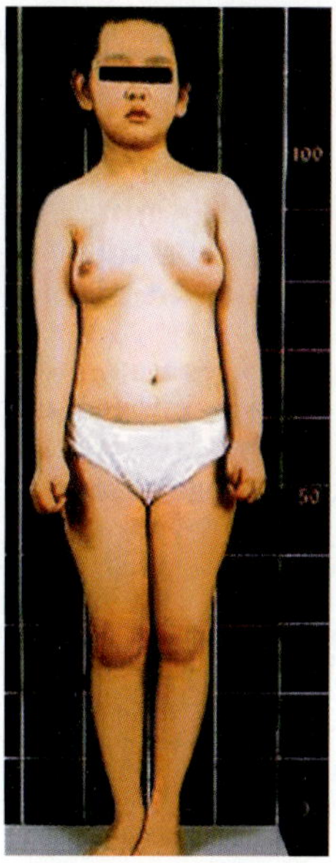

그림 7-4 Precocious puberty.

2) Delayed puberty

(1) Anatomic abnormalities of the genital outflow tract

① Müllerian agenesis or dysgenesis

- 정상적인 2차 성징의 모습을 보이지만 outflow tract와 uterus의 이상이 있는 경우
- 태아를 가진 산모가 diethylstilbestrol(DES)를 복용한 경우에 많이 발생

② Mayer - Rokitansky - Kűster - Hauser syndrome

- Skeletal and renal system의 이상을 동반한 outflow tract, uterine malformation을 말한다.

표 7-1 Classification of Müllerian anomalies

Class Ⅰ. Segmented Müllerian agenesis or hypoplasia	• Vaginal • Cerival • Fundal • Tubal • Combined
Class Ⅱ. Unicornuate uterus	• With a rudimentary horn – With a communicating endometrial cavity – With a noncommunicating cavity – With no cavity • Without any rudimentary horn
Class Ⅲ. Uterus didelphys.	
Class Ⅳ. Bicornuate uterus	• Complete to the internal os • Partial • Arcuate
Class Ⅴ. Septate uterus	• With a complete septum • With an incompldte septum
Class Ⅵ. Uterus with internal luminal changes	

③ Imperforate hymen

- Most common single anatomic disorder
- 생리혈이 배출되지 않으므로 질이나 자궁에 고여 복통 등의 증상을 유발

(2) Hypergonadotropic and hypogonadotropic hypogonadism

① 정상적인 2차 성징이 나타나지 않을 때의 진단 검사

- basal FSH, Prolactin
- bone age 측정
- Prolactin이 높을 경우 TFT, brain MRI 등을 시행
- basal FSH이 karyotyping을 반드시 실시

② Forms of gonadal failure(hypergonadotropic hypogonadism)

- Turner syndrome
  - 가장 흔한 chromosomal anomaly
  - Karyotype : 대개 45, X이며 45, X/46, XX ; 45, X/46, XY에서도 나타날 수 있다.
  - 외모 특징 : webbed neck, multiple pigmented nevi
  - 동반 질환 : heart disorder, horseshoe kidney, autoimmune disease, hypertension
  - 지능 : 대개 normal intelligence

- 합병증
- 임신시 2% 이상에서 aortic rupture, dissection으로 돌연사하므로 주의해야 한다.
- 치료
  - ◦ 7세 정도까지 GH을 투여하여 키를 성장시킨다.
  - ◦ GH therapy가 끝난 후 12~13세에 low-dose estrogen으로 sexual maturation을 유도
  - ◦ 에스트로겐을 투여하고 있는 도중에 vaginal bleeding이 처음으로 나타나거나 6개월 이상 투여했는데도 vaginal bleeding이 없다면 progestin을 추가하여 endometrial hyperplasia를 방지한다.
  - ◦ 에스트로겐 치료를 시작한 후 첫 1~2년간 용량을 천천히 늘려서 폐경 여성 용량의 2배가 되도록 한다.
  - ◦ 에스트로겐 치료로 인한 고혈압이 발생하는지를 주의 깊게 관찰한다.
  - ◦ 만약, Karyotyping에서 Y염색체가 발견될 경우 반드시 gonadectomy를 시행한다.

• Pure gonadal dysgenesis
- 정의 : streak gonad 가지는 46, XX or 46, XY phenotypic female
- 원인 : sporadically or AR trait or X-linked trait
- 평균 신장을 가지면서 터너 증후군의 특징적 증상은 보이지 않는다.
- Swyer's syndrome : 46, XY gonadal dysgenesis를 말하며 gonadectomy가 필요하다.

③ Hypogonadotropic hypogonadism

• Constitutional delay
- Delayed puberty의 가장 흔한 원인이다.
- 낮은 FSH, LH를 수치를 보이므로 hypogonadotropic hypogonadism으로 오해할 수 있다.

• Kallmann's syndrome
- Triad : anosmia, hypogonadism, color blindness in men
- 원인 : KAL gene defect로 인해 GnRH neuron이 생성되지 않아 발생
- 성적 미숙증을 보이지만 약간의 유방 발달은 이루어진다.

• Prader-Labhart-Willi syndrome
- Isolated gonadotropin deficiency
- Chromosome 15q11~q13의 rearrangement로 발생

– Obesity, short stature, hypogonadism, small hands and feet, mental retardation

- Craniopharyngioma
  - Headache, visual disturbance, short stature, delayed puberty를 유발
  - Dopamine 분비에 장애가 있을 수 있어 hyperprolactinemia를 유발할 수 있다.
  - 수술적 치료를 시행
- Severe chronic illness : 어떤 만성질환이던지 그 질환으로 인해 ideal body weight의 80~85% 이하로 체중이 감소될 경우 hypothalamic GnRH deficiency가 가능하다.

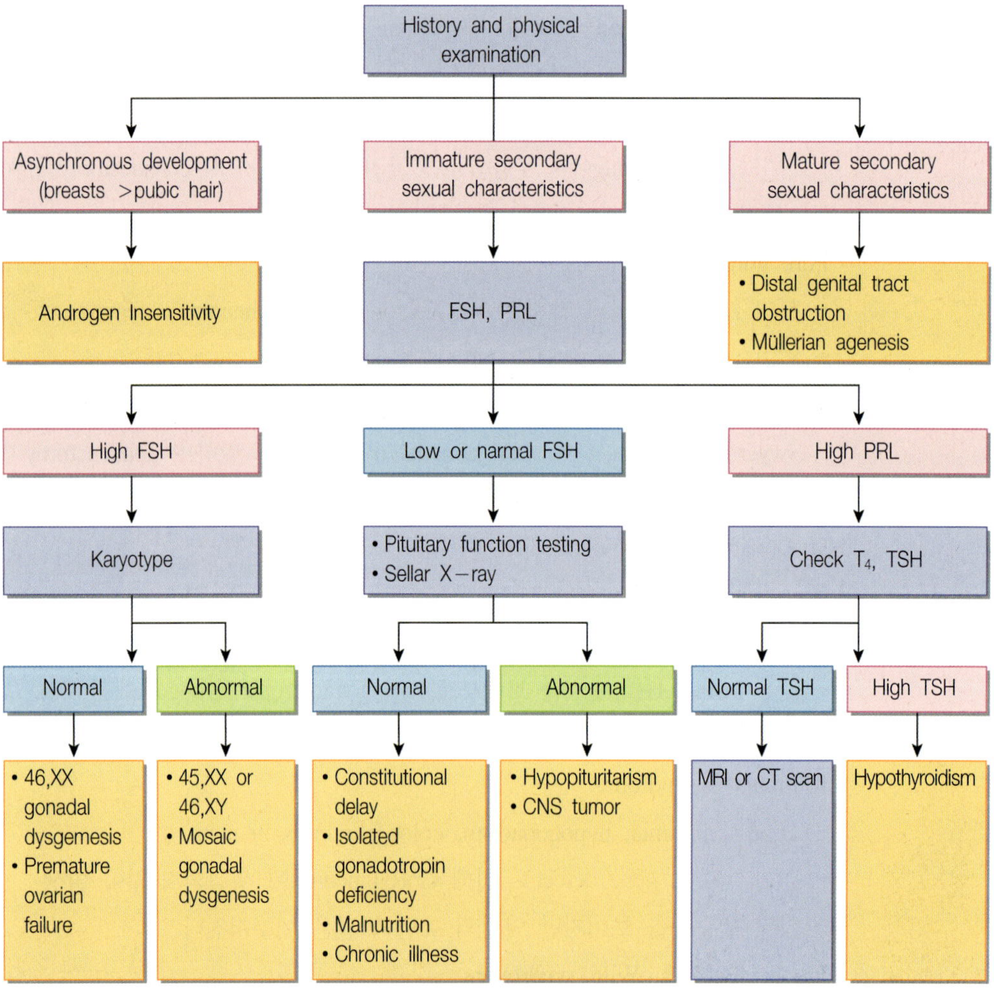

그림 7-5 표현형이 여성인 경우 일차성 무월경을 포함한 이차성징 지연의 평가. FSH : follicle-stimulating hormone; PRL : prolactinl; T4 : thyroxine; TSH : thyroid-stimulating hormone; CNS : central nervous system; MRI : magnetic resonance imaging; CT : computed tomography.

- Anorexia nervosa
  - 체중 감소로 인해 amenorrhea, delayed puberty를 유발한다.
  - 운동선수의 경우 비슷한 이유로 성장 장애와 사춘기 지연을 가져올 수 있다.
- Hyperprolactinemia : 낮은 FSH, LH와 관련되어 hyperprolactinemia 환자는 초경 지연을 흔히 경험한다.
- Use of chemotherapeutic agent

3) Asynchoromous puberty(androgen insensitivity)

(1) 원인 : androgen receptor의 이상

(2) Karyotype은 46, XY이며 양쪽 고환, 여성형 외부 생식기를 가지고 있는 것이 특징이다.

(3) Sertoli cell에서 AMH을 생성하므로 mǘllerian derivative는 생성되지 않는다.

(4) 남아있는 고환의 neoplasia risk는 25세 전까지는 낮은 편이므로 pubertal feminization이 이루어질 때까지 testes는 남겨둔다.

(5) Gonadectomy를 시행한 후에는 estrogen을 투여해야 한다.

(6) 정상 male level의 testosterone, 정상 또는 증가된 LH, 정상 FSH 수치를 갖는다.

(7) X - linked recessive pattern으로 유전될 수 있으므로 genetic counseling이 필요하다.

4) Precocious puberty

(1) 개요

① 남자 아이보다는 여자 아이에서 훨씬 흔하다.

② 여자 아이의 precocious puberty의 90%는 그 원인을 밝힐 수 없다.

(2) 진단 과정

① 1st step : basal gonadotropin level의 측정

② TFT : primary hypothyroidism을 배제한다.

③ High LH : gonadotropin - producing tumor를 시사한다.

④ Low gonadotropin : E2와 androgen을 측정한다.

⑤ E2가 높은 경우 난소에서 기원하는 estrogen - secerting tumor를 시사한다.

⑥ Testosterone이 높은 경우 난소나 부신에서 기원하는 androgen - producing tumor를 시사한다.

⑦ E2가 pubertal development에 상응하는 수치를 보이면 MRI나 CT를 통해 CNS를 검사한다.

⑧ Bone age는 반드시 미리 검사해 보아야 한다.

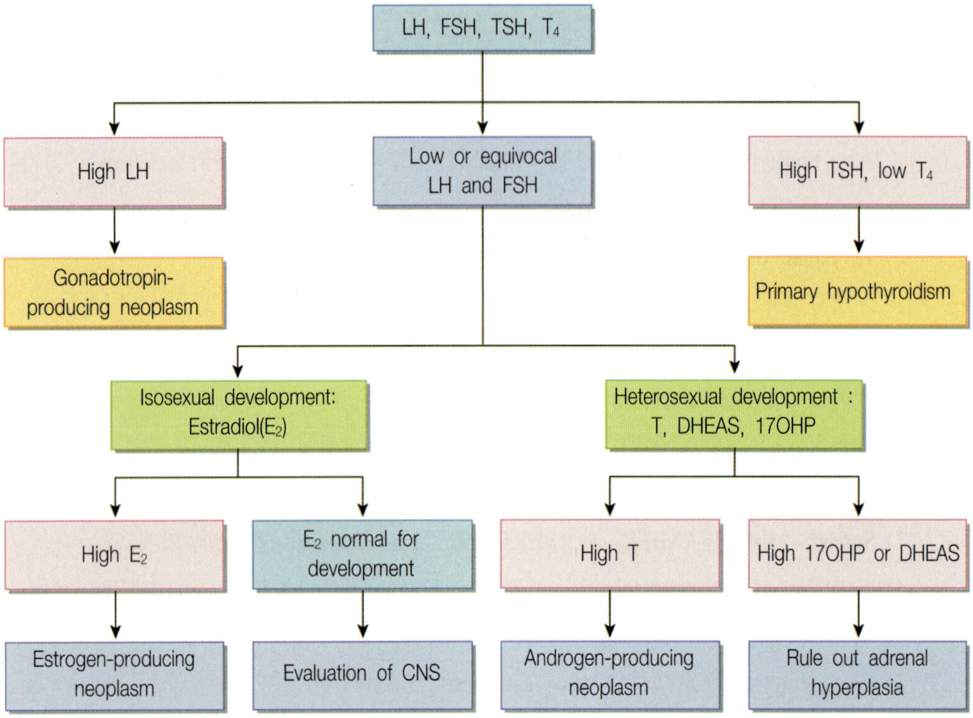

그림 7-6 표현형이 여성인 경우에 성조숙증(precocious puberty)의 평가. LH, luteinizing hormone; FSH, follicle-stimulating hormone; TSH, thyroid-stimulating hormone; T_4, thyroxine; T, testosterone; DHEAS, dehydroepiandrosterone sulfate; 170HP, 17-hydroxyprogesterone; CNS, central nervous system.

(3) 분류

① Central(true) precocious puberty

- 기전 : GnRH의 자극으로 이른 시기에 gonadotropin 분비가 활성화되면서 발생
- 원인
  - Constitutional or idiopathic : structural abnormality가 없는 경우
  - Tumor, infection, congenital anomaly, trauma of hypothalamus
- 항상 isosexual precocious puberty를 보인다.

② Precocious puberty of peripheral origin

- 정의
  - GnRH와는 상관없이 여러 원인으로 과도한 estrogen, androgen이 생성되어 이른 사춘기 발달을 보이는 경우를 말한다.
  - Estrogen이 원인일 경우 isosexual development를 보이고 androgen이 원인일 경우 heterosexual development를 보인다.

- Isosexual precocious puberty의 원인
  - Functional ovarian cyst
  - Granulosa - theca cell tumor
  - McCune - Allbright syndrome
  - Exposure to exogenous estrogen
  - Severe primary hypothyroidism
- Heterosexual precocious puberty의 원인 : Congenital adrenal hyperplasia

(4) CAH(Congenital Adrenal Hyperplasia)

① 21 - hydroxylase deficiency

- 분류
  - Simple virilizing or classic : genital ambiguity로 출생 시에 이미 발견된다.
  - Salt - wasting : mineralocorticoid & glucocorticoid 분비에 이상을 보인다.
  - Late onset or nonclassic : 사춘기에 heterosexual development를 보이면서 발견된다.
- 발병기전
  - 21 - hydroxylase의 결핍
    - 17α - OH progesterone이 11 - deoxycortisol로 전환되지 않음
    - Progesterone의 deoxycorticosterone으로의 전환도 이루어지지 않음
    - 전구체가 축적됨
    - 전구체가 adrenal androgen으로 전환됨
- 증상 : Advanced bone age, early puberty, early epiphyseal closure, short stature
- 진단 : ambiguous genitalia, 17α - OH progesterone의 상승

② 3β - hydroxysteroid dehydrogenase deficiency

17α - OH progesterone, DHEA의 수치가 상승

→ DHEA가 증가되면서 peripheral conversion되어 androgen effect를 나타낸다.

③ 11 - hydroxylase deficiency

- 11 - deoxycortisol이 cortisol로 전환되는 것이 억제
- Hypertension이 특징적인 소견이다.

④ Treatment

결핍된 steroid hormone을 replace해 주고 ambiguous genitalia의 교정수술을 시행한다.

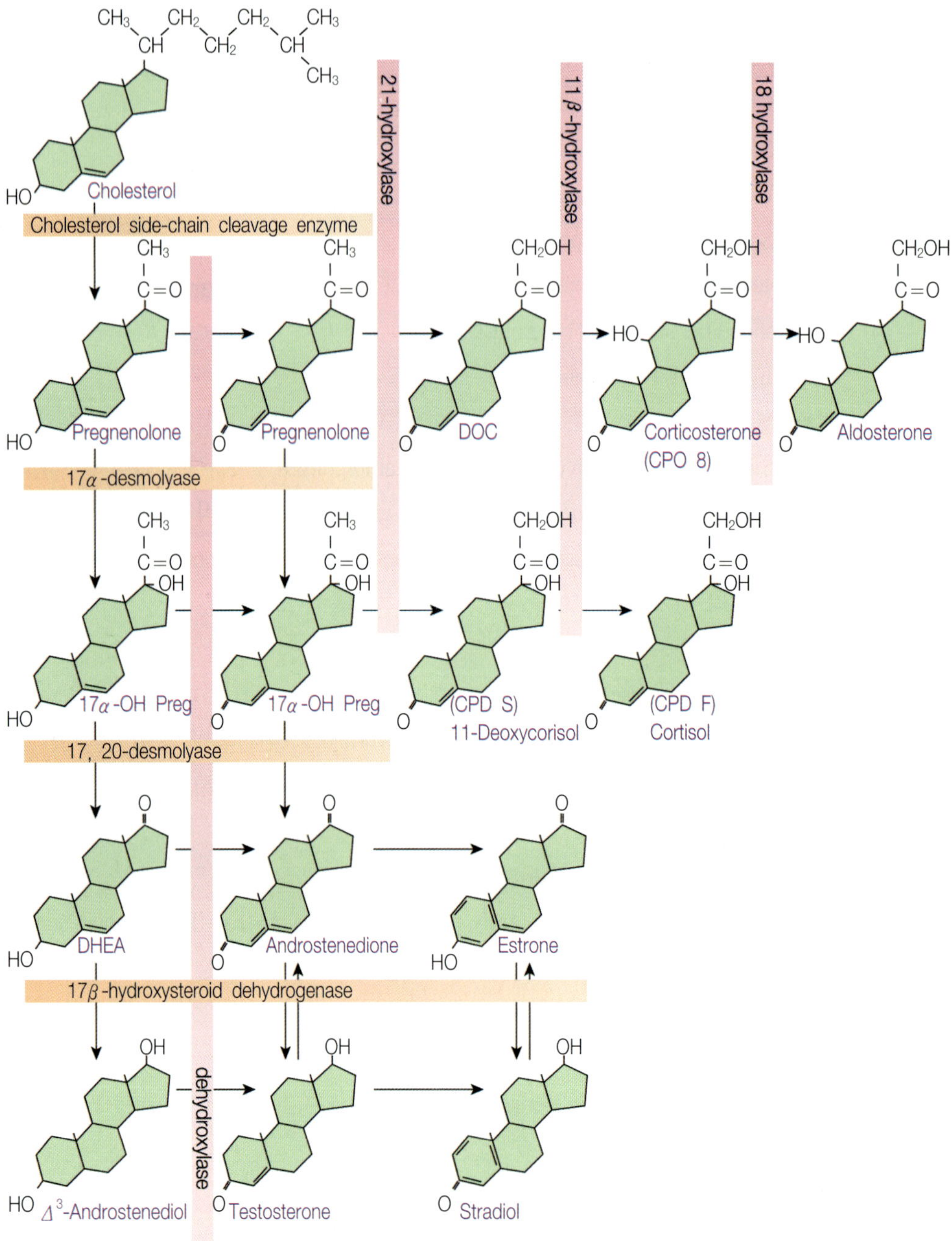

그림 7-7 성샘과 부신의 steroid hormone합성 경로 및 필요 효소. DOC : deoxycorticosterone; 17α-OH Preg : 17α-hydroxypregnenolone; 17α-OH Prog : 17α-hydroxyprogesterone; DHEA : dehydroepiandrosterone sulfate.

5) Heterosexual pubertal development

(1) PCOS

① 개요

- 사춘기에 발생하는 가장 흔한 heterosexual development의 원인이다.
- LH - dependent hyperandrogenism이 중요한 소견이다.
- 임상적 특징
  - 모든 경우는 아니지만 다소 비만인 경우가 많다.
  - 일부의 경우에서 delayed menarche, primary amenorrhea를 유발할 수 있다.
  - 대부분 basal LH 수치는 높아지고 androgen 수치도 upper normal을 보인다.
  - E1(estrone)이 E2(estradiol)보다 높다.
  - 사춘기 때에 CAH가 남성화된 특징만 나타날 수 있는 것에 반해 PCOS는 여성화된 특징과 남성화된 특징이 동시에 나타난다.
  - Insulin resistance가 어느 정도 나타난다.
  - 모든 경우는 아니지만 대부분의 경우에서 polycystic ovary를 가진다.

② CAH와 PCOS의 차이점

- Basal levels of 17α - hydroxyprogesterone
  - 800ng/dL 이상인 경우 CAH 진단이 가능하다.
  - 300~800ng/dL 인 경우 corticotropin stimulation test를 시행한다.
  - 300ng/dL 이하인 경우에서도 nonclassic 21 - hydroxylase deficiency일 수도 있으므로 stimulation test가 필요하다.
- Cosyntropin stimulation test
  - 250mg cosyntropin 주입하고 30분 후에 17α - OH progesterone을 측정한다.
  - 정상에서는 400ng/dL를 넘지 않는다.
  - Classic 21 - hydroxylase deficiency 에서는 3,000ng/dL를 초과하고 exogenous corticoid를 주입하면 급속히 수치가 낮아진다.

(2) Mixed gonadal dysgenesis

① Asymmetric gonadal development를 보여서 한 쪽에는 고환이 존재하고 반대쪽에는 undifferentiated streak, rudimentary gonad를 가진다.

② 대개 mosaic karyotype인 45,X/46XY를 가지고 여자 아이로 자라는 경우가 많다.

③ 반드시 gonadectomy를 시행해야 한다.

3 Genital ambiguity at birth

1) Evaluation

(1) 태어나는 즉시 cytogenetic study를 시행하여 Y염색체의 유무를 확인한다.

(2) Genital ambiguity의 가장 흔한 원인인 CAH를 진단하기 위하여 혈액 검사를 시행하여 나트륨, 칼륨, 17α-OH progesterone level을 측정한다.

(3) AMH을 측정하여 높게 나오면 남자, 낮으면 여자임을 짐작할 수 있다.

2) 원인이 되는 약물

(1) Genital ambiguity를 유발할 수 있는 여러 약물이 알려져 있지는 대개는 합성 스테로이드 제제이다.

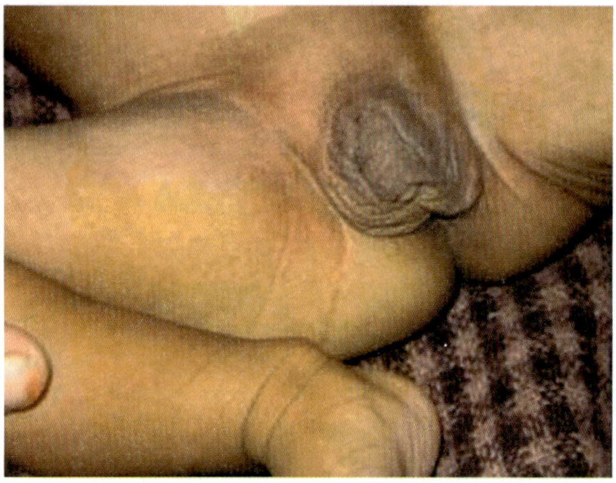

그림 7-8 Genital ambiguity.

(2) Danazol : genital ambiguity와의 인과관계가 확실히 밝혀진 약물

3) 치 료

(1) 2살 전에 치료해야지만 본인이 느끼는 gender identity를 정신적 trauma없이 확립할 수 있다.

(2) Clitoral recession & clitorectomy : most frequent surgery

7.2 Amenorrhea

1 무월경의 정의

1) Primary amenorrhea

정상적인 2차 성징이 없으면서 13세까지 생리가 없거나 정상적인 2차 성징이 있으면서 15세까지 생리가 없는 경우

2) Secondary amenorrhea

이전에 생리를 하던 여성이 정상적인 3 cycle의 주기 동안 생리가 없거나 6개월간 생리를 하지 않는 경우

2 Amenorrhea without secondary sexual characterisitics

1) Causes of primary amenorrhea

(1) Hypergonadotropic hypogonadism

① Genetic disorders

- Gonadal dysgenesis(Turner's syndrome)
  - Gonadal failure와 원발성 무월경을 유발하는 가장 흔한 chromosomal abnormality
  - 초반에는 정상적인 난소 발달을 이루지만 이후 급속히 난포의 atresia가 가속화되면서 무월경이 발생한다.
- Abnormal X chromosome
  - Deletion
    - X염색체에 partial deletion이 있을 때에는 missing genetic material의 양과 위치에 따라서 여러 표현형을 가진다.
    - Xq deletion : sexual infantilism, normal stature, streak gonad
    - Xp deletion : Turner syndrome과 유사한 표현형을 보인다.
  - Ring : Turner syndrome과 유사한 표현형
  - Isochrome of long arm(i[Xq]) : XO 환자와 비슷한 표현형을 보인다.
  - Balanced translocation : 절반에서 gonadal failure가 있다.
- Mosaicism
  - 여러 mosaicism에서 원발성 무월경을 보이고 가장 흔한 형태는 45, X/ 46, XX이다.

- 환자의 20%에서는 spontaneous menstruation이 일어나기도 한다.
- Pure gonadal dysgenesis
  - 정의
    - 여성 표현형을 가진다.
    - Sexual infantilism을 보인다.
    - Primary amenorrhea with normal stature
    - 염색체 이상이 없어야 한다(46, XX or 46, XY).
  - 임상증상 : Streak gonad를 가지지만 일부 정상적인 이차 성징 발달을 보이고 uterine bleeding을 할 수도 있다.
  - Swyer's syndrome : SRY gene(sex - determining region gene on the Y chromosome)의 돌연변이로 인해 XY female을 유발하는 증후군
- Mixed gonadal dysgenesis
  - 대부분의 환자가 XY이고 ambiguous genitalia를 보인다.
  - 한 쪽은 streak gonad를 다른 한 쪽은 malformed testis를 가진다.

② Enzyme deficiency

- Congenital lipoid adrenal hyperplasia
  - 스테로이드 합성 과정의 첫 번째 과정인 cholesterol에서 pregnenolone으로의 전환이 이루어지지 않는 autosomal recessive disease
  - Steroidogenic acute regulatory protein(StAR) 단백질의 이상으로 인해 콜레스테롤이 바깥쪽에서 미토콘드리아 내부로 이동되지 않는다.
  - 치료 : mineralocorticoid and glucocorticoid Tx
- 17α - hydroxylase and 17, 20 - desmolase deficiency
  - CYP17 gene의 돌연변이로 인해 17α - hydroxylase와 17, 20 - desmolase의 기능 이상을 초래하여 adrenal, gonadal steroidogenic pathway가 block된다.
  - 임상적 증상
    - Primary amenorrhea, no secondary sexual characteristics
    - Hypertension, hypokalemia
    - 난소 내에 primordial follicle을 지니지만 성호르몬의 합성이 되지 못하므로 성선 자극 호르몬의 수치는 높아진다.
- Aromatase deficiency
  - Androgen이 estrogen으로 aromatization되지 않아 primary amenorrhea를 유발

- 이미 임신 중에 태아의 androgen으로 인하여 모체의 virilization 이상이 나타나므로 쉽게 진단된다.
- 치료 : estrogen therapy

③ Gonadotropin receptor mutation

- Luteinizing hormone receptor mutation
  - XY pseudohermaphroditism에서 발견됨
  - LH receptor가 비활성화되면서 Leydig cell이 hypoplasia되어 testicular failure에 빠진다.
  - 2차 성징이 나타나지 않고 원발성 무월경을 보인다.
- FSH receptor mutation' : Primary or early secondary amenorrhea를 보인다.

(2) Other causes of primary ovarian failure

① Irradiation

② Alkylating agents chemotherapy(cyclophosphamide)

③ Galactosemia

(3) Hypogonadotropic hypogonadism

① Physiologic delay

- 낮은 FSH, LH를 수치를 보이므로 hypogonadotropic hypogonadism으로 오해할 수 있다.
- GnRH은 chronologic age에 비해 수치가 낮지만 physiologic development의 시점으로 보았을 때는 정상 수치로 판단할 수 있다.

② Kallmann syndrome

- Hypogonadotropic hypogonadism에서 physiologic delay 다음으로 많은 원인을 차지한다.
- GnRH neuron의 생성 이상으로 GnRH deficiency를 초래한다.

③ Central nervous system tumors

- 가장 흔한 CNS 종양은 craniopharyngioma이다.
- GnRH 합성, 분비가 방해받아 무월경을 유발한다.

(4) Genetic disorders

① 5α-reductase deficiency

- XY 유전자를 가지고 고환이 있으며 AMH의 영향으로 műllerian structure는 가지지 않는다.
- 5α-reductase가 결핍되어 testosterone이 더 강력한 형태인 dihydrotestosterone으로 전환되지 않아 발생한다.

- 요생식동과 외부 생식기의 normal male differentiation에 필요한 dihydrotestosterone이 존재하지 않으므로 여성형의 외부 생식기를 가진다.
- Androgen insensitivity와 다른 점은 충분한 양의 testosterone이 존재하므로 성선자극 호르몬의 수치가 낮고 사춘기에 유방 발달이 이루어지지 않는다는 점이다.

② GnRH receptor mutation

GnRH의 receptor binding에 장애를 받아 FSH, LH의 자극이 이루어지지 않게 되고 그 결과 follicular growth가 이루어지지 않는다.

③ FSH deficiency

- Hypoestrogenism으로 인해 사춘기 지연과 원발성 무월경을 겪는다.
- 다른 hypoestrogenic 환자와 다른 점은 FSH level은 낮지만 LH level은 높다는 점이다.

(5) Other hypothalamic/pituitary dysfunctions

① Functional gonadotropin deficiency

Malnutrition, malabsorption, weight loss, anorexia nervosa, excessive exercise, chronic disease, neoplasias, marijuana use

② Hypothyroidism, PCOS, Cushing's syndrome, hyperprolactinemia, central nervous system infiltrative disorder

(6) 2차 성징이 없는 무월경의 원인 정리

표 7-2 Amenorrhea associated with a lack of secondary sexual characteristics

Abnormal pelvic examination	• 5α-reductase deficiency in XY individual • 17, 20-desmolase deficiency in XY individual • 17α-hydroxylase deficiency in XY individual • Congenital lipoid adrenal hyperplasia • Luteinizing hormone receptor defect
Hypergonadotropic hypogonadism	• Gonadal dysgenesis • Follicle-stimulating hormone receptor defect • Partial deletion of X chromosome • Sex chromosome mosaicism • Environmental and therapeutic ovarian toxins • 17α-hydroxylase deficiency in XX individual • Galactosemia • Congenital lipoid adrenal hyperplasia in XX individual
Hypogonadotropic hypogonadism	• Physiologic delay • Kallmann's syndrome • Central nervous system tumors • Hypothalamic/pituitary dysfunction

2) Diagnosis

(1) Serum FSH, LH

① 2차 성징이 없는 무월경 환자에서 병력과 이학적 검사에 특별한 이상 소견이 없을 때 hypogonadotropic / hypergonadotropic hypogonadism을 감별하기 위해 가장 먼저 시행해야 하는 검사이다.

② 만약 FSH가 높으면 이어서 karyotyping을 시행하도록 한다.

(2) Karyotype에서 Turner syndrome으로 진단받은 경우에는 3~5년마다 심초음파를 시행하여 coarctation of aorta을 주의 깊게 살펴보고 매년 TFT를 시행하여 갑상선 부전이 발생하였는지를 검사한다.

(3) Karyotype에서 비정상 Y염색체가 발견될 경우 tumor를 예방하기 위하여 미리 성선을 제거해야 한다.

(4) FSH 수치가 높아 시행한 karyotype 검사가 정상일 경우 17α-hydroxylase deficiency를 먼저 생각해야 하는데 이는 이 질환을 조기에 치료하지 않을 경우 생명이 위험하기 때문이다. 진단은 혈청의 progesterone이 3ng/mL 이상이고 17α-hydroxyprogesterone이 0.2ng/mL보다 낮으며 deoxycorticosterone이 높을 때 의심할 수 있고 확진은 ACTH stimulation test를 통하여 얻어낸다.

(5) 만약 FSH가 낮다면 hypogonadotropic hypogonadism을 진단할 수 있다.

(6) FSH가 낮은 환자에서 galactorrhea, headache, visual field defect를 보인다면 brain CT나 MRI를 시행하여 craniopharyngioma와 같은 CNS 병변을 찾아낸다.

(7) Physiologic delay의 경우 다른 insufficient GnRH secretion과의 구분이 어렵다. 따라서 골연령의 측정, 병력, CNS의 철저한 evaluation을 통해서만 physiologic delay를 진단내릴 수 있다.

(8) 성선자극 호르몬 자체가 결핍된 환자는 GnRH stimulation test를 통해 physiologic delay와 구분할 수 있는데 만약 GnRH을 투여하였을 때 normal LH response를 보였을 경우 physicologic delay이고 낮은 LH, FSH response를 보였을 경우에는 성선자극 호르몬 결핍증이라 할 수 있다.

3) Treatment of amenorrhea

(1) Cyclic estrogen and progestin

① 모든 gonadal failure의 경우 2차 성징을 유도하고 골다공증을 예방하기 위하여 호르몬 치료를 시행해야 한다.

② 치료방법

- Conjugated estrogens 0.3～0.625mg/day이나 estradiol 0.5～1mg/day로 시작한다.
- 만약 환자의 신장이 작다면 epiphysis의 premature closure를 예방하기 위하여 고용량으로 주는 것은 피하도록 한다.
- 자궁이 있는 환자라면 자궁내막의 과도한 에스트로겐 자극을 예방하기 위하여 progestin 이나 progesterone을 같이 처방하는 것이 좋다.
- Mosaicism이나 streak gonad가 무월경의 원인인 경우에는 이러한 치료방법으로 배란과 임신이 가능하다.
- 17α - hydroxylase 결핍을 진단받은 환자의 경우에는 에스트로겐 치료와 더불어 corticosteroid를 같이 처방해야 한다.

(2) Primary cause correction

① Craniopharyngioma : resection

② Germinoma : 방사선 치료에 굉장히 반응이 좋아 거의 수술의 적응증이 되지 않는다.

③ Prolactinoma : dopamine agonists(bromocriptine)에 반응이 좋다.

④ Malnutrition, malabsorption, weight loss, anorexia nervosa, exercise amenorrhea, neoplasia, chronic disease : 각각의 상황에 맞는 치료를 시행한다.

⑤ Hypogonadotropic hypogonadism

Long - term pulsatile GnRH therapy는 치료방법이 굉장히 까다로우므로 잘 사용하지 않으며 대개는 cyclic estrogen과 progestin replacement로 치료한다.

⑥ Physiologic delay : reassurance

(3) Gonadectomy

45, X/46, XY mosaicism 이나 pure gonadal dysgenesis 46, XY와 같은 Y cell line을 보유한 환자의 경우 malignant transformation을 예방하기 위하여 시행한다.

3 Amenorrhea with secondary sexual characterisitics and anatomic abnormailities

1) Causes

(1) Outflow and Müllerian anomalies

① Transverse blockages

- Imperforate hymen
- Transverse vaginal septum

- Absence of the cervix or vagina

② Müllerian anomalies

- MRKH syndrome(Mayer - Rokitansky - Kűster - Hauser syndrome)
  - Uterus, cervix, vagina의 hypoplasia나 absence를 특징으로 하는 증후군
  - Abnormal galactose metabolism과 관련성이 있다.
  - 15%에서 absent, pelvic, horseshoe kidney를 보인다.
  - 5∼12%에서 skeletal abnormality를 가지고 있다.

표 7-3 Anatomic causes of amenorrhea

Secondary sexual characteristics present	Müllerian anomalies
	  Imperforate hymen
	  Transverse vaginal septum
	  Mayer–Rokitansky–Küster–hauser syndrome
	Androgen insensitivity
	True hermaphrodites
	Absent endometrium
	Asherman's syndrome
	  Secondary to prior uterine or cervical surgery
	    Currettage, especially postpartum
	    Cone biopsy
	    Loop electroexcision procedure
	  Secondary to infections
	    Pelvic inflammatory disease
	    IUD–related
	    Tuberculosis
	    Schistosomiasis

IUD : intrauterine device

③ Absence of functioning endometrium

- Congenitally absent endometrium
- Asherman syndrome
  - 이전에 endometrium에 scar를 입은 환자에서 자주 발생
  - Risk factor
    - ◦ Uterine or cervical surgery
    - ◦ 자궁내 장치와 관련된 infection
    - ◦ Severe pelvic inflammatory disease
    - ◦ Postpartum curettage
    - ◦ Tuberculosis, schistosomiasis infection

(2) Androgen insensitivity

① 개요

- 이전에는 testicular feminization이라고도 불림
- 환자의 경우 생리는 하지 않지만 2차 성징은 발현된다.

② 원인

- Male pseudohermaphrodite
- X chromosome 상에 있는 androgen receptor의 defect로 발생한다.

③ 특징

- Total serum testosterone : normal male range
- Anti - műllerian hormone이 그 역할을 하기 때문에 uterus, vagina, tube와 같은 여성의 내부 생식기는 존재하지 않는다.
- 고환이 복강이나 inguinal hernia 내에 존재한다.
- Blind vaginal pouch
- Scant or absent axillary and public hair
- Testosterone이 estrogen으로 전환되기 때문에 유방 발육이 이루어진다.
- Unusually tall with eunuchoidal tendency

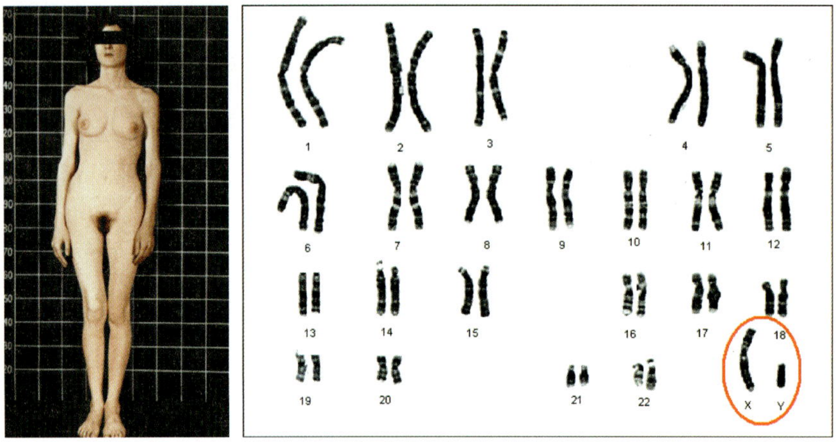

그림 7-9 Androgen insensitivity. 핵형을 살펴보면 뚜렷한 Y염색체가 보인다.

(3) True hermaphroditism

① 고환과 난소를 동시에 가지고 있으며 유전자형은 XX이거나 XY 혹은 mosaic 패턴을 보인다.

② XY genotype을 제외하면 생리를 하는 경우도 있다.

2) Diagnosis

(1) Imperforate hymen

① Valsalva 수기를 시행하여 bulging membrane를 확인하면 진단할 수 있다.

② Ultrasonography, MRI, IVP 등을 시행하여 동반 기형이 있는지의 여부를 확인한다.

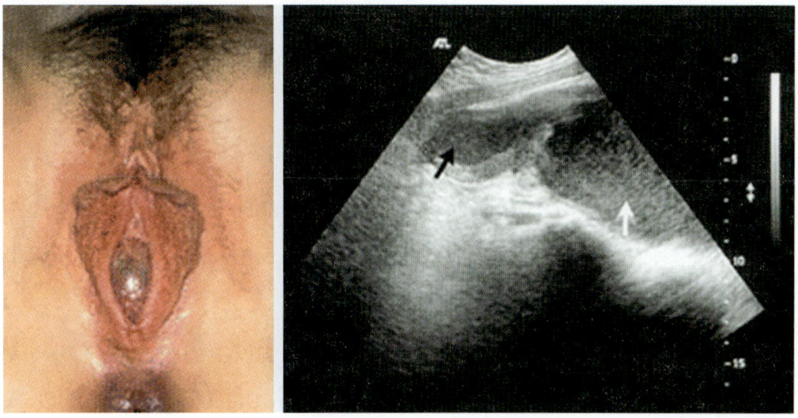

그림 7-10 Imperforated hymen. 초음파의 검은 화살표는 자궁이고 흰 화살표는 확장된 질이다.

(2) Androgen insensitivity

Pubic hair의 양이 적거나 거의 없기 때문에 transverse septum과 구분을 할 수 있으며 karyotype을 시행해서 Y염색체를 발견하면 확진할 수 있다.

(3) Absent endometrium

① Physical examination만으로는 알 수 없다.

② 2차 성징이 있고 호르몬 수치가 정상이며 estrogen, progesterone withdrawal bleeding이 없는 경우에 진단할 수 있다.

(4) Asherman's syndrome

Hysterosalpingography, saline infusion, ultrasonography, hysteroscopy로 진단한다.

3) Treatment

(1) Imperforate hymen

처녀막에 cruciate incision을 가해서 질입구를 만들어준다.

(2) Transverse septum

Surgical removal을 시행한 후 vagina adhesion 막기 위하여 Frank dilators를 삽입해 둔다.

(3) Hypoplasia or absence of cervix

Outflow obstruction보다 치료가 훨씬 어려우며 자궁 적출술을 시행해야 하는 경우도 있다.

(4) Absent or short vagina

Progressive dilation을 통해 기능성 있는 질을 만들어준다.

(5) Complete androgen insensitivity

고환은 사춘기 이전까지는 malignant transformation이 잘 안되므로 유방 발달이 충분히 이루어지고 여성의 성적 identity가 충분히 확립된 사춘기 이후에 제거술을 시행한다.

(6) Asherman's syndrome

Hysteroscopic resection with scissors or electrocautery, 수술 후 7~10일 동안 foley 카테터를 삽입해 두고 2개월 동안은 고용량의 estrogen을 progesterone과 함께 복용하도록 한다.

4 Amenorrhea with secondary sexual characteristics and nonanatomic causes

1) Causes

(1) Pregnancy

가임기 여성의 무월경에서 가장 흔한 원인

(2) Polycystic ovarian syndrome

① hyperandrogenism, ovulatory dysfunction, polycystic ovary

② 무월경보다는 불규칙적인 출혈이 잦음

③ androgen분비 부신종양, CAH를 감별해야함

(3) Endocrine disorder

Thyroid dysfunction, hyperprolactinemia도 무월경을 유발할 수 있다.

(4) Primary ovarian insufficiency(premature ovarian failure)

① 개요

- 40세 이전에 4개월 이상의 무월경 혹은 serum FSH가 폐경수준으로 높아진 것이 두 번 이상이면 primary ovarian insufficiency라고 한다.
- 사춘기 이전에 POI에 빠지는 터너 증후군 같은 경우는 정상적인 이차성징을 겪지 못한다.
- POI를 일으키는 원인은 다양하지만 아직 밝혀지지 않은 부분이 많다.

② 원인

- Sex chromosome disorders
  - X chromosome deletion된 Turner syndrome의 경우 정상적인 난소 발달은 이루어지지만 난포의 퇴화가 급속히 일어나면서 primary ovarian insufficiency에 빠진다.
  - 47, XXX karyotype인 경우에도 POI에 빠진다.

표 7-4 Causes of ovarian failure after development of secondary sexual characteristics

Chromosomal etiology
Iatrogenic causes
  Radiation
  Chemotherapy
  Surgical alteration of ovarian blood supply

Infections
Autoimmune–lymphocytic autoimmune oophoritis
Galactosemia(mild form or heterozygote)
Perrault syndrome
Idiopathic

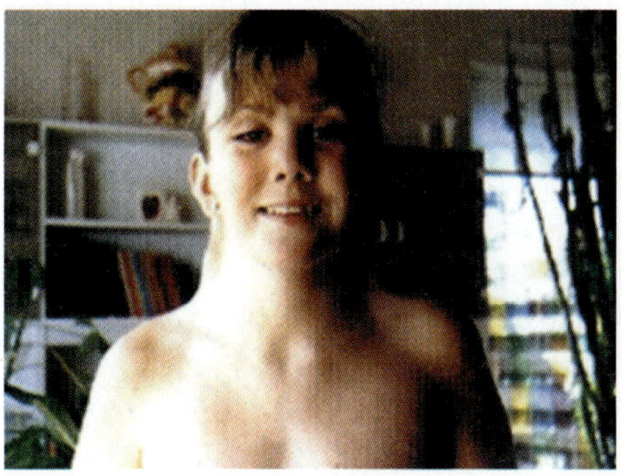

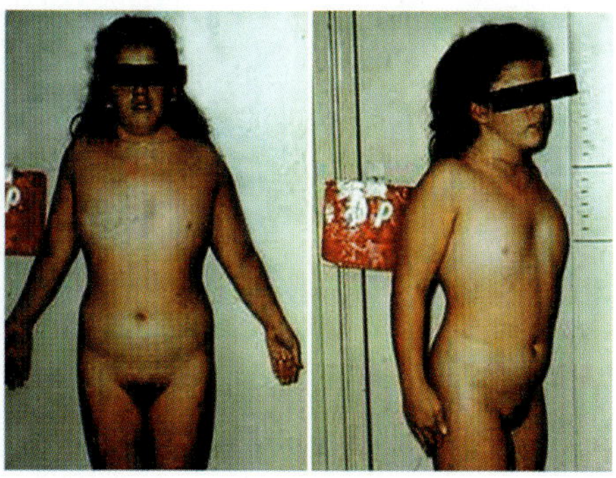

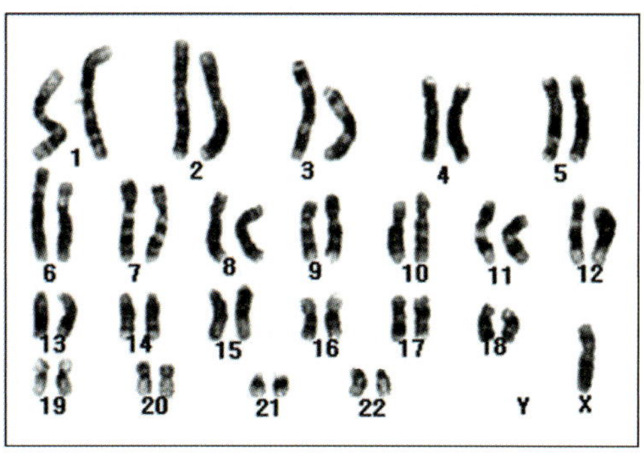

그림 7-11 Turner syndrome.

- Fragile X carriers
  - Inherited(X - linked) mental retardation의 가장 흔한 원인이다.
  - X염색체에 존재하는 FMR1 유전자의 CGG triplet이 200회 이상 반복되면서 비활성화되어 발생한다.
  - Female fragile X carrier의 경우 60~200회 정도의 CGG 반복을 가지게 되며 이런 경우 대개 mental retardation을 가지지 않게 되지만 15~25%에서 POI가 발생한다.
- Iatrogenic causes
  - Radiation
  - Chemotherapy(especially alkylating agent)
  - Surgical interference with ovarian blood supply
- Infections : 드물게 mumps가 POI와 관련될 수 있다.
- Autoimmune disorders : POI 환자의 일정 수에서는 자가 항체를 지니고 있으며 가장 흔한 질환은 갑상선 질환이다.
- Galactosemia : galactose metabolite가 난포에 toxic effect를 발휘하여 난소 부전을 유발한다.
- Savage syndrome
  - 난포는 존재하지만 FSH receptor의 이상으로 난포의 성숙이 이루어지지 않아 난소 부전이 발생한다.
  - Ovarian biopsy를 통해 진단할 수는 있지만 치료에 영향을 미치지 않으므로 시행하지 않는다.
- Autosomal gene mutations

  Perrault syndrome : 난소 부전과 ptosis가 주된 특징인 유전 증후군

(4) Pituitary/hypothalamic lesions

① Hypothalamic tumor

- GnRH 분비에 영향을 받으므로 무월경을 유발한다.
- Craniopharyngioma, germinoma, tubercular or sarcoid granuloma or dermoid cyst

② Pituitary lesion

- Pituitary gland의 파괴로 인해 호르몬 분비에 장애를 받거나 종양으로 인한 호르몬 과분비가 일어날 경우 무월경이 나타난다.

표 7-5 Pituitary and hypothalamic lesions

Pituitary and hypothalamic	Pituitary

Craniopharyngioma
Germinoma
Tubercular granuloma
Sarcoid granuloma
Dermoid cyst
	Nonfunctioning adenomas
	Hormone-secreting adenomas
	  Prolactinoma
	  Cushing's disease
	  Acromegaly
	Infarction
	Lymphocytic hypophysitis
	Surgical or radiologic ablations
	Sheehan's syndrome
	Diabetic vasculitis

- 원인
  - Tumor
  - Infarction
  - Infiltrating lesion(lymphocytic hypophysitis, granulomatous lesion)
  - Surgical and radiologic ablation
  - Sheehan's syndrome : 출산 당시 과다 출혈로 인해 postpartum necrosis되어 발생
  - Prolactinomas : most common pituitary hormone - secreting tumor

(5) Altered hypothalamic gonadotropin - releasing hormone secretion

표 7-6 Abnormalities affecting release of gonadotropin-releasing hormone

Variable estrogen status*	Euestrogenic states
Anorexia nervosa Exercise-induced Stress-induced Pseudocyesis Malnutrition Chronic diseases Diabetes mellitus Renal disorders Pulmonary disorders Liver disease Chronic infections Addison's disease Hyperprolactinemia Thyroid dysfunction	Obesity Hyperandrogenism Polycystic ovary syndrome Cushing's syndrome Congenital adrenal hyperplasia Androgen-secreting adrenal tumors Androgen-secreting ovarian tumors Granulosa cell tumor Idiopathic

* Severity of the condition determines estrogen status-the more severe, the more likely to manifest as hypoestrogenism.

① 전체 무월경 환자의 1/3은 GnRH의 비정상적인 분비로 인해 발생한다.

② 원인

- Chronic disease, malnutrition, stress, psychiatric disorders and exercise
- Hyperprolactinemia, Cushing's disease(excess ACTH), acromegaly(excess GH)

③ Leptin과의 관련성

- Leptin은 adipocyte에서 분비되는 호르몬으로 energy hemostasis와 연관되어 있다.
- Hypothalamic amenorrhea에서 leptin 수치가 낮은 것으로 알려져 있고 이 경우 leptin을 주면 ovulation이 일어나고 bone mass가 증가한다.

(6) Weight loss and dieting

저체중에서 무월경이 유발될 수 있고 만약 1년 안에 10% 체질량을 감소시킬 경우 쉽게 무월경이 나타난다.

(7) Anorexia nervosa

① 유병률 : 전체 청소년의 5~10%가 가지고 있다.

② 진단 기준

- 정상 체중의 15% 이하 수치를 유지하려고 함
- 뚱뚱해지는 것에 대한 두려움
- Body image의 altered perception
- Amenorrhea

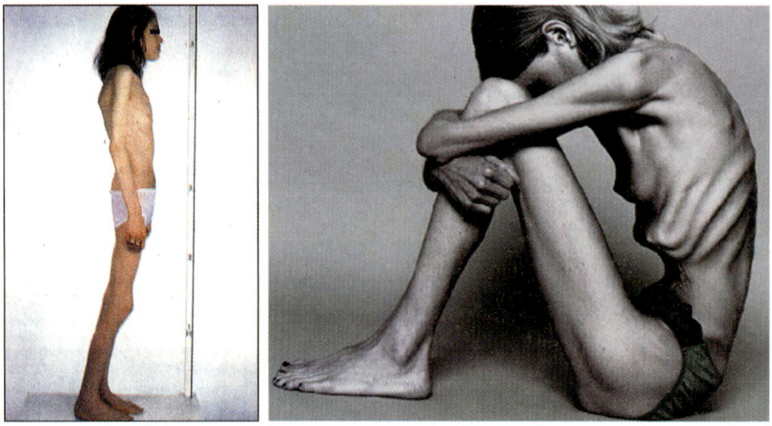

그림 7-12 Anorexia nervosa.

③ 호르몬 특징

- FSH, LH가 매우 낮은 level이다.

- Hypercortisolism
- Normal ACTH
- ↓ T_3

④ 증상

- Cold and heat intolerance
- Lanugo hair
- Hypotension
- Bradycardia

(8) Exercise

① GnRH pulse의 frequency가 감소되어 무월경이 유발된다.

② Estrogen 수치가 정상치에 비해 낮다.

③ Female athlete triad : amenorrhea, osteoporosis, eating disorders

(9) Stress - induced disorders

Exercise, anorexia와 비슷한 원리로 hypothalamic GnRH 분비 이상으로 무월경이 발생한다.

(10) Obesity

① 비만일 때 발생하는 menstrual disorder는 무월경보다는 무배란에 의한 비정상 자궁출혈이 더욱 흔하다.

② 비만인 여성의 경우 androgen이 일반 여성보다 estrogen으로의 전환이 더욱 많고 sex hormone - binding globulin이 적어 free androgen 수치가 높아짐에 따라 estrone의 전환 역시 늘어나므로 자궁내막암의 발생 가능성이 높아진다.

(11) Other hormonal factors

① PCOS : 가장 흔한 원인의 무월경의 원인

② Excess or deficiency in thyroid hormone, corticosteroid, androgen, estrogen

③ GH, TSH, ACTH, prolactin의 과다 분비 역시 amenorrhea를 유발한다.

2) Diagnosis

(1) 진단적 검사

① 2차 성징이 있는 무월경 환자의 경우 가임기 여성에서는 임신 반응 검사를 가장 먼저 실시한다.

② 만약, 임신 검사가 음성일 경우 다음 검사를 시행한다.

- TSH
- Prolactin

- FSH
- Estrogen status
- Vaginal USG(antral follicle count in ovary)
- Imaging of the pituitary and hypothalamic assessment

(2) 각론

① Thyroid - stimulating hormone and prolactin levels

- TSH를 측정하여 hypothyroidism, hyperthyroidism을 평가할 수 있다.
- Hyperprolactinemia
  - 무배란의 흔한 원인이다.
  - Hypothyroidism과 hyperprolactinemia가 동시에 있을 경우 hyperprolactinemia를 치료하기 전에 hypothyroidism을 먼저 치료하도록 한다.
- 지속적으로 prolactin이 계속 높을 경우 MRI를 고려한다.

② Follicle - stimulating hormone levels

- 적어도 2번 이상의 검사에서 연속으로 FSH 수치가 25～40mIU/ml 이상일 경우 hypergonadotropic amenorrhea를 진단할 수 있다.
- AMH(Anti Müillerian hormone)는 POI에서 낮고 PCOS에서 높게 측정된다.
- POI로 진단되면 FMR1 premutation(fragile X syndrome), Karyotype(30세 이하의 경우), 21- hydroxylase antibody검사를 해야 한다.
- PCOS가 의심되는 경우 hyperandrogenism을 확인해야 하고 CAH를 배제하기 위해 17- hydroxyprogesterone을 검사해야 한다.
- PCOS가 진단된 경우 2 - hour oral glucose tolerance test를 해야 한다.

③ Assessment of estrogen status

- Progesterone challenge test : Medroxyprogesterone acetate(MPA) 5～10mg을 열흘간 복용하게 되면 마지막 복용 날짜 2～10일 후에 withdrawal bleeding이 발생하게 되는데 이를 통해서 estrogen status를 파악할 수 있다.
- Vaginal dryness, hot flash, hypoestrogenism을 의심할 수 있다.
- 혈청 estradiol 수치 : estradiol 수치가 40pg/ml 이상일 경우 정상으로 판정한다.

④ Assessment of the pituitary and hypothalamus

- 적응증 : estrogen 수치는 낮은데 FSH가 높지 않을 경우는 pituitary, hypothalamic lesion을 반드시 의심한다.
- 시행하는 검사
  - Neurologic examination
  - CT or MRI

– Weight changes, exercise, eating habit, body image, school achievement 평가

⑤ 다른 호르몬 검사

- Androgen : hirsute patient에서 시행
- IGF - 1 : acromegaly에서 시행
- 24hour urinary cortisol : Cushing syndrome이 의심될 때 시행

3) Treatment

(1) 개요

① Underlying disorder의 치료

- Thyroid abnormality : thyroid hormone, radioactive iodine, antithyroid drug
- Hyperprolactinemia : bromocriptine, surgery
- Ovarian failure : hormone replacement
- Y cell line : gonadectomy

② Hypothalamic dysfunction과 연관된 무월경의 치료

- Hormonally active ovarian tumor : surgical removal
- Obesity, malnutrition, chronic disease, Cushing syndrome
  – 각자 상황에 맞는 specific treatment
- Pseudocyesis, stress - induced amenorrhea : psychotherapy
- Exercise - induced amenorrhea : 활동 제한과 충분한 영양 섭취를 통한 체중 증가
- Anorexia nervosa : 입원을 통한 다각도의 치료
- Chronic anovulation or PCOS
  – 경구 피임약
  – Estrogen, progestin replacement
- Congenital adrenal hyperplasia : bedtime에 glucocorticoid 주입

(2) Hirsutism

① 치료의 목적 : coarse hair growth의 감소

② 치료 약제

- Oral contraceptives
  – Ovarian androgen 생산을 감소시킨다.
  – Sex hormone - binding globulin을 증가시켜서 free androgen을 감소시킨다.
- Antiandrogen

- Spironolactone : androgen production을 감소시킨다.
- Flutamide : 전립샘암 치료제로 개발되었지만 다모증 치료에도 이용된다.
- Cyproterone acetate : 강력한 progestin이면서 동시에 antiandrogen의 역할을 한다.

• GnRH agonist : Ovarian steroid production 억제

• 5α-reductase inhibitors

- Finasteride : 전립샘 비대증에 치료되는 약제이지만 hirsutism 치료에도 효과적이다.
- Eflornithine hydrochloride topical cream : 얼굴과 뺨에 바른다.

(3) Ovulation induction

① 다른 질환과의 연관성

• Congenital anomaly와의 연관성 : 무배란 환자에서 임신을 위해 배란 유도를 시행할 경우 congenital anomaly가 증가하지는 않는다.

• 난소암과의 연관성

- 불임인 환자에서 난소암 위험성은 2.5배 증가하지만 이것이 배란 유도제에 의한 영향인지는 확실하지 않다.
- Oral contraceptive : ovarian cancer 방어

② 사용 약제

• Clomiphene citrate

- 안전하고 효과적이며 복용이 쉽고 가격이 싸므로 배란 유도의 일차 선택 약제이다.
- Estrogen, FSH, prolactin 수치가 정상인 환자에서 사용하고 hypogonadotropic state일 경우에는 효과가 떨어지므로 사용하지 않는다.
- PCOS와 같이 LH/FSH ratio 높은 무배란 환자에서도 매우 효과적이다.
- MCD 3～5일째 50mg의 용량으로 시작하여 5일간 지속한다.
- PCOS의 경우 insulin-sensitizing agent를 투여할 경우 효과를 더욱 높일 수 있다.

• Injectable gonadotropin

- Clomiphene citrate에 실패하거나 hypogonadotropic hypogonadism일 때 사용한다.
- 합병증으로 multiple pregnancy, ovarian hyperstimulation syndrome이 발생할 수 있다.

• GnRH

- 낮은 수치의 estrogen과 gonadotropin을 보이는 만성 무배란 환자에 효과적이다.
- Ovarian 혹은 pituitary failure에는 효과가 없다.
- 정맥 내 혹은 피하로 pulsatile fashion으로 주입할 수 있는 programmable pump가 있어야만 시행할 수 있는 단점이 있다.

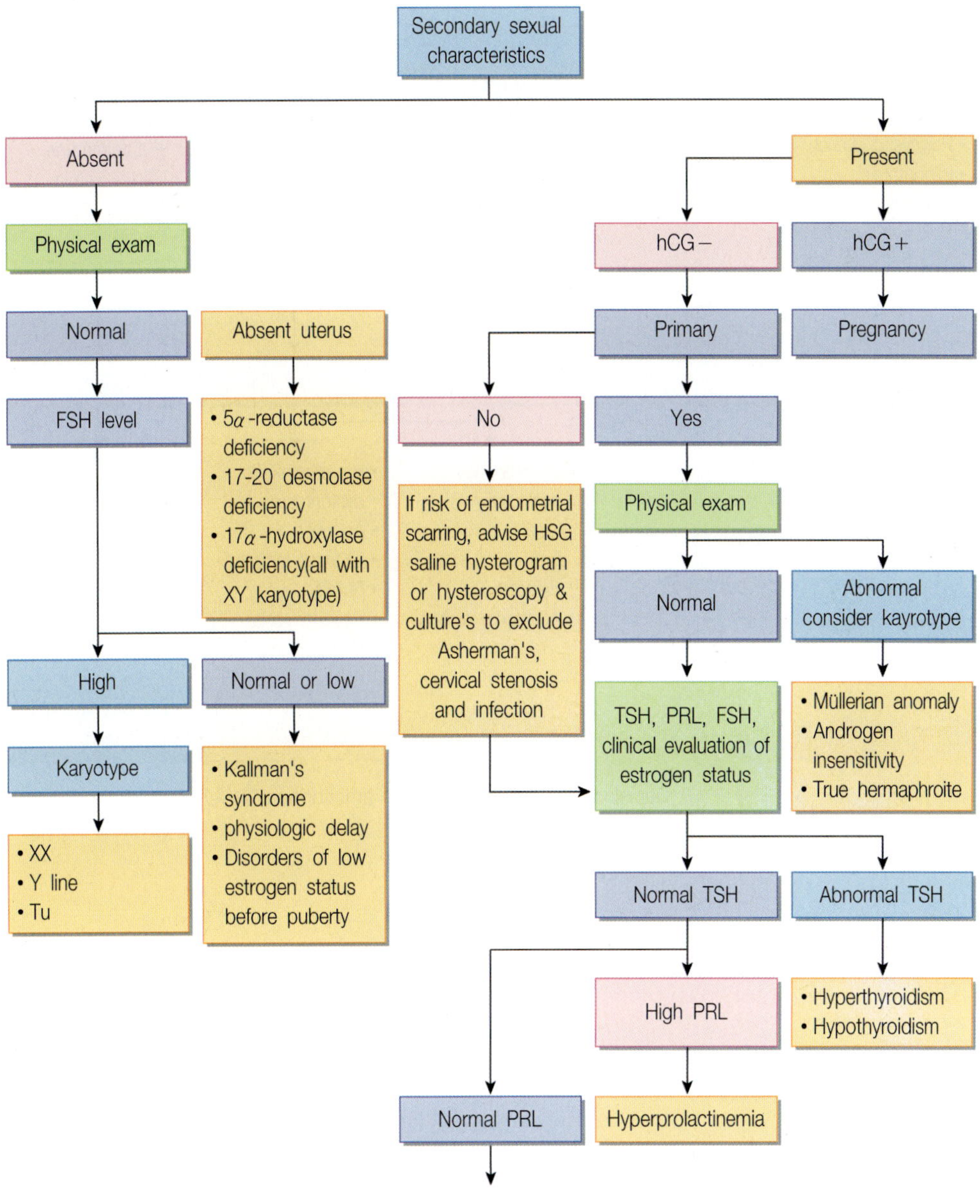

그림 7-13 **Decision tree for evaluation of amenorrhea.** FSH : follicle-stimulating hormone; HCG : human chorionic gonadotropin; HSG : hysterosalphingogram; TSH : thyroid-stimulating hormone; PRL : prolactin; CT : computed tomography; MRI : magnetic resonance imaging; EEG : electroencephalogram.

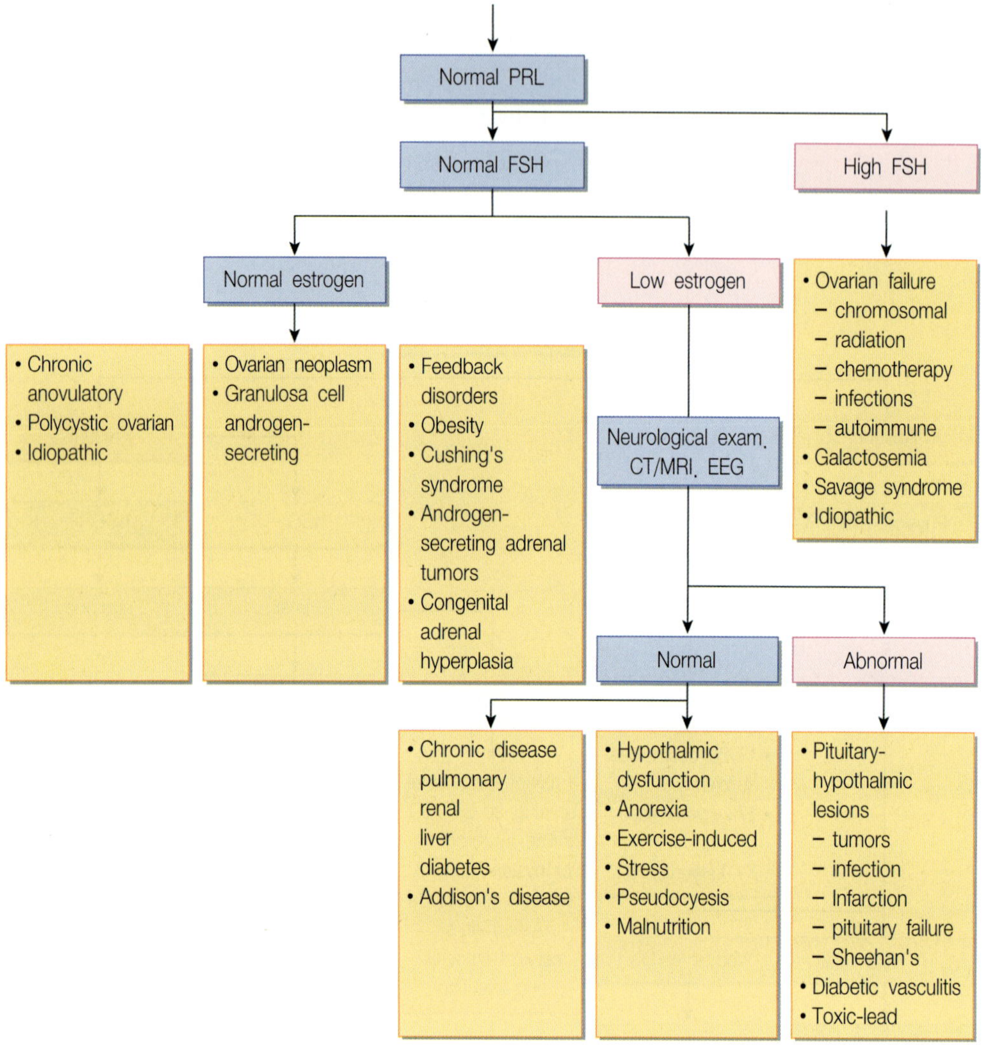

그림 7-13 Decision tree for evaluation of amenorrhea. (계속)

7.3 Endocrine disorders

1 Hyperandrogenism

1) Hirsutism

(1) 정의

① Androgen 과다인 여성에서 가장 흔하게 나타나는 증상

② Terminal hair가 남성과 같이 과다하게 자라는 것으로 정의한다.

(2) Hypertrichosis and virilization

① Hypertrichosis

Hirsutism과는 달리 trunk나 extremity와 같은 nonsexual area에서 androgen과는 무관한 hair가 성장하는 질환

② Virilization

- Hirsutism을 넘어서는 marked masculine transformation을 일컫는 용어이다.
- 증상
  - Coarsening of voice
  - 근육량의 증가
  - Clitoromegaly
  - 유방 크기의 감소

(3) Role of androgens

① Androgen의 생성 : 부신에서는 ACTH의 작용에 의해 난소에서는 LH의 작용에 의해 생성된다.

② Adrenal 17 - ketosteroid

- Adrenarche : 사춘기 전에 adrenal 17 - ketosteroid의 분비가 증가하는 것을 말한다.
- 회음부와 겨드랑이 털의 성장과 겨드랑이 땀의 분비를 촉진한다.

③ Testosterone

- Testosterone의 생성
  - 50% : peripheral conversion of androstenedione
  - 25% : ovarian secretion
  - 25% : adrenal secretion
- SHBG(Sex Hormone - Binding Globulin)
  - Testosterone은 상당 비율로 SHBG과 결합하므로 대부분 비활성화 상태로 있다.
  - 혈중 SHBG 농도가 높을수록 SHBG와 결합되어 있지 않은 free testosterone의 비율은 감소한다.
  - Androgenic disorder의 경우 free testosterone의 비율은 높고 SHBG 수치는 낮은 상태를 보인다.

(4) Laboratory evaluation

① Hirsutism assessment에 시행할 수 있는 검사실 검사

- Bioavailable testosterone 수치 : total testosterone, SHBG, albumin
- Calculated free testosterone
- DHEAS, 17 - hydroxyprogesterone도 같이 측정한다.

표 7-7 Normal values for serum androgens*

Testosterone(total)	20～80ng/dL
Free testosterone(calculated)	0.6～6.8pg/mL
Percent free testosterone	0.4～2.4%
Bioavailable testosterone	1.6～19.1ng/dL
SHBG	18～114nmil/L
Albumin	3,300～4,800mg/dL
Androstenedione	20～250ng/dL
Dehydroepiandrosterone sulafate	100～350μg/dL
17-hydroxyprogesterone(follicular phase)	30～200ng/dL

SHBG : sex hormone-binding globulin.

* 정상값은 실험실마다 다를 수 있다. Free testosterone은 총 testosterone과 SHBG를 측정해서 계산하고, bio-available testosterone은 총 testosterone, SHBG, albumin을 이용해 계산된다. Bioavailable testosterone은 free testosterone과 아주 약하게 결합된(non-SHBG, non-albumin) testosterone을 포함하고 equilibrium dialysis를 이용하지 않고 bioactive한 testosterone의 양을 알 수 있는 가장 정확한 방법이다. 만약 albumin의 수치가 정상이 아니라면 equilbrium dialysis를 이용해 unbound testosterone의 양을 정확히 측정할 필요가 있다.

② 다모증이 비정상 생리 혹은 무월경과 동반된 경우의 검사실 검사

LH, FSH, prolactin, TSH를 추가하여 검사한다.

③ Cushing syndrome이 의심되는 경우의 검사실 검사

- 24 - hour urinary cortisol 측정
- Overnight dexamethasone suppression test

(5) 치료

표 7-8 Medical treatment of hirsutism

Treatment category	Specific regimens
Weight loss	
Hormonal suppression	Oral contraceptives Medroxyprogesterone Gonadotropin-releasing hormone analogs Glucocorticoids
Steroidogenic enzyme inhibitors	Ketoconazole
5α-reductase inhibitors	Finasteride
Antiandrogens	Spironolactone Cyproterone acetate Flutamide
Insulin Sensitizer	Metformin
Mechanical	Temporary Permanent Electrolysis Laser hair removal

2) Polycystic ovary syndrome

(1) 개요

① 임상적 중요성

- PCOS는 hyperandrogenism과 hirsutism의 most common cause이다.
- PCOS를 가지고 있는 비만인 여성의 상당수가 hyperinsulinemia를 가진다.

② 진단 기준

- Rotterdam PCOS diagnostic criteria
  - Oligoovulation or anovulation
  - Clinical and/or biochemical signs of hyperandrogenism
  - Polycystic ovaries and exclusion of other etiologies(CAH, androgen - secreting tumors, Cushing's syndrome)

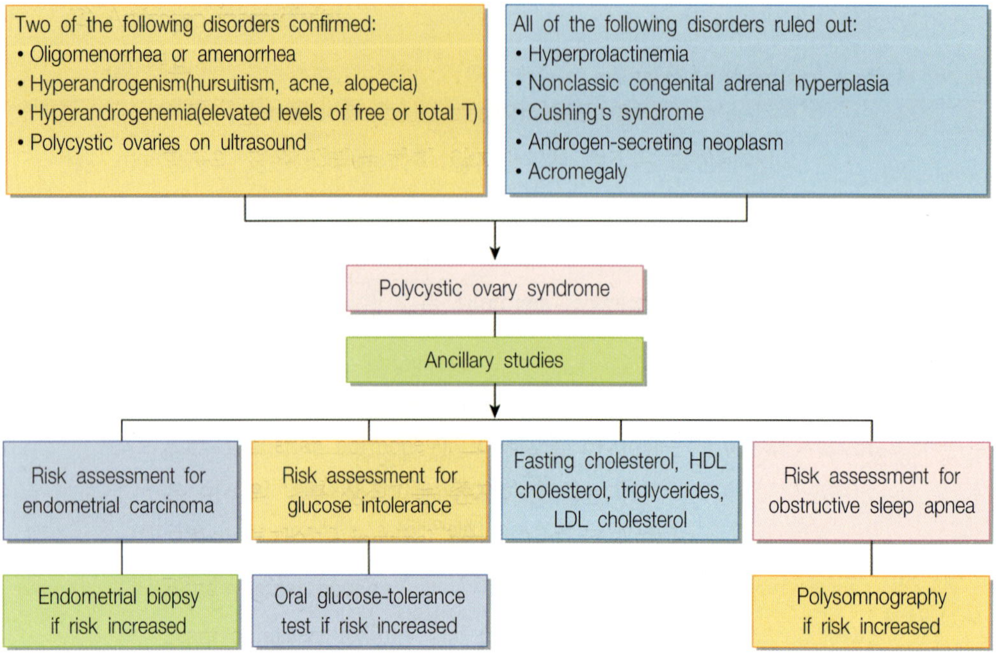

그림 7-14 Diagnostic algorithm for polycystic ovary syndrome.

③ 임상적 소견

- 다모증, 여드름
- Menstrual dysfunction : 무배란 혹은 희소배란으로 인해 발생
- 비만 : waist - to - hip ratio가 증가하는 android obesity 형태이다.
- Hyperinsulinemia
  - Insulin resistance로 인해 발생
  - Impaired glucose tolerance, type II diabetes mellitus의 risk가 높아진다.
- Abnormal lipoproteins
  - Total cholesterol, triglycerides, LDL의 증가
  - HDL, apoprotein A - I의 감소

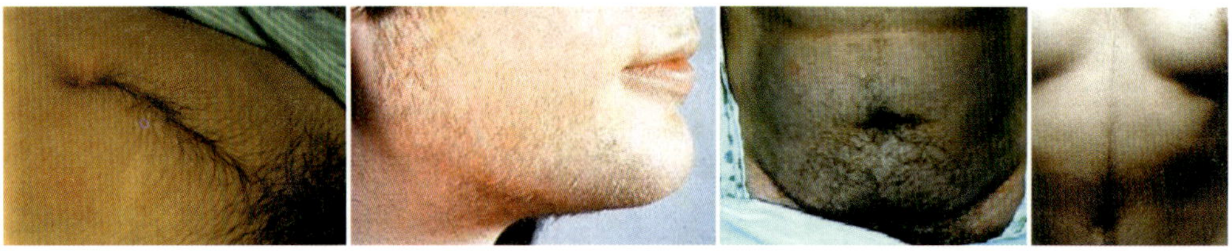

그림 7-15 PCOS의 임상 소견.

(2) Pathology

① 육안 소견

- 난소의 크기는 정상의 2~5배이다.
- 백색의 두꺼워진 겉질에는 지름 1cm 이하의 여러 개의 낭종을 가진다.

② 현미경적 소견

- Superficial cortex : fibrotic and hypocellular
- Stroma : luteinized stromal cell을 포함한다.

(3) Laboratory findings

① Serum total testosterone : upper limit의 2배를 넘지 않음

② Androstenedione의 aromatization으로 E1이 증가하면서 E1 : E2 ratio의 reversal이 나타난다.

③ LH pulse frequency가 증가하면서 LH/FSH ratio가 증가한다.

④ 25%에서는 prolactin level이 증가한다.

(4) Insulin resistance

① Acanthosis nigricans

- 다모증을 가진 여성에서 insulin resistance를 보여주는 reliable marker이다.
- Thickened, pigmented, velvety skin lesion이 vulva나 axilla, 목덜미, 유방 아래, 안쪽 허벅지에서 나타난다.
- HAIR-AN syndrome : Hyperandrogenism(HA), insulin resistance(IR), acanthosis nigricans(AN)을 특징으로 하는 임상적 증후군

② Interventions

- 체중감소
  - Abnormal glucose metablism의 개선
  - Hyperandrogenism을 감소시킨다.
  - Ovulatory function을 복원한다.
- Insulin-lowering agent
  - 인슐린 저항성은 현재 metabolic syndrome의 일부분으로 생각되고 있다.
  - Metabolic syndrome은 심혈관계 질환의 risk factor로 중요한 의미를 가진다.
  - Insulin-lowering agent의 사용을 고려해야 하는 경우
    - Female waist ＞35inches
    - TG ＞150mg/dL
    - HDL ＜50mg/dL
    - BP ＞130/85mmHg

◦ Fasting glucose : 110～125mg/dL

◦ 2hr GTT(75g) : 140～199mg/dL

(5) Ultrasonographic studies

① 난소의 크기가 증가된다.

② 0.5～0.8cm의 microcyst의 숫자가 양쪽 난소에서 모두 증가한다.

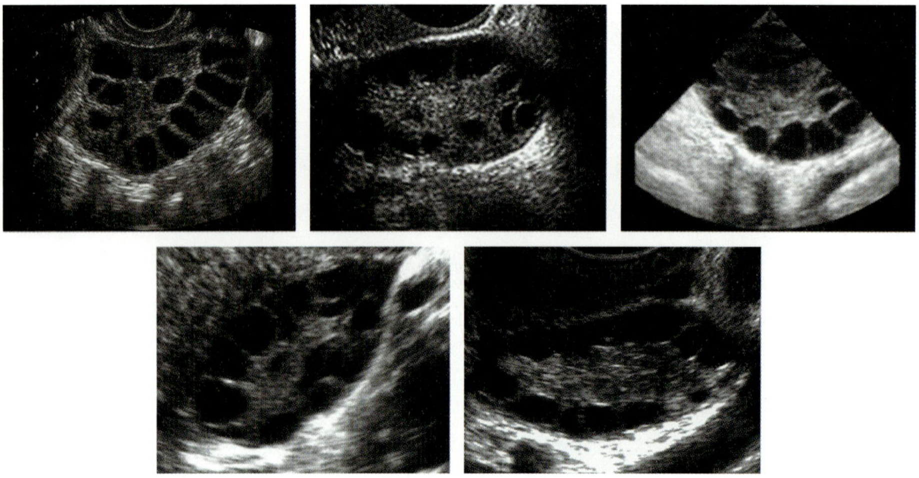

그림 7-16 PCOS의 초음파 소견.

(6) Long - term risks

① 자궁내막암

Progesterone에 의해 oppose되지 않으면서 지속적으로 estrogen 수치가 높아져 있으므로 자궁내막암의 위험성이 증가한다.

② 유방암과 난소암

- Hyperestrogenic state에 빠져 있으므로 두 종류의 암의 위험성이 증가한다.
- 위험성은 특히 비만하지 않은 여성에서 경구 피임약을 복용하고 있지 않을 경우 더 커진다.

(7) Treatment of hyperandrogenism and PCOS

① Weight reduction

- 비만을 가지고 있는 hyperandrogenism 환자에 일차 치료로 추천
- 효과
  - 건강증진
  - Insulin, SHBG, androgen 수치를 감소시킨다.
  - 배란을 복원시킨다.

② Oral contraceptives

- 효과
  - Progestin이 LH를 감소시키므로 ovarian androgen 생산을 감소시킨다.
  - Estrogen이 SHBG의 생산을 증가시키므로 free testosterone 수치가 감소한다.
  - LH, SHBG와는 상관없이 경구 피임약 자체의 효과로 circulating androgen이 감소한다.
  - Estrogen이 피부에 존재하는 5α - reductase를 억제함으로써 testosterone이 더욱 active metabolite인 DHT로 변환되는 것을 억제한다.
- 주의점 : 경구 피임약 단독 치료는 PCOS가 동반된 hirsutism을 치료하는 데에는 효과가 떨어지고 insulin resistance를 오히려 악화시킬 수 있다. 따라서 androgen action을 방해할 수 있는 다른 약제를 같이 투여해야만 효과를 발휘할 수 있다.

③ Medroxyprogesterone acetate

- GnRH의 생산과 gonadotropin의 분비를 감소시켜 난소에서의 testosterone과 estrogen 생산을 감소시킨다.
- Hirsutism 치료에 효과적이다.

④ Gonadotropin - releasing hormone agonists

- PCOS 환자에서 ovarian steroid의 생산을 완전히 억제한다.
- Idiopathic hirsutism이나 PCOS에 의한 hirsutism의 치료에 이용한다.
- 경구 피임약이나 estrogen을 replacement하여 bone loss, menopausal symptom을 경감시킬 수 있다.

⑤ Glucocorticoids

- Adrenal hyperandrogenism을 가지고 있는 PCOS 환자의 치료에 이용한다.
- Dexamethasone은 cortisol이 가지는 glucocorticoid effect의 40배에 달하는 역가를 가지고 있으므로 adrenal suppression이나 Cushing syndrome과 같은 부작용을 막기 위해 하루에 0.5mg 이상은 주입하지 않도록 한다.
- Adrenal hyperandrogenism과 연관된 여드름이나 hair growth를 유의하게 개선한다.

⑥ Ketoconazole : 원래는 항진균제로 개발되었으나 androstenedione이나 testosterone을 유의하게 낮추는 효과가 보고되었다.

⑦ Spironolactone

- 작용 : 원래는 aldosterone의 specific antagonist로 개발되어 potassium - sparing diuretic로서 고혈압을 치료하는데 사용되어 왔으나 hirsutism treatment에도

이용된다.

- 효과 : Growth rate of sexual hair, hair - shaft diameter를 낮춘다.
- Side effect
  - Irregular menstruation(metrorrhagia)
  - Nausea, fatigue
  - Potassium 수치 증가

⑧ Cyproterone acetate

- Potent antiandrogen 성격을 가지고 있는 synthetic progestin
- Androgen receptor에서 testosterone, DHT과 competitive inhibition을 한다.
- Severe hirsutism과 acne의 치료에 효과적이다.

⑨ Flutamide

- Nonsteroidal antiandrogen으로 진행된 전립샘암의 치료 약제로 개발되었으나 다모증에도 효과가 입증되었다.
- 다른 antiandrogen인 spironolactone, cyproterone acetate보다 receptor에 대해 더 약한 affinity를 보이므로 larger dose가 필요하다.

⑩ Finasteride

- 5α - reductase의 inhibitor
- Hair growth에 관여하는 DHT이 생성되는 것을 억제하여 효과를 나타낸다.
- Spironolactone, flutamide, finasteride는 male fetus를 여성화시키므로 피임이 필요하다.

⑪ Ovarian wedge resection : 일시적으로는 androstenedione을 감소시키고 장기적으로는 testosterone 수치를 약간 저하시켜 PCOS가 동반된 hirsutism의 치료에 사용될 수 있다.

⑫ Laparoscopic electrocautery

- Clomiphene citrate 치료에 잘 듣지 않는 PCOS의 치료에 wedge resection의 대안으로 사용될 수 있다.
- PCOS환자에서 spontaneous ovulation을 유도하여 임신에 도움을 줄 수 있다.
- Pelvic adhesion이 발생할 수 있다는 사실을 환자에게 주지시켜야 한다.

⑬ Insulin sensitizers

- 효과 : Hyperinsulinemia는 PCOS와 관련 무배란의 중요한 원인이므로 insulin sensitizer를 투여할 경우 ovulation과 pregnancy에 도움이 될 수 있다.

- Metformin
  - Insulin sensitivity를 증가시키고 hyperandrogenism을 개선하는 효과가 있다.
  - Metformin을 사용하였을 경우 ovulation rate를 3.9배 증가시킨다.
  - Clomiphene citrate을 metformin과 함께 투여했을 경우 clomiphene citrate를 단독 투여했을 때보다 배란과 임신율이 4.4배 증가된다.
  - 체중 감소와 더불어 PCOS 환자의 배란 유도에 있어 일차 선택 약제이다.
  - PCOS 환자에서 spontaneous abortion이 많다는 사실은 이미 알려져 있는데 metformin을 사용할 경우 유산 위험성이 많이 감소한다.

4) Cushing syndrome

(1) 개요

① 부신 피질에서 생산되는 호르몬
- Glucocorticoid
- Mineralocorticoid
- Sex steroid(androgen and estrogen precursors)

② 쿠싱 증후군의 정의 : Adrenal gland의 hyperfunction으로 인하여 glucocorticoid activity가 증가된 질환

③ 증상
- Catabolic state, muscle weakness, osteoporosis
- Glucose intolerance(enhanced gluconeogenesis and insulin antagonism)
- Central obesity

(2) Causes

① ACTH dependent
- Cushing disease
  - Pituitary ACTH-secreting adenoma를 일컫는 질환이다.
  - 쿠싱 증후군의 가장 흔한 원인이다.
- Ectopic ACTH syndrome : 50%는 폐의 small cell carcinoma가 그 원인이다.
- Ectopic CRH tumor : rare

② ACTH independent
- Exogenous or iatrogenic or factitious(self-induced)
  Most common cause of ACTH independent Cushing's syndrome
- Adrenal cancer, adenoma, hyperplasia

표 7-9 Causes of Cushing's syndrome

Category	Cause	Relative incidence
ACTH-dependent	Cushing syndrome	60%*
	Ectopic ACTH-secreting tumors	15%
	Ectopic CRH-secreting tumors	Rare
ACTH-independent	Adrenal cancer	15%
	Adrenal adenoma	10%
	micronodular adrenal hyperplasia	Rare
	Iatrogenic/factitious	Common

ACTH : adrenocorticotropic hormone; CRH : corticotropin-releasing hormone.

* ACTH-dependent Cushing syndrome may be caused by pituitary adenoma, basophil hyperplasia, nodular adrenal hyperplasia or cyclic Cushing syndrome.

(3) Work - up

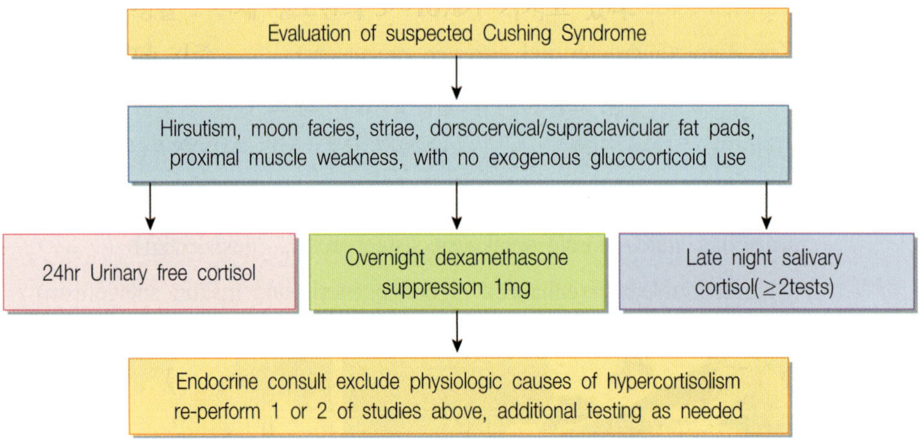

그림 7-17 TAlgorithm for testing patients suspected of having Cushing syndrome(CS).

(4) Treatment of ACTH - independent forms of Cushing syndrome

① Adrenal cancer

- 대개 6cm 이상이므로 CT나 MRI로 쉽게 발견할 수 있다.
- Unilateral adrenalectomy를 시행하지만 complete surgery는 어렵고 대부분의 환자가 1년 이내에 사망한다.

② Adrenal adenoma

- 대개 diameter는 3cm 정도이다.
- Surgical removal of tumor

(5) Treatment of Cushing disease

Treatment of choice : transsphenoidal resection

5) Congenital adrenal hyperplasia

(1) 21-hydroxylase deficiency

① 분류

- Salt-wasting CAH
  - 가장 severe form의 CAH로 patient의 75%는 생후 첫 2주 동안에 생존에 영향을 미치는 hypovolemic salt-wasting crisis를 경험한다.
  - Ineffective aldosterone synthesis로 인해 발생한다.
- Simple virilizing(classic) CAH : 여자 신생아에서 virilization을 보이거나 3~7세의 남아에서 급속히 masculinization되는 증상을 보여 발견된다.
- Nonclassic adult-onset CAH
  - 원인 : 21-hydroxylase의 부분적 결핍으로 발생하므로 사춘기나 그 이후 시기에 심하지 않은 고안드로겐혈증을 보인다.
  - 3가지의 표현형
    - PCOS에 상응하는 배란 장애와 특징을 가지는 표현형(39%)
    - 희발월경 없이 다모증만 가지는 표현형(39%)
    - 혈중 androgen 수치는 높지만 증상이 없는 표현형(22%)
  - 치료 : dexamethasone

② Prenatal diagnosis and treatment

- CAH의 위험성이 있는 경우 임신 초기에 chorionic villus sampling을 통하여 유전자 검사를 시행한다.
- 태아의 CAH가 진단된 경우 dexamethasone 치료를 시작하여 여자 아이의 genital ambiguity를 감소시킬 수 있지만 치료를 한다 하더라도 태어난 여아의 2/3는 surgical repair를 받게 된다.

(2) 11β-hydroxylase deficiency

① Severe or classic form

- 생후 첫해 동안에 mild~moderate hypertension을 보인다.
- Cerebrovascular accident로 사망하기도 한다.

② Mild or nonclassic form : Virilization이나 precocious puberty가 나타나지만 고혈압은 보이지 않는다.

(3) 3β - hydroxysteroid dehydrogenase deficiency

① Δ5 steroid를 Δ4 compound로 전환시키는 역할을 하는 효소의 결핍으로 발생한다.

② 굉장히 드물다.

6) Androgen – producing ovarian neoplasms

(1) Granulosa cell tumors

Estrogen을 생산하는 종양으로 isosexual precocious puberty를 유발한다.

(2) Sertoli - Leydig cell tumor

가임기 여성에서 가장 흔한 virilizing tumor

7) Stromal hyperplasia and stromal hyperthecosis

(1) Stromal hyperplasia

① Ovarian stromal cell의 nonneoplastic proliferation으로 정의한다.

② Hyperandrogenism, endometrial carcinoma, obesity, glucose intolerance와 관련성이 있다.

(2) Stromal hyperthecosis

① 난포와 일정한 간격을 두고 luteinized stromal cell이 나타나는 경우로 정의한다.

② Virilization, obesity, hypertension, hyperinsulinemia와 관련성이 있으며 HAIR - AN 증후군 환자의 대다수에서 나타난다.

③ Wedge resection을 시행하여 성공적인 배란과 임신을 유도할 수도 있다.

2 Prolactin disorders

1) Prolactin secretion

(1) Anterior pituitary gland에서 분비된다.

(2) Dopamine

① Hypothalamus에서 분비되며 primary prolactin - inhibiting factor로서 작용

② 종양으로 인해 도파민이 pituitary gland로 전달되지 않을 경우 prolactin 수치는 증가

(3) γ - aminobutyric acid(GABA) : prolactin inhibiting factor

표 7-10 Chemical factors modulating prolactin release and conditions that result in hyperprolactinemia

Inhibitory factors	Stimulatory factors	
Dopamine γ-Aminobutyric acid Histidyl-proline diketopiperazine pyroglutamic acid Somatostatin	β-Endorphin 17β-Estradiol Enkephaline Gonadotropin-releasing hormone Histamine	Serotonin Substance P Thyrotropin-releasing hormone Vasoactive intestinal peptide

2) Hyperprolactinemia

(1) Evaluation

① 원인

- Physiologic disturbance, pharmacologic agent, compromised renal function
- Acute stress, painful stimuli
- 고프로락틴혈증의 가장 흔한 원인은 항정신병 약품, 항도파민 성분의 약제를 복용할 때이며, 이로 인한 고프로락틴혈증은 치료할 필요가 없다.

② Hyperprolactinemia가 발견되었을 경우 먼저 갑상선 기능 저하증과 약물 복용 여부를 반드시 검사한다.

(2) Physical signs

① Galactorrhea and amenorrhea

- Galactorrhea가 없는 amenorrhea 환자의 15%, isolated galactorrhea 환자의 50%, amenorrhea와 galactorrhea를 동시에 가지고 있는 환자의 2/3는 hyperprolactinemia를 가지고 있다.
- Amenorrhea와 galactorrhea를 동시에 가지고 있는 환자의 1/3에서 pituitary adenoma가 발견된다.

② Delayed puberty

(3) Imaging techniques

① MRI with gadolinium enhancement : best anatomic detail을 제공한다.

② CT : 백내장을 유발시킬 수 있다.

③ Coned - down view : insensitive

(4) Pituitary disorders

① Microadenoma

- 유병률 : 전체 인구의 14.4~22.5%는 microadenoma를 가지고 있으나 임상적으로 의미있는 증상을 보이는 종양은 인구 100,000명당 14명에 불과하다.

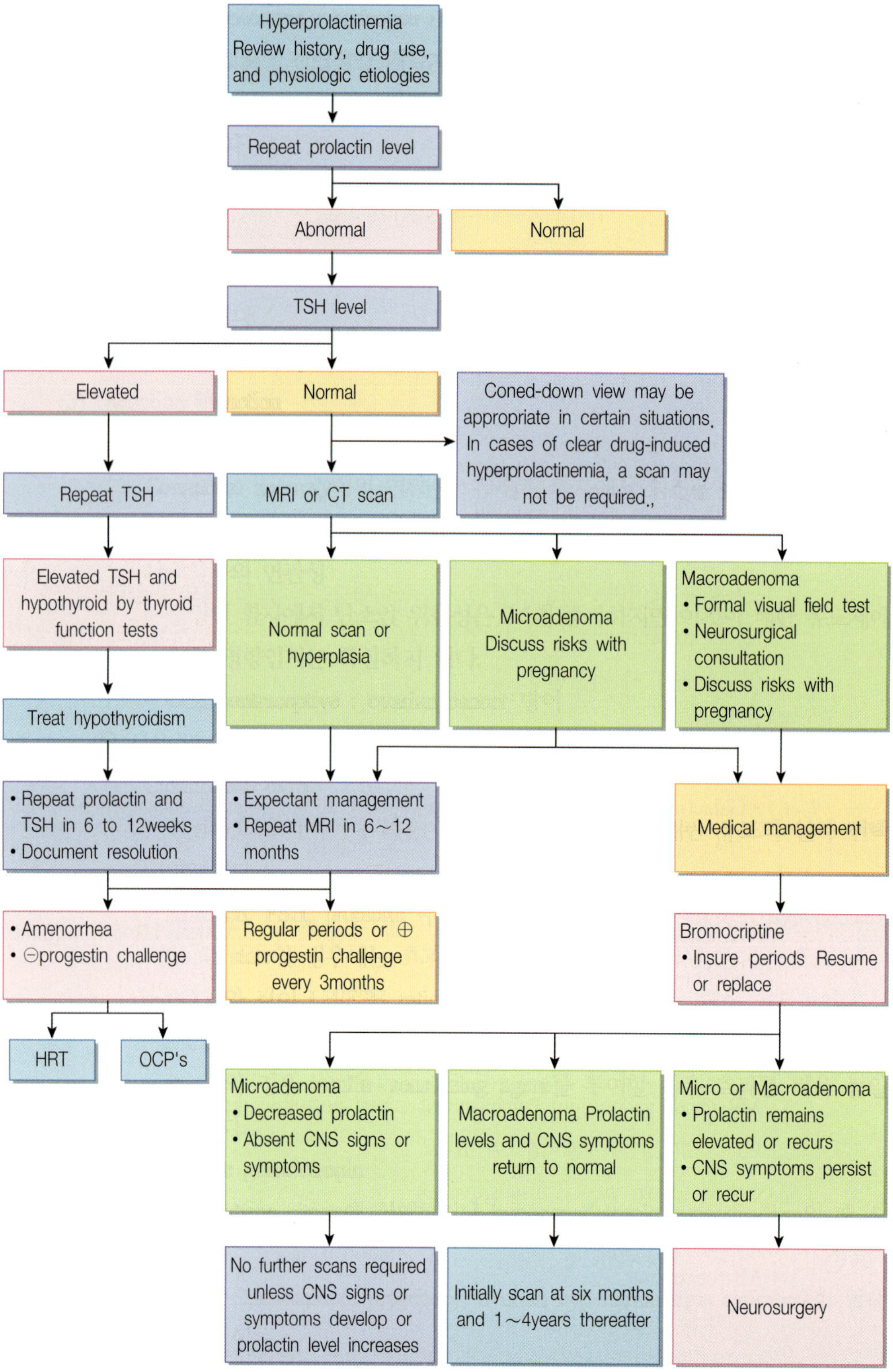

그림 7-18 Workup for hyperproclactinemia.

- 특징
  - 대개의 1cm 미만의 microadenoma는 benign course를 밟고 스스로 regress 하는 경향을 보인다.
  - Microadenoma가 macroadenoma로 진행되는 경우는 7%
- 치료
  - Expectant management
    - ◦ 임신을 원하지 않고 정상적인 생리를 하는 microadenoma 환자의 경우 지켜볼 수 있다.
    - ◦ Hyperprolactinemia - induced estrogen deficiency가 발생하여 골감소증을 유발할 수 있으므로 estrogen replacement를 시행하도록 한다.
  - Medical treatment
    - ◦ Bromocriptine : 강력한 dopamine agonist로 prolactin 합성을 저해한다.
    - ◦ Cabergoline : bromocriptine 만큼 effective하지만 부작용이 더 적다.

② Macroadenoma

- 정의 : 1cm보다 큰 pituitary tumor
- 치료
  - Medical treatment

    Bromocriptine : prolactin 수치를 낮추고 종양의 크기를 감소시킬 수 있다.
  - Surgical intervention
    - ◦ Bromocriptine에 반응이 없거나 지속적인 visual field loss가 있을 때 시행한다.
    - ◦ Transsphenoidal surgery

(5) Metabolic dysfunction and hyperprolactinemia

Hypothyroidism이 있을 경우 hyperprolactinemia를 유발하는 경우가 있으며 thyroid replacement 치료를 시행하면 prolactin 수치가 정상화된다.

(6) Drug - induced hyperprolactinemia

약을 중단할 경우 고프로락틴혈증은 쉽게 치료된다. 한편 약을 지속해야 하고 배란을 원하는 경우에는 dopamine agonist를 사용하여 치료하도록 한다.

(7) Use of estrogen in hyperprolactinemia

에스트로겐의 주입과 pituitary microadenoma의 성장과는 큰 연관성이 없어 보이며 따라서 고프로락틴혈증에 의해 발생된 hypoestrogenic patient의 경우 estrogen이나 경구 피임약을 사용할 수 있다.

(8) Monitoring pituitary adenomas during pregnancy

① 임신 동안 microadenoma가 문제를 일으키는 경우는 거의 없다.

② 임신 기간 동안 혈청의 prolactin 수치는 꾸준히 상승하기 때문에 prolactin 수치 측정은 큰 의미를 가지지 않는다.

③ Microadenoma나 macroadenoma를 가지고 있는 환자라 하더라도 모유수유는 금기가 아니다.

7.4 Endometriosis

1 개 요

1) 정 의

자궁 바깥에서 자궁내막 조직(gland and stroma)이 존재할 때로 정의한다.

2) 분 포

인체의 모든 곳에 분포할 수 있지만 pelvic viscera와 peritoneum에 가장 흔하다.

2 Etiology

1) Endometriosis의 생성 가설

(1) Ectopic transplantation of endometrial tissue

① 가설 내용 : 생리 기간 동안 자궁내막 세포가 난관을 통해 regurgitation되어 seeding, implantation되면서 endometriosis가 발생한다는 가설

② 증거

- 70~90%의 여성에서 retrograde menstruation이 발생하며 이는 endometriosis를 가지고 있는 여성에게 더욱 흔하게 나타난다.
- 자궁내막증은 난소, cul-de-sac, uterosacral ligament, 자궁 후벽, posterior broad ligament와 같은 골반의 dependent portion에서 가장 흔하게 발견된다.
- 동물 실험에서 생리 중에 얻어진 자궁내막 세포를 인위적으로 abdominal skin이나 pelvic cavity에 넣었을 때 잘 자란 연구결과가 있다.
- 자궁의 outflow obstruction으로 retrograde menstruation의 양이 많은 여성에서 자궁내막증의 빈도가 높다.

- 생리주기가 짧거나 생리 기간이 긴 여성의 경우 retrograde menstruation이 빈번하게 나타나며 자궁내막증 또한 그렇지 않은 여성에 비해 더 많이 발생한다.

③ Extrapelvic endometriosis : 이 가설에서는 extrapelvic endometriosis를 혈관이나 림프선을 따라 dissemination되어 발생한다고 설명하고 있다.

(2) Coelomic metaplasia

Coelomic epithelium이 endometrial tissue로 transformation(metaplasia) 되어 자궁내막증이 발생한다는 가설

(3) Induction theory

Coelomic metaplasia의 연장선으로 생각할 수 있는 가설로 잘 알려지지 않은 어떠한 endogenous biochemical factor가 undifferentiated cell을 endometrial tissue로 발달하도록 유도한다는 가설

2) Genetic factors

(1) 최근 자궁내막증이 부분적으로 유전성 질환임을 밝혀주는 증거들이 보고되고 있다.

(2) 1st - degree relative에서 자궁내막증이 발견될 경우 그렇지 않은 여성에 비해 자궁내막증의 위험성이 7배 증가한다.

(3) 특별한 Mendelian 유전 방식은 보고된 바 없으므로 multifactorial inheritance일 것이라고 추측하고 있다.

3) Immunologic factors and inflammation

(1) Immunologic factors

Retrograde menstruation은 흔하게 발생하지만 이러한 모든 여성에서 자궁내막증이 발생하지 않는 것은 자궁내막증 환자의 경우 복강 내에 있는 viable endometrial cell에 대한 immunologic clearance가 감소되었기 때문이라고 설명하는 가설

(2) Inflammation

자궁내막증을 subclinical peritoneal inflammation이라고 생각하는 개념

3 Prevalence

1) 주로 가임기 여성에서 발견되며 일부의 경우 청소년이나 호르몬 치료를 받고 있는 폐경기 여성에서도 발견되었다.

2) 많은 연구결과가 있지만 대략 가임기 여성의 7%가 이 질환을 앓고 있다고 생각된다.

3) 골반통을 앓고 있거나 불임인 여성에서의 유병률이 일반 여성에 비해 높다.

4 Diagnosis

1) Clinical presentation

(1) 개요

① 가장 흔한 증상들

- Subfertility, dysmenorrhea, dyspareunia, chronic pelvic pain
- 위장관계 증상 : pain, nausea, vomiting, early satiety, altered bowel habit
- 매우 심하게 진행된 자궁내막증 환자에서 증상이 없는 경우도 많다.

② Risk factors

- Short cycle length, heavier menstruation, longer flow duration
- Tall height, low weight

(2) Pain

① 특징

- 생리통이 몇 년 동안 없다가 갑자기 생겼다면 endometriosis를 시사한다.
- Menstrual bleeding 이전에 시작하여 생리기간 내내 지속된다.
- 통증의 정도와 자궁내막증의 severity와의 관계는 아직 확연하게 정립되지 않았다.

② 통증의 기전

- Local peritoneal inflammation
- Deep infiltration
- Adhesion formation
- Fibrotic thickening
- 자궁내막증 주위로 뭉쳐진 생리혈이 인근 조직에 painful traction을 유발

(3) Subfertility

① 불임과의 연관성

- 자궁내막증의 severity와 subfertility는 서로 연관성이 있다.
- 자궁내막증이 moderate혹은 severe할 경우 tubo - ovarian motility와 ovum pickup을 block하는 adhesions을 야기하므로 subfertility가 발생할 수 있다.
- Minimal or mild endometriosis와 infertility와의 연관성은 아직은 확립된 바 없다.

② Spontaneous aboration : 자궁내막증은 습관성 유산과 관련성이 없으며 또한 자궁내막증의 치료가 자연 유산을 감소시킬 수 있는 것은 아니다.

(4) Extrapelvic endometriosis

① 생리와 비슷한 시기에 주기적으로 골반 바깥쪽의 통증과 종괴가 나타날 때 의심한다.

② Gastrointestinal tract : Most common site

(5) Endocrinologic abnormalities

① 자궁내막증은 무배란, abnormal follicular development와 관련이 있다.

② 배란전 순환 E2 수치의 감소, disturbed LH surge와 관련해 premenstrual spotting, luteinized unruptured follicle, galactorrhea, hyperprolactinemia를 일으킬 수 있다.

2) Clinical examination

(1) Uterosacral or cul - de - sac nodularity, painful rectovaginal septum swelling

(2) False - negative result가 많으므로 확진은 의심되는 병변의 biopsy를 통해서만 이루어진다.

3) Imaging and endometriosis

(1) US : ovarian endometriotic cysts, rectovaginal endometriosis

(2) CT, MRI : 초음파 보다 비싸고 추가적 이득도 확실하지 않음

4) CA125

(1) 현재 자궁내막증을 진단할 수 있는 혈액 검사는 없다.

(2) CA125는 coelomic epithelium의 파생물이며 moderate, severe endometriosis에서 증가한다.

(3) 복강경을 통한 조직 검사와는 달리 혈청의 CA125 수치는 진단적 도구로 이용할 수 없다.

(4) 비록 진단에는 이용할 수 없지만 연속적으로 CA125 수치를 측정하는 것은 치료 후의 재발의 여부를 예측하는데 활용될 수 있다.

5) Laparoscopic findings

(1) 중요성

복강경은 골반내 병변을 관찰하거나 확진을 내리는 데 있어서 standard technique 이다.

(2) 자궁내막증의 특징적 소견

① Typical(powder - burn, gunshot) lesions on peritoneal surface

② Red implant(petechial, red flamelike)

③ Serous or clear vesicle

④ White plaque or scar

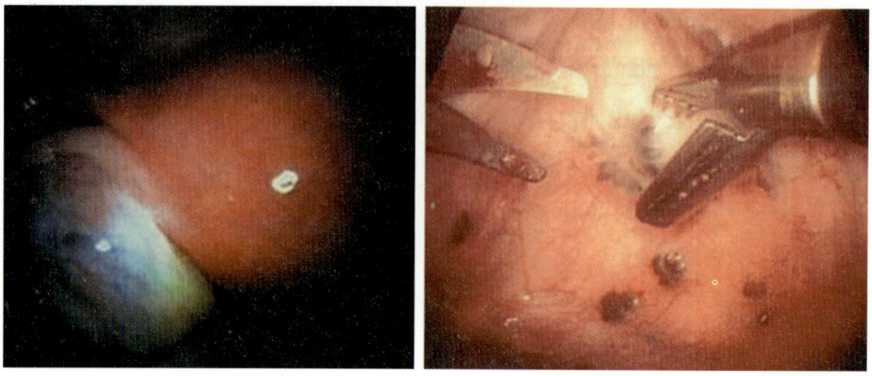

그림 7-19 Laparoscopic findings of endometriosis(endometrioma).

(3) Endometriotic cyst의 특징적 소견

① 대개는 12cm 미만의 지름이다.

② Adhesion to pelvic sidewall or broad ligament

③ Ovarian surface endometriosis

④ Thick, chocolate - colored fluid

6) Histologic confirmation

(1) 중요성

자궁내막증의 조직학적 검사는 진단에 필수적이다.

(2) 자궁내막증의 특징적인 현미경 소견

Endometrial gland and stroma, with or without hemosiderin - laden macrophage

(3) Microscopic endometriosis

① 육안상 정상으로 보이는 복막에서 현미경으로 관찰했을 때 endometrial gland와 stroma가 존재할 때로 정의한다.

② 정상인의 10～15%는 microscopic endometriosis를 가지고 있다.

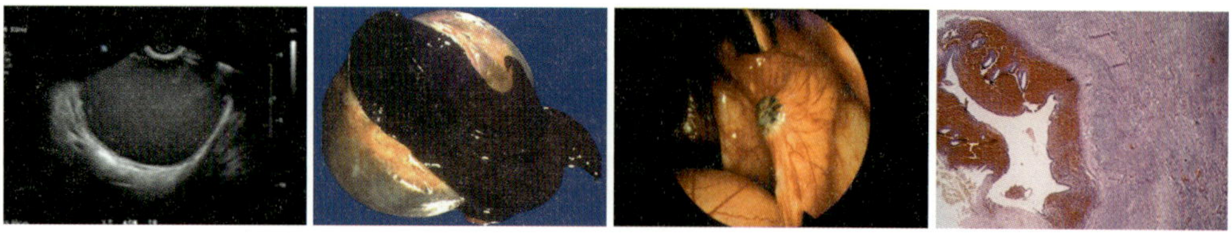

그림 7-20 Endometrioma의 소견.

7) Classification : AFS(American Fertility Society) system

American Society for Reproductive Medicine
Revised Classification of Endometriosis

Patient's Name ____________________ Date ____________________

Stage Ⅰ(Minimal) 1.5
Stage Ⅱ(Mild) 6～15
Stage Ⅲ(Moderate) 16～40
Stage Ⅳ(Severe) > 40
Total ____________

Laparoscopy laparotomy Photography ______
Recommended Treatment ____________________

Prognosis ____________

PERITONEUM	ENDOMETRIOSIS		<1cm	1～3cm	>3cm
	Superficial		1	2	4
	Deep		2	4	6
OVARY	R	Superficial	1	2	4
		Deep	4	16	20
	L	Superficial	1	2	4
		Deep	4	16	20
POSTERIOR CUL-DE-SAC OBLITERATION			Partial		Complete
			4		40
OVARY	ADHESIONS		<1/3 Enclosure	1/3-2/3 Enclosure	>2/3 Enclosure
	R	Filmy	1	2	4
		Dense	4	8	16
	L	Filmy	1	2	4
		Dense	4	8	16
TUBE	R	Filmy	1	2	4
		Dense	4*	8*	16
	L	Filmy	1	2	4
		Dense	4*	8*	16

*If the fimbriated end of the fallopian tube is completely enclosed, change the point assignment to 16.

Additional Endometriosis : ____________________

Associated Pathology : ____________________

To be used with normal tubes and ovaries

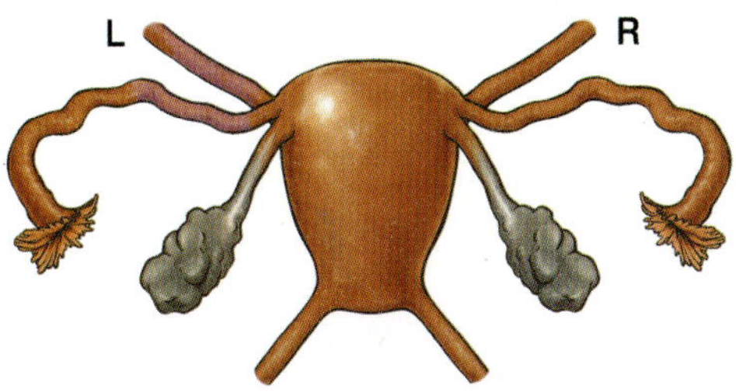

To be used with abnormal tubes and / or ovaries

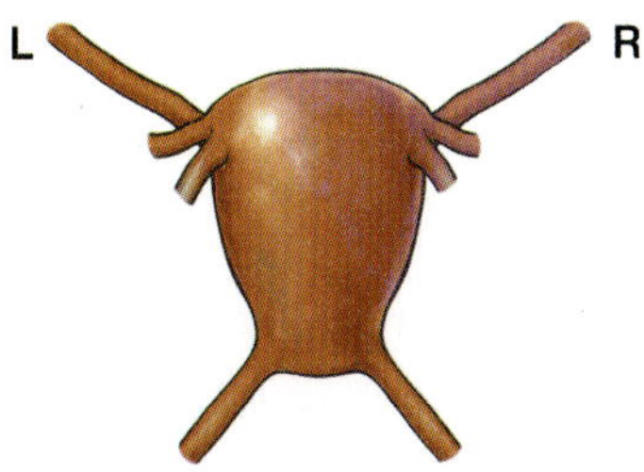

그림 7-21 Revised american society for reproductive medicine classification.

(1) Stage 분류 기준

① Appearance, size, depth of implant

② Presence, extent and type of adnexal adhesion

③ Degree of cul - de - sac obliteration

(2) 임상적 중요성

자궁내막증의 정도를 객관적으로 평가내릴 수 있는 지표이지만 stage와 통증과의 관계는 아직 확연히 입증되지 않은 한계점이 있다.

5 Treatment

1) Prevention

(1) 현재까지 자궁내막증을 예방할 수 있는 방법은 보고된 바 없다.

(2) 자궁내막증의 치료 이유

① 치료를 받지 않을 경우 진단 후 1년 이내에 30~60%는 병변이 진행된다.

② 환자마다 자궁내막증이 어떻게 진행될지를 예측할 수가 없다.

2) Surgical treatment

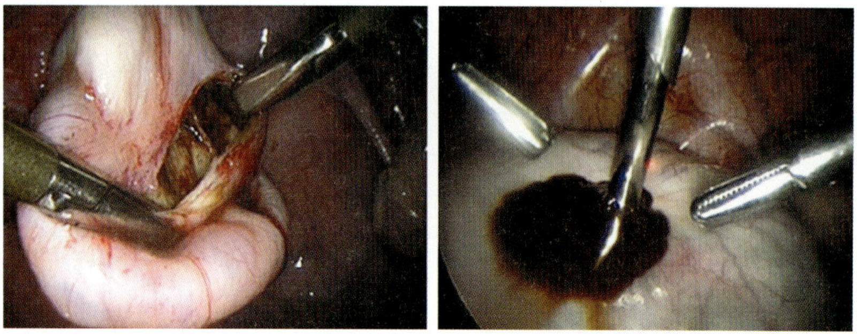

그림 7-22 Surgical treatment of endometrioma.

(1) 수술방법

① Peritoneal endometriosis : 복강경을 통해 surgical excision, bipolar coagulation, laser method를 시행

② Ovarian endometriosis

- Ovarian cystectomy가 가장 좋은 치료방법이다.
- 수술 시에 낭종 벽을 난소 겉질로 부터 완전히 제거해야만 재발을 방지할 수가 있고 반드시 정상적인 난소 조직은 남겨두어야 한다.

- 3cm 이상의 endometrioma에서 drainage and ablation을 시행한 경우보다 excisional surgery를 시행한 경우에 endometrioma, pain의 재발이 줄고 subfertility가 개선됨

③ Preoperative hormonal treatment : 심한 endometriosis에서 수술 전에 3개월 동안 미리 GnRH 치료를 하여 병변의 vascularity, nodular size를 감소시킬 수 있다. 하지만 pain relief 등의 outcome에 대한 효과는 불확실하다.

④ Oophorectomy and hysterectomy : 매우 심한 자궁내막증의 경우에서만 시행한다.

(2) Results of surgical treatment

① Pain : 수술에 의한 통증의 감소는 아직 확실히 규명되진 않았다. 여러 psychological factor, doctor - patient relationship 등에 영향을 받는 것으로 알려져 있고, diagnostic laparoscopy만으로도 50%의 환자에게서 통증이 경감되기도 한다.

② Subfertility

- 4cm 이상의 endometrioma에서 laparoscopic cystectomy를 시행한 경우 drainage와 coagulation을 시행한 군에 비해 임신율이 향상된다.
- 수술을 시행한 이후 GnRH agonist, danazol 등의 호르몬 치료는 시행하지 않는데 이는 이러한 약제들이 임신을 방해하기 때문이다.
- 수술 후 6～12개월 동안이 가장 임신이 잘되는 시기이고 2년 이내에 임신이 안 되면 그 이후에 임신이 될 가능성은 극히 적다.

3) Medical treatment

(1) Empirical treatment

① 확진을 받지 못한 자궁내막증이 의심되는 환자가 생리통이나 골반통을 치료하기 원할 경우 경험적 치료를 시행한다.

② Analgesics(NSAID), counseling, nutritional therapy, progestin, 경구 피임약을 사용할 수 있다.

(2) Hormonal medical treatment의 원리

① 에스트로겐이 자궁내막증의 성장을 자극하므로 에스트로겐 합성을 억제하는 호르몬 제제를 사용하여 ectopic endometrial implant의 atrophy를 유도한다.

② 난소의 기능을 6개월 이상 억제할 경우 자궁내막증에 의한 통증을 줄일 수 있다.

③ Pain relief는 오래 지속되지 못하고 약을 끊었을 때 재발할 확률이 높다.

(3) Hormonal medical treatment의 종류

① Oral contraceptive

- Continuous administration

- Low dose monophasic combination contraceptive를 하루에 한 알씩 6~12개월 동안 지속적으로 복용할 경우 무배란과 자궁내막 조직의 decidualization을 유도하여 pseudopregnancy 상태로 만들 수 있다.
- 생리통과 골반통에 매우 효과적이며 자궁내막증의 원인으로 생각되는 retrograde menstruation을 줄일 수 있다는 장점이 있다.

• Cyclic administration : 주기적으로 21일 동안만 피임약을 복용하는 방법은 지속적으로 피임약을 복용하는 요법과는 달리 자궁내막증의 발달과 재발을 방지하는 효과가 뚜렷하지 않다.

② Progestins

• 원리 : 자궁내막 조직을 처음에는 decidualization시킨 후 곧 이어 atrophy를 유발하여 antiendometriotic effect를 발휘한다.

• 자궁내막증의 일차 치료로 이용되는 이유
  - Danazol이나 GnRH agonist와 효과가 동등하다.
  - 값이 싸다.
  - 부작용이 적다.

• Medroxyprogesterone acetate(MPA)
  - 3개월 간격으로 150mg을 근육에 정주한다.
  - 자궁내막증과 관련된 통증의 치료에 매우 효과적이다.
  - 무배란과 무월경을 유발하고 약을 끊은 후 다시 배란이 재개되는데 걸리는 시간이 매우 다양하므로 불임 환자에서는 사용하지 않는다.

③ Intrauterine progesterone treatment : Levonorgestrel - releasing IUD를 12개월 동안 착용할 경우 자궁내막증과 관련된 생리통과 골반통, 성교통이 유의하게 감소한다.

④ Gestrinone

• 19 - nortestosterone의 유도체로 androgenic, antiprogestagenic, antiestrogenic, antigonadotropic 특성을 지니고 있어 endometriotic implant의 비활성화와 degeneration을 유발한다.

• 자궁내막증과 연관된 골반통에 효과가 있다.

⑤ Danazol : 자궁내막증의 치료에 이용되는 다른 약제에 비해 효과가 떨어지고 전신적인 부작용이 흔히 발생한다.

⑥ GnRH agonist

• 작용 기전
  - GnRH agonist는 pituitary GnRH receptor에 부착하여 LH와 FSH의 분비를

자극하지만 endogenous GnRH보다 훨씬 긴 반감기를 가진다.
- 긴 반감기로 인해 GnRH receptor가 지속적으로 활성화되므로 결국에는 pituitary receptor의 수가 감소하고 GnRH activity 자체의 down regulation이 이루어진다.
- Down regulation으로 인해 FSH와 LH의 분비가 감소되면서 ovarian steroid의 감소를 야기하고 결과적으로 medically induced pseudomenopause를 유발한다.

• 종류 : Leuprolide, buserelin, nafarelin, bistrelin, goserelin, deslorelin, triptorelin
• 효과
  - Danazol이나 progestin 치료와 효과가 비슷하다.
  - GnRH agonist를 3개월간 치료할 경우 6개월간 pain improve
• Add - back therapy
  - GnRH agonist 치료 과정 중에 estrogen은 30~45pg/mL를 유지하는 것이 중요한데 이는 만약 이것보다 더 낮을 경우 bone loss를 유발하기 때문이다.
  - Add - back therapy의 목표는 저에스트로겐혈증으로 인한 vasomotor symptom이나 bone loss는 예방하면서 effective한 endometriosis 치료를 시행하는 것이다.
  - GnRH agonist는 maximal bone density에 이르지 않는 16세 이하의 소녀에서는 사용해서는 안 된다.

(4) Efficacy of medical treatment

① Pain

• Progestin, danazol, gestrinone, GnRH agonist 등의 medical 치료는 자궁내막증과 관련된 통증을 줄이는데 매우 효과적이다. 다만 약물을 중단할 시 통증이 재발할 확률이 높다.
• 수술 중 여러 원인으로 완전한 절제가 이루어지지 못했거나 수술 후에도 통증이 지속될 경우에는 추가적인 내과적인 치료가 필요한데 이는 최소 3~6개월 정도 지속해야 한다.

② Subfertility

• 내과적 치료를 하고 있는 도중에는 임신은 금기이다.
• Minimal~mild endometriosis에서 내과적 치료가 expectant management보다 임신율이 더 좋다는 증거는 없다.

4) Recurrence

자궁내막증은 완벽한 수술이 이루어지지 않을 경우 대개는 재발을 하며, 매년 5~20%에서 재발하여 5년 동안에 재발할 cumulative rate는 40%에 달한다.

5) Assisted reproduction and endometriosis

(1) IUI(Intrauterine Insemination)

자궁내막증과 연관된 불임증 환자에서 ovarian stimulation을 병용하여 IUI를 시행하였을 경우 임신율이 향상된다.

(2) IVF(In Vitro Fertilization)

Tubal infertility로 인해 IVF를 시행한 여성보다 자궁내막증으로 인해 IVF를 시행한 여성에서 임신율은 더욱 떨어진다.

7.5 Infertility

1 Definition

1) Infertility : unprotected intercourse 1년 후에도 임신 안 되는 경우
2) Primary infertility : previous pregnancy 없는 불임
3) Secondary infertility : 이전에 한번이라도 임신한 경험이 있는 경우
4) Fecundability : single menstrual cycle에서 live birth의 여부와는 상관없이 임신할 가능성
5) Fecundity : single cycle에서 live birth를 임신할 가능성
6) 정상적인 couple의 fecundability는 20%이므로 1년 동안 피임을 하지 않을 경우 90%에서 임신이 가능하다.

2 Epidemiology

불임의 유병률은 7.4% 정도이고, 일생동안 21%의 부부가 불임을 경험한다.

3 Initial assessment

1) History taking

(1) PID, IUD, pelvic surgery

(2) DES exposure

(3) 남편에게도 past genital surgery, infection, previous genital trauma를 물어본다.

2) 이학적 검사

(1) Height, weight, body habitus

(2) Hair distribution, thyroid gland, galactorrhea status

(3) Pelvic examination

4 Causes of infertility

표 7-11 Causes of infertility

Relative prevalence of the etiologies of infertility(%)	Male factor	20~30
	Both male and female factors	10~40
	Female factor	40~55
	Unexplained infertility	10~20
Approximate prevalence of causes of infertility in the female(%)	Ovulatory dysfunction	20~40
	Tubal or periotoneal factor	20~40
	Miscellaneous causes	10~15

1) Male factor

(1) Semen analysis

① 검사 항목

- Basic S/A
  - Semen volume
  - Sperm concentration
  - Sperm motility
  - Sperm morphology
- 추가 항목 : pH, fructose level, WBC counts

② Specimen collection : 2~7일 정도 금욕을 시행한 후 검사할 것을 추천한다.

③ Sperm volume and pH : 정상적인 부피는 1.5~5mL이며 pH는 7.2 이상이 정상이다. 부피가 1.5mL보다 낮고, pH가 7보다 낮은 경우 사정관의 폐쇄나 vas deferens의 이상을 생각한다. 정자 채취의 어려움, retrograde ejaculation, androgen deficiency역시 적은 부피에 영향을 미친다. 부피가 5mL보다 높을 경우 long abstinence, accessory gland inflammation을 생각한다.

④ Sperm concentration : 정상적으로 1mL당 1천5백만 개 이상이 존재해야 한다.

⑤ Sperm motility

- 사정된 정액 내에서 지속적으로 움직이는 정자의 비율을 말한다.
- 32% 이하일 경우 asthenozoospermia라고 명명한다.

⑥ Sperm morphology

- Strict Tygerberg criteria에서 head form에 minor abnormality라도 발견되면 비정상 형태라고 정의한다.
- 정자 형태의 이상을 teratozoospermia라고 명명한다.

표 7-12 Semen analysis terminology and normal values

Semen analysis terminology	Normozoospermia	all semen parameters normal
	Oligozoospermia	reduced sperm numbers mild to moderate : 5~20million/mL of semen severe : <5million/mL of semen
	Asthenozoospermia	reduced sperm motility
	Teratozoospermia	increased abnormal forms of sperm
	Oligoasthenoteratozoospermia	sperm variables all subnormal
	Azoospermia	no sperm in semen
	Aspermia(anejaculation)	no ejaculate(ejaculation failure)
	Leucocytospermia	increased white cells in semen
	Necrozoospermia	all sperm are non-viable or non-motile
Normal seminal fluid analysis (World health organization, 2010)	Volume	≥1.5mL
	Sperm concentration	≥15million/mL
	Sperm motility	≥32% progressive
	Morphology(strict criteria)	≥4% normal forms
	White blood cells	<1million/mL
	Immunobead or mixed antiglobulin reaction test	<50%

(2) Treatment

① Varicocele

- Spermatic cord안의 vein이 비정상적으로 확장된 것을 말한다.
- Testicular temperature를 상승시키고 renal vein에서 spermatic vein으로 독성 물질이 역류되어 고환에 악영향을 미칠 수 있다.

- Surgical repair로 치료할 수는 있으나 임신율을 상승시키는지의 여부는 확실하지 않다.

② Artificial insemination

- 이용 : 주로 male factor infertility나 unexplained infertility에서 이용
- Types of insemination for unexplained infertility : Intracervical, intrauterine insemination이 가장 많이 사용되는 방식이고 그 중에서도 intrauterine insemination이 가장 널리 사용되는 기법이다.
- IUI as treatment of male factor infertility
  - Transcervical catheterization을 통해 0.3~0.5mL의 농축되고 처리된 sperm을 intrauterine cavity로 주입한다.
  - Total mobile sperm count가 5~10 million 이상 되어야 이상적이다.
- Intracytoplasmic sperm injection(ICSI)
  - ART를 통해 얻은 oocyte에 직접 sperm을 주입하는 방법으로 이론적으로 sperm motility, capacitation의 결함, acrosome 반응 등의 문제를 극복할 수 있다.
  - Motile sperm이 2 million 미만이거나 motility가 5% 미만인 경우 ICSI를 수행해야 한다.
  - Frozen sperm보다는 fresh sperm이, surgically retrieved sperm보다는 ejaculated sperm이 결과가 좋다.
  - Convential IVF(2~3%)보다 congenital anomaly risk가 4.2%로 높다.

(3) Azoospermia

① 정의

- 사정액 내에 spermatozoa가 없는 경우로 정의한다.
- 전체 남성에서 1%, 불임 남성에서는 15~20%에서 발견된다.

② 분류와 치료

- Pretesticular azoospermia
  - Hypothalamic-pituitary axis의 이상으로 고환 내에서 spermatogenesis가 일어나지 않는다.
  - 선천성, 후천성, 특발성 원인의 hypogonadotropic hypogonadism이다.
  - Pulsatile GnRH나 hCG 치료를 시행할 경우 spermatogenesis를 촉진시킬 수 있다.
- Testicular azoospermia
  - 성선 자체의 기능 부전으로 인해 발생한다.

- 원인
  - ◦ Congenital : Klinefelter's syndrome(47, XXY), microdeletion of Y chrromosome
  - ◦ Acquired : radiation therapy, chemotherapy, testicular torsion, mumps orchitis
  - ◦ Developmental : testicular maldescent

• Posttesticular azoospermia

- Hypothalamic - pituitary axis와 고환에서의 spermatogenesis는 정상이지만 사정액 내에 정자가 보이지 않는 경우를 말한다.
- 원인
  - ◦ Congenital absence or obstruction of vas deferens, ejaculatory duct
  - ◦ Acquired ductal obstruction
  - ◦ Ductal dysfunction(retrograde ejaculation)
  - ◦ Prior vasectomy : Most common cause of posttesticular azoospermia
- 진단
  - ◦ Vasography를 통하여 obstruction level을 결정한다.
  - ◦ 사정된 이후에 소변 검사를 하면 retrograde ejaculation을 진단할 수 있다.
- 치료
  - ◦ Epididymal aspiration proximal to the obstruction
  - ◦ Microsurgical vasoepididymostomy
  - ◦ α - adrenergic agoinst(phenylephrine) : retrograde ejaculation의 치료
- Surgical sperm recovery for ICSI
  - ◦ MESA(microsurgical epididymal sperm aspiration)
  - ◦ PESA(percutaneous epididymal sperm aspiration)
  - ◦ TESE(testicular sperm extraction)
  - ◦ TESA(percutaneous testicular sperm fine needle aspiration)

2) Female age and decreased ovarian reserve

(1) 나이와 fecundability와의 관계

① 30대 초반부터 fecundability는 감소하기 시작하고 30대 후반이 되면 급속하게 감소한다.

② Age : reproductive success의 강력한 결정 요소

③ 남성의 경우 90대에도 아이를 가질 수 있지만 40~45세 이후에 pregnancy rate

가 감소하기 시작하고 50세 이후에는 확실히 감소한다.

(2) Decreased ovarian reserve

① Ovarian reserve의 정의

- Nongrowing, resting, primordial follicle population의 size를 지칭
- 앞으로 성장할 난포들의 숫자와 난자의 quality, reproductive potential을 예측하는데 중요하다.

② Ovarian reserve screening test

- Day 3 FSH
  - 생리주기 3일째 되는 날 혈청의 FSH 수치를 측정하는 것을 말한다.
  - 대개의 여성은 30대 후반이 될 경우 fecundability가 감소하면서 basal FSH 수치가 약간 상승한다.
  - Day 3 FSH 수치를 측정하여 수치가 높을 경우 IVF를 시행할 때 ovarian response가 낮을 것이라는 것을 예상할 수 있다.
- Basal estradiol level
  - Day 3 FSH level과 함께 측정되어 follicular growth를 반영한다.
- CCCT(Clomiphene Citrate Challenge Test)
  - Clomiphene citrate는 pituitary gland에서 FSH가 생산되는 것을 억제하는 약제이다.
  - CCCT는 day 3에 FSH와 estradiol을 측정하고 day 5~9까지 5일 동안 clomiphene citrate를 복용한 후에 10일째 다시 한 번 FSH, estradiol을 측정하는 검사법이다.
  - Clomiphene citrate를 복용했음에도 불구하고 10일째 FSH 수치가 높을 경우 IVF 시행시 임신율이 떨어질 것이라는 것을 예상할 수 있다.
- Inhibin B
  - Ovarian granulosa cell에서 분비되며 한 생리주기에서 다음 생리주기로 넘어가는 시기인 luteal - follicular 전환 시기에 분비량이 증가되어 뇌하수체에서 FSH가 생산되는 것을 억제한다.
  - 난포들의 전반적인 granulosa cell function을 반영하는 호르몬이다.
  - Inhibin B 수치가 작을 경우 IVF의 성적이 떨어진다는 것을 예상할 수 있다.
- MIS(Müllerian - Inhibiting Substance)
  - AMH(Antimullerian Hormone)이라고도 불린다.
  - Preantral follicle의 granulosa cell에서 분비되어 primordial follicle의 성장이 시작되는 것을 억제한다.

- 나이가 들면서 감소되기 시작하여 폐경기가 되면 거의 분비가 되지 않는다.
- MIS의 수치가 작다는 것은 ovarian primordial follicle의 숫자가 감소되었다는 것을 의미하며 따라서 ART를 시행할 때 ovarian response가 나쁘다는 것을 의미한다.

• Transvaginal ultrasound parameter : 질초음파를 시행하여 직접적으로 antral follicle count, mean ovarian volume을 측정하여 ovarian reserve를 예측한다.

(3) Spontaneous abortion

① 임신을 할 수 있는 능력이 감소함과 더불어 older reproductive - age women에서 fecundity가 감소하는 이유는 이 시기에는 spontaneous abortion이 증가하기 때문이다.

② 이 시기의 자연 유산의 주된 이유는 chromosomally abnormal conceptus의 증가이다.

3) Ovulatory factor

(1) 개요

① Female infertility의 30～40%

② 불임의 원인 중에 가장 쉽게 진단되고 치료할 수 있는 질환

(2) Methods to document ovulation

① Luteinizing hormone monitoring

• LH surge : ovulation을 예측하는데 있어서 매우 reproducible method
• LH surge onset 이후 48 시간 이내에, LH peak 10～12시간 후에 ovulation이 발생한다.

② Basal body temperature

• 원리 : Progesterone의 thermogenecity로 인하여 배란 후에 기초 체온이 높아진다는 원리를 이용하여 배란되었다는 것을 예측할 수 있다.
• 장점 : 배란을 예측하는데 이용하는 방법 중에서 가장 저렴하고 단순한 방법이다.
• 단점
  - 배란이 되었다는 것을 알 수 있지만 미리 예측하는 것은 불가능하다.
  - 배란이 되었다는 사실은 알 수 있지만 언제 배란이 되었는지는 알 수가 없다.
  - 일부 여성의 경우 배란이 되었다 하더라도 기초 체온이 올라가지 않는 경우도 있다.

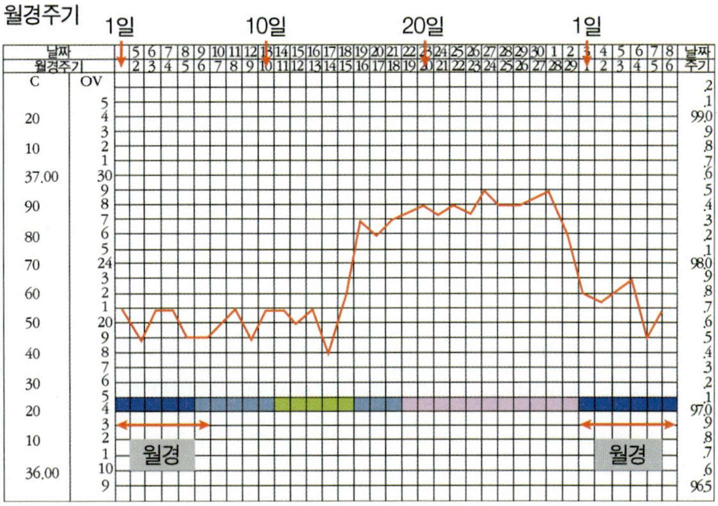

그림 7-23 기초 체온표.

③ Midluteal serum progesterone

배란의 간접적인 증거로 midluteal phase에 3ng/mL 이상으로 측정될 경우 배란이 되었다고 생각할 수 있으나 그것보다 수치가 낮다 하더라도 배란이 되지 않았다고는 볼 수 없다.

④ Ultrasound monitoring

- 초음파로 배란이 될 때까지 dominant follicle을 관찰하면 배란 여부를 알 수 있다.
- Follicle size가 감소하고 cul - de - sac에 fluid가 나타나면 배란이 되었다고 생각할 수 있다.
- 지속적으로 측정하기에는 가격이 비싸고 불편하므로 ovulation induction할 때에만 주로 이용한다.

⑤ Cervical muscus

Fertile window동안 질 입구의 cervical secretion은 slippery, clear하다.

(3) Polycystic ovarian syndrome

① 개요

- Oligo - ovulation과 anovulation의 가장 흔한 원인
- 진단 기준
  - Oligo - ovulation, anovulation
  - Hyperandrogenemia(circulationg androgens 상승) or hyperandrogenism(androgen 과다에 의한 임상적 증상)
  - Polycystic ovaries detected by ultrasonography

- Endometrial hyperplasia risk가 높기 때문에 ovulation induction 이전에 endometrial biopsy를 시행해야 한다.

② Ovulation induction in PCOS

- 원리
  - Ovulation induction이란 이전에 불규칙적으로 생리를 하거나 아니면 전혀 배란을 못하지 못했던 환자에서 한 생리주기 당 하나의 난자가 배란되게 하는 치료를 말한다.
  - Superovulation이란 이전에 규칙적으로 생리를 하고 있었으나 임신을 하지 못하는 unexplained infertility 여성에서 치료 목적으로 두 개 이상의 난자를 배출하여 임신 확률을 높이는 치료를 말한다.
  - 어떠한 치료방법이던 배란이 성공적으로 이루어졌다면 이 치료를 적어도 세 번의 생리주기 동안 사용한다.
- Weight loss
  - BMI가 27kg/m^{2}을 초과할 경우 과도 비만이라 생각할 수 있으며 insulin resistance의 위험성이 높아진다.
  - 5%의 체중 감소만으로도 자연 배란과 임신율을 높일 수 있으며 산과적 합병증의 발생 위험률도 감소한다.
- CC(Clomiphene Citrate)
  - 이용 : PCOS 환자에서 ovulation induction의 first - line treatment
  - 원리
    - Weak estrogen이지만 estrogen antagonist activity를 나타낸다.
    - 오랜 기간 hypothalamus estrogen receptor에 binding하여 이를 blocking함으로써 정상적인 ovarian - hypothalamic estrogen feedback loop를 감소시켜서 GnRH pulse amplitude를 증가시킴에 따라 gonadotropin이 증가하게 되고 따라서 ovarian follicle development를 촉진시킨다.
  - 성적
    - Excellent outcome
    - 49%에서 ovulation이 되고 22.5%는 임신에 성공한다.
  - 부작용
    - OHSS, vasomotor flush, nausea, pelvic discomfort, breast pain
    - Visual abnormality
    - Multiple gestation

  cf. Spontaneous abortion과 teratogenicity는 증가되지 않는다.

- 사용방법
  - MCD 5~9일에 총 5일 동안 하루에 50mg씩 복용한다.
  - Urine LH kit, US monitoring을 통해서 follicular development를 관찰하고 LH surge 7일 후에 progesterone을 측정하여 배란 여부를 확인한다.
  - Ovulation test는 MCD 12, 13일에 시작해서 positive될 때까지 daily check 한다.
  - LH kit가 양성된 날부터 3일 연속 intercourse를 가진다.
  - 초음파를 통하여 dominant follicle development가 관찰되었지만 LH surge가 되지 않는 경우에는 hCG를 투여하여 follicular maturation을 돕는다.
  - 하루 50mg의 용량으로 배란 유도에 실패한 경우에는 다음번에 100mg으로 증량한다.
  - Clomiphen citrate를 총 6회 이상 사용하면 다음 cycle 부터는 효과가 없으므로 다른 방법을 시도한다.
- 특이 사항
  - Insulin resistance가 동반되거나 비만인 PCOS에서는 상대적으로 성공률이 낮다.
  - Insulin resistance를 동반한 PCOS의 경우 insulin sensitizer를 사용하면 ovulation induction시 도움을 받을 수 있다.

• Insulin sensitizers(metformin)

- 특징
  - Oral biguanide로 NIDDM 치료에 승인된 약제이다.
  - Fasting insulin, total testosterone, free testosterone index, BMI, waist - hip ratio, hirsutism, acne가 모두 유의하게 감소한다.

표 7-13 Clinical Findings that Suggest Insulin Resistance and Hyperinsulinemia

Physical findings associated with insulin resistance Body mass index > $27kg/m^2$ Waist - to - hip ratio > 0.85 Waist > 100cm	Acanthosis nigricans	Numerous achrochordons(skin tags)

From Barbieri RL. Induction of ovulation in infertile women with hyperandrogenism and insulin resistance. Am J Obstet Gynecol 2000;183:1412~1418, with permission.

- ◦ Metformin과 clomiphen citrate를 같이 사용하였을 경우 배란을 효과적으로 유도할 수 있다.
- ◦ 일반적으로 임신이 되면 약을 중단하지만 category B drug으로 복용했다 하더라도 태아에 미치는 악영향은 없다.

– 사용방법
- ◦ 대개 CC로 배란 유도에 실패한 PCOS 환자에서 사용되며 사용할 환자는 반드시 정상적인 간 기능과 콩팥기능을 가지고 있어야 한다. 또한 사용하기 이전에 미리 임신 반응 검사를 해봐서 임신이 아니라는 것을 확인한다.
- ◦ 500mg three times daily, 850mg twice daily, 1,000mg twice daily들이 효과적인 복용방법으로 알려져 있다.
- ◦ Metformin 단독 사용시 ovulation이 3～6개월까지 지연되거나 나타나지 않을 수 있으므로 계속된 무배란, endometrial hypeplasia에 대한 예방으로 withdrawal bleeding을 일으킬 수 있는 약물을 복용할 수 있다.

• Gonadotropin therapy : CC나 insulin sensitizing agent 치료에 실패한 PCOS 환자의 경우에 사용하며 단독 치료를 할 수도 있으나 CC, letrozole과 병용하여 치료할 수도 있다.

• Laparoscopic ovarian diathermy(ovarian drilling)
– Ovarian wedge resection을 대체하는 시술
– 여러 기구들을 사용하여 난소에 여러 개의 구멍을 뚫는 수술방법이다.
– 개복수술에 비해 복강 내 유착이 적다.
– PCOS 환자에서 LH, testosterone, DHEAS, androstenedione, LH/FSH ratio를 효과적으로 떨어뜨린다.
– CC 치료가 잘 듣지 않는 PCOS 환자의 배란 유도에 효과적이다.

③ Ovulation induction for other anovulatory disorder

• Hyperprolactinemia
– Ovulatory factor infertility를 유발한다.
– Bromocriptine을 처방시 80～90%의 환자가 ovulation이 재개된다.

• Hypogonadotropic hypogonadism
– Craniopharyngiomas, pituitary adenomas : 수술
– Anorexia nervosa, rigorous athletic training, malnutrition : weight gain
– Congenital hypothalamic failure(Kallmann syndrome) : pulsatile GnRH

• Hypothyroidism : Thyroxine을 보충하여 spontaneous ovulation을 유도한다.

4) Tubal, paratubal and peritoneal factors

(1) 원인

① Tubal factor

- 난관의 손상이나 폐쇄로 인한 불임을 말한다.
- Previous PID, previous pelvic or tubal surgery가 원인이다.

② Peritoneal factor

- Peritubal, periovarian adhesion으로 인한 불임을 말한다.
- PID, surgery, endometriosis가 원인이다.

(2) 진단

① Hysterosalpingography(HSG)

- HSG의 이용
  - Tubal patency를 보는 initial 진단적 검사이다.
  - Tubal blockage의 원인
    - PID
    - Salpingitis isthmica nodosa
    - Benign polyps in the tubal lumen
    - Tubal endometriosis, tubal spasm, intratubal mucous debris
- HSG의 시행
  - MCD 6~11일에 시행한다.
  - 생리 기간에는 endometrium이 복강 내로 역류되어 자궁내막증과 감염의 위험성이 높으므로 시행해서는 안 된다.
  - 불임 환자의 경우 chlamydial infection의 유병률이 높으므로 HSG를 시행하기 전에 예방적 항생제를 투여한다.
- Complication

  Uterine perforation, hemorrhage, allergy to contrast dye, uterine cramp

② Falloposcopy

- Tubal ostia와 intratubal architecture를 내시경을 이용하여 직접적으로 관찰하는 방법이다.
- Tubal ostial spasm, abnormal tubal mucosal patterns, intraluminal debri 등을 관찰할 수 있다.

③ Sonohysterography

④ Laparoscopy

- 난관이나 복강의 질환을 검사하는 데 있어 가장 확실한 방법이다.

- Tubal obstruction, pelvic adhesion, endometriosis 등과 같은 불임의 원인을 진단함과 동시에 치료도 가능하다.

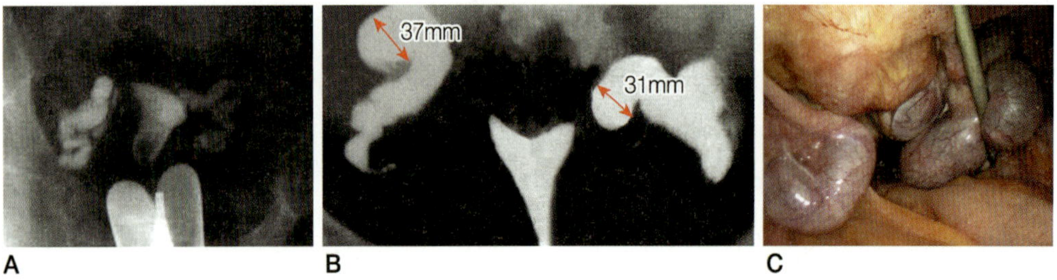

그림 7-24 Hydrosalpinx. A, B, hydrosalpinx의 HSG 소견. C, laparoscopy 소견.

(3) 치료

① Proximal tubal occlusion

- HSG, hysteroscopy중 시행한 proximal tubal catheterization/cannulation이 85%의 occlusion을 해결할 수 있다. 30%의 경우에서 재발이 일어난다.
- 환자가 muscle spasm, stromal edema, amorphous debris, mucosal agglutination, viscous secretion에 의한 occlusion인 경우 catheterization/cannulation의 좋은 적응증이 된다.
- 그러나 luminal fibrosis, failed tubal reanastomosis, fibroid, congenital atresia, tuberculosis의 경우 반응이 좋지 않다.
- Proximal tubal cathterization/cannulation이후 pregnancy rate는 12~44% 정도
- Occlusion이 지속되거나 재발한 경우 IVF가 추천된다.

② Distal tubal occlusion

- 임상적 중요성

  모든 tubal infertility중 85%를 차지한다.
- 치료방법
  - 환자의 나이가 35세 미만이고 occlusion의 정도가 약한 경우 corrective microsurgery의 candidate가 된다.
  - 환자의 나이가 많고 ovarian reserve가 적은 경우, 병의 정도가 심한 경우 IVF를 고려해야 한다.

③ Sterilization reversal

- Reanastomosis success factors
  - sterilization method
  - site of anastomosis

- length of time between tubal sterilization and reversal
- other infertility factor

• 시술 후 55~81%까지 임신이 가능하다.

• Reanastomosis 이후에 12~18개월 동안에도 임신이 안 되면 IVF를 시행

④ Hydrosalpinx

• Distal tubal occlusion에 의해 생길 수 있다.

• Hydrosalpinx는 embryo implantation, development를 방해한다.

• Hydrosalpinx에 의해 IVF의 결과도 영향을 받으므로 IVF를 시행하기 전에 salpingectoy를 시행하는 것이 좋다.

5) Uterine factors

(1) 원인

① Endometrial polyp, submucous fibroid

② Intrauterine adhesion

③ Müllerian anomaly

④ Prior exposure to DES

⑤ Luteal phase defect

(2) Diagnostic imaging for uterine pathology

① HSG : 불임 진단의 기본이 되는 검사로 tubal pathology의 진단에는 유용하나 uterine malformation이나 intrauterine adhesion에는 진단적 민감도가 떨어진다.

② Sonohysterography : HSG나 transvaginal sonography보다 uterine abnormality를 발견하는데 유용하다.

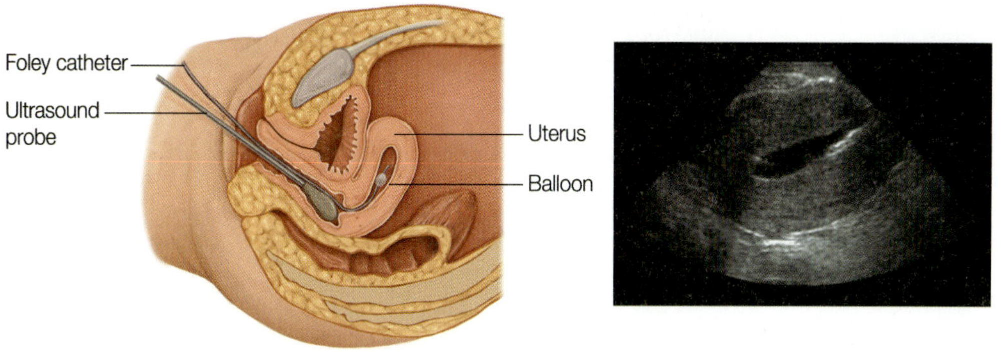

그림 7-25 Sonohysterography. 자궁 내강에 saline을 주입하여 완전히 채우면 자궁내강의 이상이 일반 초음파에 비해 잘 관찰될 수 있다.

③ Hysteroscopy : 자궁내막을 검사하는 가장 좋은 방법으로 진단과 동시에 치료를 시행할 수 있는 장점이 있다.

(3) Congenital anomalies of the uterus

① Congenital uterine anomaly의 임상적 중요성

- Infertility를 유발할 수 있고 1st, 2nd trimester에서의 spontaneous pregnancy loss와 관련되어 있다.
- Preterm delivery와 같은 late - trimester pregnancy complication을 유발할 수 있다.

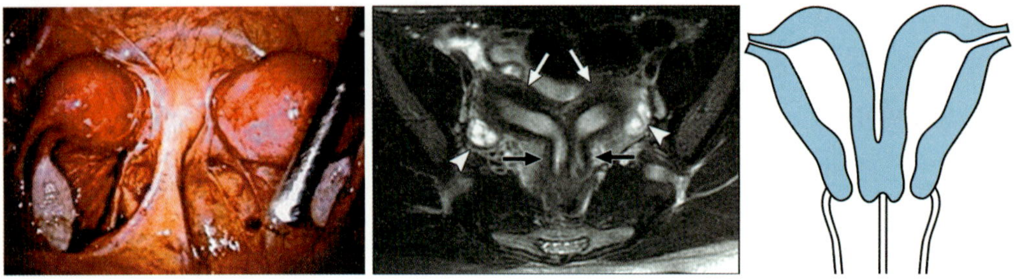

그림 7-26 Uterine didelphis.

② Septate uterus

- 수술적 치료로 불임에 도움을 줄 수 있는 선천성 자궁 기형은 septate uterus 뿐이다.
- Laparoscopic - guided hysteroscopic septoplasty를 시행할 경우 spontaneous abortion이나 preterm birth와 같은 위험성을 감소시킴으로서 live birth를 가질 가능성을 높여준다.

(4) In utero exposure to diethylstilbestrol

① 태아 때 DES에 노출된 경우의 위험성

- Congenital reproductive tract malformation
- Obstetric complication(preterm labor, cervical incompetence)
- Most common malformation : T - shaped uterus
- Endometriosis 증가

② 치료와 성적

- Metroplasty : 효과가 입증된 바 없다.
- IVF : 매우 낮은 착상률을 보인다.

(5) Acquired abnormalities of the uterus

① Leiomyoma : 불임의 직접적인 원인은 아니지만 cavity - distorting intramural myoma이거나 submucous myoma인 경우 myomectomy를 시행한 후 infertility treatment를 시행할 것이 권고된다.

② Endometrial polyp

Polypectomy를 시행한 수 IUI를 시행하는 것이 pregnancy rate향상에 도움이 된다.

③ Intrauterine synechiae or Asherman syndrome

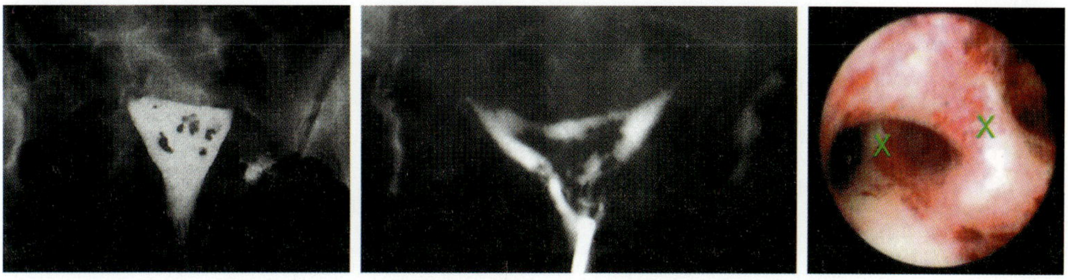

그림 7-27 Asherman syndrome.

- 임상적 중요성
  - 원인은 iatrogenic인 경우가 많다.
  - Amenorrhea, menstrual irregularity, spontaneous abortion, recurrent pregnancy loss를 유발한다.
- 치료 : hysteroscopic resection of synechiae
- Postoperative prevention of adhesion reformation
  - Intraoperative intrauterine pediatric Foley
  - Estrogen

(6) Disorders of endometrial function and LPD(Luteal - Phase Defect)

① LPD의 정의

두 번의 자궁내막 조직 검사를 시행하였을 때 자궁내막의 조직학적 발달 상태와 실제로 생리를 시작한 이후의 일수가 2일 이상 차이를 보일 경우로 정의한다.

② 치료

Progesterone insufficiency에 의해 LPD가 발생한다고 가정하여 vaginal 혹은 intramuscular progesterone을 LH surge가 발생하였다고 생각되는 시점 3일 후부터 시작하여 다음 생리 시작 때까지 지속한다.

6) Pelvic factor

(1) Endometriosis

① 복강경을 통해 직접 관찰하는 것이 가장 좋은 진단방법

② Fecundability가 2~10% 정도로 감소

③ 복강내 adhesion, fibrosis로 인한 anatomic distortion이 불임의 원인으로 생각됨

④ Minimal~mild disease의 경우 laparoscopic ablation이 pregnancy rate를 높임

⑤ 하지만 gain을 얻기 위한 시술 횟수가 많고 재발확률이 높기 때문에 first line treatment는 IVF

(2) Adhesion

① 원인

- Sharp, mechanical, thermal injury
- Infection
- Radiation
- Ischemia
- Dessication
- Abrasion
- Foreign body reaction

② Adhesiolysis를 통해 pregnancy rate를 상승시킬 수 있다.

7) Unexplained infertility

(1) 개요

① 30% 정도의 불임부부가 unexplained infertility로 진단받는다.

② Normal semen parameters, evidence of ovulation, patent fallopian tube, no other obvious cause of infertility인 경우 unexplained infertility라고 한다.

(2) 가능한 원인

① Luteinized unruptured follicle syndrome

- 황체화된 follcile에서 oocyte가 방출되지 못하는 것
- 월경주기 및 경과는 정상적이나 infertility
- Unexplained infertility중 25%를 차지할 것으로 생각됨

② Immunologic factors

- Antiphospholipid antibody, antithyroid antibody는 불임과 관계가 없음
- Antisperm antibody가 불임과 관계가 있을 것으로 생각됨

③ Decreased endometrial perfusion

- Ultrasound doppler로 관찰했을 때 불임 여성의 일부에게서 endometrial perfusion이 감소된 것이 관찰되나 직접적인 연관성은 발견하지 못함

④ Infection

- C. trachomatis가 tubal factor와 관련해서 불임을 일으킬 수 있음
- M. hominis와 불임과의 관계는 확실하지 않음
- U. urealyticum, M. genitalium은 관련이 있을 것으로 생각됨
- Prophylactic doxycycline이 pregnancy rate에 향상을 가져다 준 경우도 있음

⑤ Undiagnosed pelvic pathology

⑥ Occult male of oocyte factors

(3) 치료

① Baseline ovarian cyst

- 치료를 시작하기 앞서 day 2～3에 USG를 통해 endometrium(<4mm)과 quiescent ovary를 확인
- IVF를 시행중인 여성 중 9.3%에게서 GnRH agonist suppression중에 functional (estrogen - producing) cyst가 관찰되고 이는 배란확률을 줄인다.

② Superovulation(controlled ovarian hyperstimulation)

- 가능한 많은 ovulation을 일으켜 임신확률을 높이는 것이 목적이다.
- Clomiphene과 Gonadotropin을 이용해 ovulation을 유도한다.

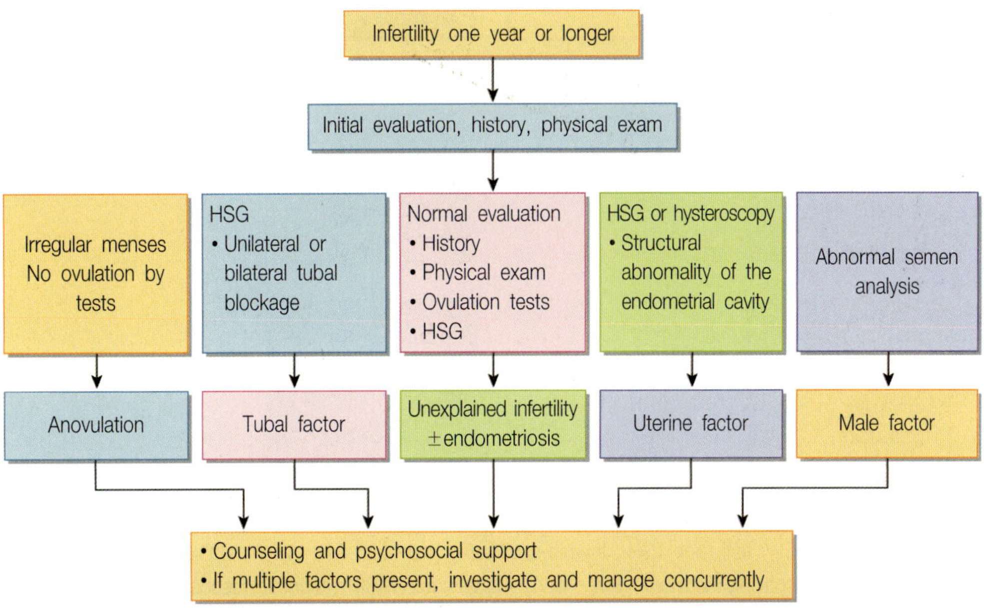

그림 7-28 Diagnostic and treatment algorithm: infertility. HSG : hysterosalpingography.

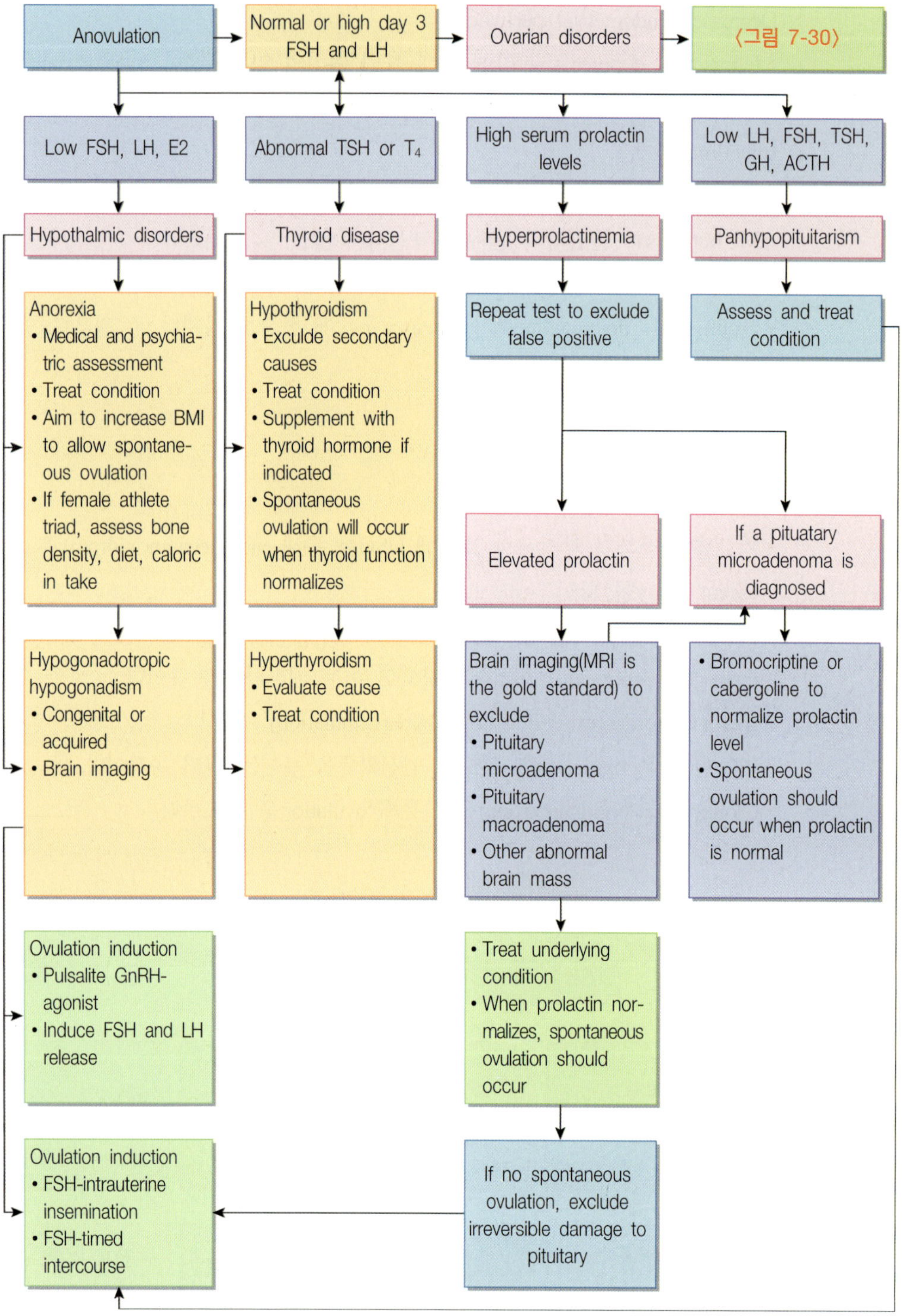

그림 7-29 **Diagnostic and treatment algorithm : anovulation.** FSH : follicle-stimulating hormone; LH : luteinizing hormone; E2 : estradiol; TSH : thyroid-stimulating hormone; T4 : thyroxine; GH : growth hormone; ACTH : adreno-corticotropic hormone; BMI : body mass index; MRI : magnetic resonance imaging; GnRH : gonadotropin-releasing hormone.

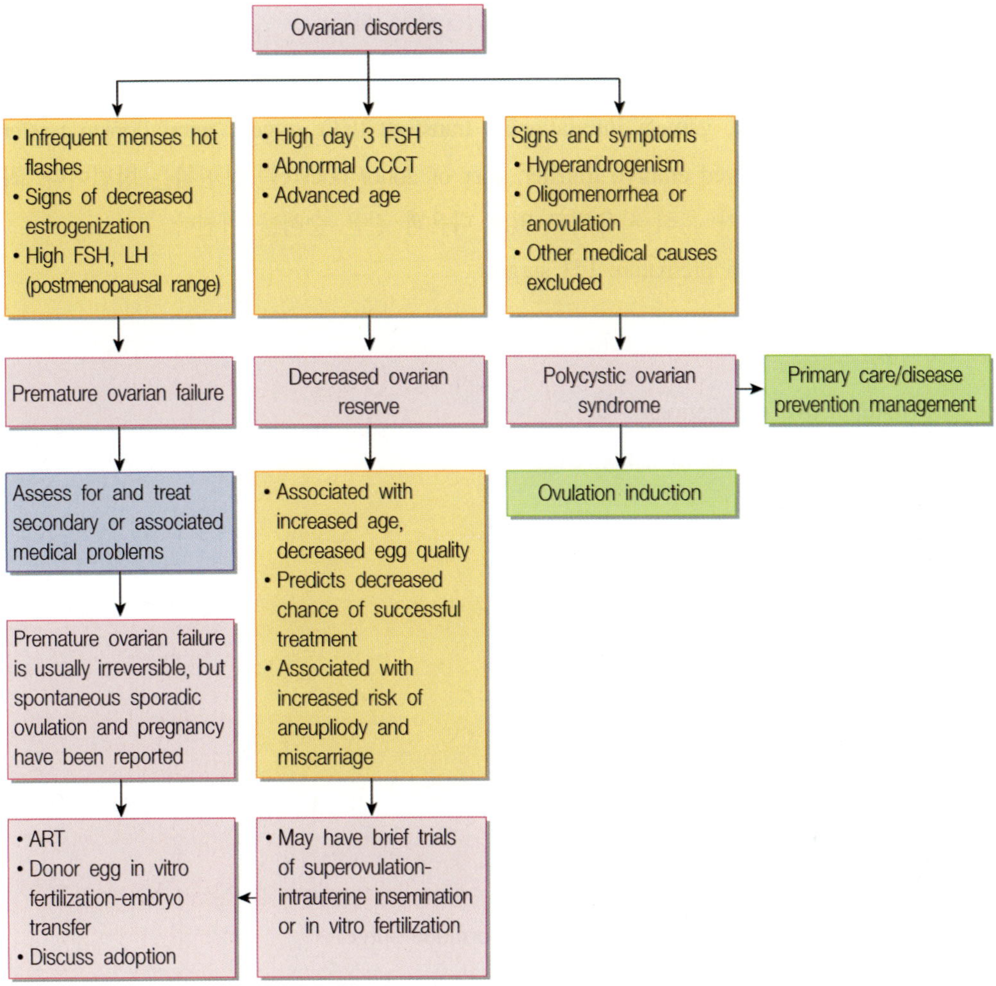

그림 7-30 Diagnostic and treatment algorithm : ovarian disorders. FSH : follicle-stimulating hormone; LH : luteinizing hormone; CCCT : clomiphene citrate challenge test ART : assisted reproductive technology.

③ Treatment outcome

- 다양한 연구에서 unexplained infertility에 대한 치료는 다양한 성적을 보인다. 심지어 같은 치료방법 내에서도 다양한 결과가 얻어진다.
- 대규모의 연구에서 clomiphene만을 사용한 경우 치료를 하지 않거나 placebo만 투여한 경우와 큰 차이가 없었다.
- Clomiphene과 letrozole을 함께 사용하고 IUI를 시행한 경우 pregnancy rate가 18% 상승하는 효과가 있었다.
- 40세 이상의 여성에게서 non - ART 치료는 효과가 적고 IVF가 초기 치료로 적절하다.
- Unexplained infertility에서 IVF와 ICSI는 큰 차이가 없다.

5 Assisted reproductive technologies(ART)

1) Process of ART

ART는 IVF, ICSI, gamete intrafallopian transfer(GIFT), zygote intrafallopizn trasfer (ZIFT), cryopreserved embryo transfer, user of donor oocyte를 포함하는 방법이다. 최근에는 IVF, ICSI가 흔히 사용되고 있고 다음과 같은 순서를 거친다.

(1) Prevention of a premature LH surge

(2) Follicle growth

(3) Pretreatment

(4) Adjunctive medications

(5) Oocyte maturation/ovulation triggering

(6) Oocyte retrieval

(7) Luteal support

(8) Fertilization by IVF or ICSI

(9) In vitro embryo culture

(10) Transfer of fresh embryos

(11) Cryopreservation of surplus embryos

(12) First trimester pregnancy monitoring

2) ART 과정의 요약

(1) Prevention of premature luteinizing hormone surge

① Luteinizing hormone surge and premature luteinization

- Suppression을 하지 않은 경우 oocyte retrieval에 앞서 spontaneous ovulation이 일어나는 경우가 16%나 있다.
- hCG가 ovulation의 trigger로서 사용되고 GnRH agonists, antagoist가 premature luteinization, ovulation의 억제를 위해 사용된다.

② GnRH - agonists

- 10~14일째 GnRH agonist는 수용체와 결합해 수용체를 upregulation시킨다.
- 그 결과 flare response가 일어나 gonadotropin분비가 늘어난다.
- 하지만 GnRH receptor는 곧 desensitization되고 gonadotropin의 분비는 억제된다.
- 이와 같은 원리로 GnRH를 오랜기간 사용하면 GnRH receptor의 수는 줄어들고 gonadotropin의 분비는 억제된다.

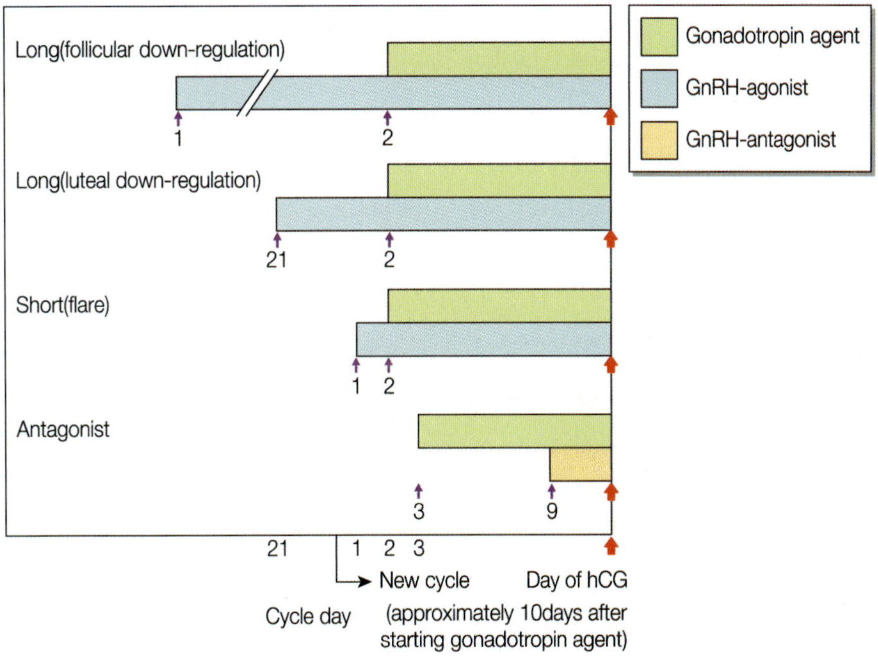

그림 7-31 In vitro fertilization protocols using gonadotropin-releasing hormone(GnRH) agonist or antagoinst with gonadotropins in controlled ovarian hyperstimulation. hCG : human chorionic gonadotropin.

③ GnRH antagonists

- Cetrorelix와 ganerelix는 endogenous GnRH agonist와 경쟁적으로 antagonistic effect를 낸다.
- 덕분에 agonist의 flare response없이 gonadotropin의 분비를 억제할 수 있다.

④ GnRH agonist와 antagonist의 비교

- Antagonist가 ovarian hyperstimulation syndrome의 발생이 적다.
- Agonist를 사용한 경우 pregnancy rate가 4.7% 높다.

(2) Follicular growth

① Follicular recruitment

- Endogenous LH가 없는 상황에서는 FSH만으로는 충분한 양의 follicle, estradiol, endomatrium을 얻을 수 없다.
- 따라서 HMG(FSH and LH)를 통해 ovary를 자극한다.

② Controlled ovarian hyperstimulation

- ART에서 gonadotropin 자극의 목적은 많은 양의 follicle을 확보하는 것이다.
- 6%의 경우 충분하지 못한 반응이, 1.5%의 경우 과도한 반응이 나타난다.

③ FSH vs HMG(human menopausal gonadotropin)

- GnRH antagonist를 사용하는 동안 갑작스러운 endogenous LH 하강, GnRH agonist를 사용하는 동안 지속되는 endogenous LH 억제 때문에 exogenous LH를 투여해야 한다는 염려가 제기되고 있다.
- 하지만 exogenous LH의 사용이 pregnancy, live birth outcome에 영향을 미치는지에 대한 concensus는 없다.

(3) Pretreatment

GnRH analogue를 사용하기 앞서 cycle scheduling, synchronize follicular development, further prevent LH surge, reduce the incidence of ovarian cyst, hyperstimulation의 방지를 위해 oral contraceptive는 14～28일간 사용한다.

(4) Adjunctive medications

① Infertility 치료 시작 적어도 1달전부터 prenatal vitamins를 투여한다.

② Doxycyclin, azithromycin 등의 antimicrobial prophylaxis를 부부 모두에게 투여한다.

③ 자가면역질환이 있는 경우 peri - implantation period에 glucocorticoid를 투여하는 것이 pregnancy rate의 향상을 가져온다.

④ Metformin이 PCOS 환자에게서 OHSS를 줄일 수 있지만 pregnancy rate, live birth rate에 이득은 없다.

(5) Oocyte maturation/ovulation triggering

① hCG가 ovulation을 유발하기 위해 사용된다. hCG는 LH와 같은 alpha - subunit을 가지고 있고 긴 반감기를 가져 oocyte maturation과 ovulation을 일으킬 수 있다.

② 적어도 두 개의 follicle이 17～18mm 이상이고 endometrium의 두께가 8mm 이상일 때 배란을 유도한다.

(6) Oocyte retrieval

① 시기 : hCG를 투여한 지 36～7시간 뒤에 시행한다.

② Route : transvaginal ultrasound - guided approach로 바늘을 이용하여 follicular fluid를 흡수하여 oocyte를 회수한다.

(7) Luteal support

① Luteal support의 원리 : oocyte retrieval은 corpus luteal function에 adverse effect를 초래하여 progesterone insufficiency를 유발하므로 ART를 시행할 때 progesterone을 보충하게 된다.

② 시기 : oocyte retrieval을 시행한 다음 날에 시작한다.

③ 제제와 용량

- Progesterone in oil 50mg, once a day, intramuscularly
- Vaginal progesterone suppositories, 200mg twice to three times a day
- Oral micronized progesterone, 200mg twice a day

④ 효과 : Oral regimen이 intramuscular progesterone과 비교해서 embryo의 착상률이 떨어진다.

(8) Fertilization by IVF(In vitro fertilization) or ICSI(Intracytoplasmic sperm injection)

① IVF 과정

- 사정된 male gamete를 sterile cup에 모은다.
- Process, concentration을 거쳐서 protein - supplemented media에서 3~4시간 정도 배양하면 정자는 수정 능력을 획득한다.
- Retrieved oocyte 역시 protein - supplemented media에서 6~8시간 동안 배양한다.
- 하나의 oocyte에 50,000~100,000개의 수정 능력을 획득한 sperm을 같이 두면 16~20시간 후에 수정되는데, 이는 embryo 내의 두 개의 pronuclei의 존재로서 확인할 수 있다.

② ICSI 과정

- 흡입된 oocyte와 주변 세포들로부터 granulosa cell을 제거한다.
- Micromanipulation of egg and sperm

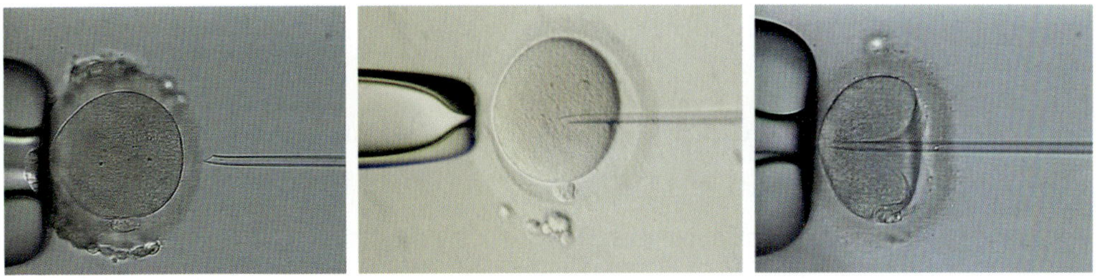

그림 7-32 ICSI.

(9) ET(Embryo Transfer)

① 정상적인 임신과 ART에서의 embryo transfer의 비교

- 정상적인 임신
  - 정상 임신에서 oocyte는 난관에서 정자를 만나 수정되며 2~3일간의 기간 동안 난관을 통과해 자궁에 도달하게 된다. 대개 자궁에 도달한 embryo는 morular 혹은 early blastocyst stage이다.

- 자궁에 도달한 embryo는 intrauterine cavity 내에서 2~3일 정도 소요한 후에 착상되므로 fertilization 후 implantation이 되기까지 걸리는 총 기간은 5~7일이다.

• ART에서의 embryo transfer : Oocyte retrieval 이후 5~6일간 in vitro fertilization, in vitro culture를 시행한 후 배양된 embryo를 catheter를 통해 uterine cavity로 transfer한다.

② Technical aspect of ET

• Clinical pregnancy outcome에 영향을 미치는 요소
  - 카테터 내로 자궁 경관 점액을 흡인했는지의 여부
  - 초음파 유도하에 ET를 시행했는지의 여부
  - ET 시행 후의 supine position을 취한 duration
  - Procedure 후에 catheter tip culture에서 배양되는 bacteria 종류

• Clinical outcome에 영향을 미치지 않는 요소
  - Number of transfer attempts
  - ET에 소요된 시간
  - Procedure 후에 catheter tip에 blood가 묻었는지의 여부

(10) Cryopreservation of embryo

① 정의

최근에 배란 유도 기술의 발전과 IVF 약제의 발달로 한 번의 ET에 사용되기에 너무 많은 양의 embryo들이 생산되므로 남은 embryo들을 얼려서 보존하여 추후 다른 cycle에 사용하는 것을 말한다.

② 장점

• Cryopreserved embryo를 사용하는 cycle에서는 surgical complication이나 OHSS의 risk가 존재하지 않는다.

• Ovulation stimulation에 소요되는 비용을 절감할 수 있다.

③ 단점

얼린 이후 사용하기 위해 해동된 embryo가 전부 생존하는 것은 아니며 fresh embryo보다 낮은 pregnancy rate를 보인다.

(11) First trimester pregnancy monitoring

① ET 이후 12일째 측정된 hCG가 200mIU/mL이 넘으면 day 3 embryo의 경우 92%, day 5 embryo의 경우 80% 임신을 예상할 수 있다.

② 이후 정상적으로 hCG level은 하루에 40% 가량 상승한다.

3) Treatment of donor oocyte

(1) Indication

① Premature ovarian failure

② Poor oocyte quality

③ Poor ovarian response to stimulation

④ Multiple failed ART

(2) Mock cycle

① 실제로 donor의 oocyte를 이식하기 전에 recipient의 endometrial preparation이 적당한지를 보기 위해 시행하는 cycle

② Recipient에게 모든 hormonal agent를 투여하고 적절한 시기에 endometrial biopsy를 시행하여 자궁내막 상태가 embryo를 받아들이기에 적당한지를 평가한다.

(3) Donor oocyte의 이식 과정

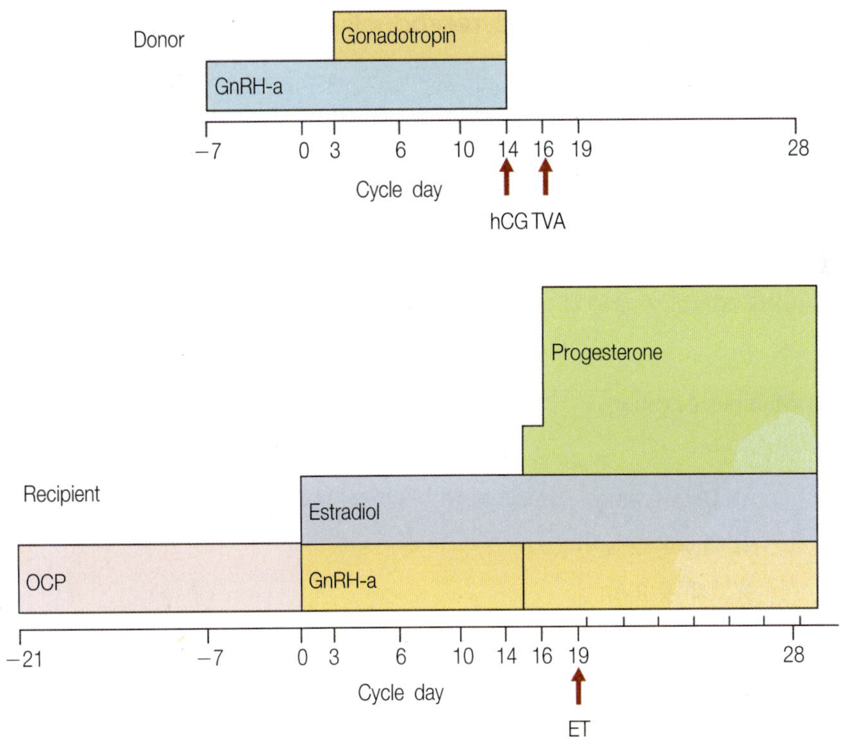

그림 7-33 Regimens of ovarian stimulation and hormone replacement used to synchronize the development of ovarian follicles in the oocyte donor and the endometrial cycle in the recipient.
hCG : human chorionic gonadotropin; OCP : oral contraceptive pill; GnRH-a : gonadotropin releasing hormone antagonist; TVA : ultrasound-guided transvaginal aspiration of oocytes.

① Donor

- 배란 유도와 난자 회수를 위한 과정은 standard IVF protocol을 따른다.
- Stimulation cycle 동안에는 철저히 금욕을 하도록 지시한다.

② Recipient

- 만약 recipient가 endogenous ovarian function 있다면 previous cycle 21일째부터 GnRH agonist를 시작한다.
- Estradiol을 시작하고 3~7일 간격으로 혈청의 estradiol 수치를 확인하여 150~300pg/mL가 될 수 있도록 용량을 조절한다.
- Mock cycle이라면 endometrial biopsy day 10~12일 전에 therapeutic cycle이라면 ET를 시행하기 4일 전에 progesterone을 시작한다.
- Progesterone을 사용하기 시작한 지 2일 째 GnRH agonist를 끊는다.
- Donor oocyte retrieval을 시행한 후 16일째 되는 날에 β-hCG를 check한다.

4) Complications of assisted reproductive technology

(1) Cycle cancellation

① 정상적인 반응을 보이는 환자에게서 6%는 부족한 자극으로, 1.5%는 과도한 자극으로 인해 cycle cancellation이 일어난다.

② 0.2~7%의 oocyte retrieval에서 oocyte가 획득되지 못한다.

(2) Oocyte retrieval

난자 채취과정 중에서 출혈, 주변 장기 손상, pelvic abscess 등의 부작용이 나타날 수 있다.

(3) Multiple gestation

① 구성

ART에서 twin을 임신할 확률은 32%이고 Higher-order(≥3) multiple gestation의 확률은 2%이다.

② 임상적 중요성

- 모체에 미치는 영향 : acute fatty liver, severe preeclampsia의 증가
- 태아에 미치는 영향
  - Fetal death rate의 증가
  - Increased risk of preterm birth, low birth weight, neurologic deficit

③ Selective pregnancy termination(multifetal reduction)

- Multiple gestation에 의한 합병증을 줄이기 위하여 임신 초기에 인위적으로 일부의 태아를 희생시키는 것을 말한다.

- Triplet이나 더 많은 수를 임신한 경우에서 reduction이 효과적이지만 twin에서 singleton으로 reduction하는 것도 이득이 있다.

(2) Ovarian hyperstimulation syndrome(OHSS)

① 특징

- 전적으로 iatrogenic하고 불임 치료를 시행하는 경우에만 발생한다.
- 모든 증상은 국소적, 전신적으로 capillary permeability가 증가하여 third space로 fluid가 축적되고 intravascular volume이 줄어드는 것에 기인한다.

② Risk factor

Stimulated follicle과 retrieved oocyte의 숫자가 증가할수록 위험성이 증가하며 이전에 OHSS병력이 있는 경우, 그밖에도 PCOS이 있는 환자나 혈청내 estradiol 수치가 높은 경우에도 흔히 발생한다.

③ 분류

- Early - onset OHSS
  - Oocyte retrieval 9일 내에 발생(3~7일)
  - COH 시기에 혈청내 estradiol 수치가 높거나 follicle 숫자가 많을수록 발생할 확률이 높다.
  - 배란 유도를 위해 투여한 exogenous hCG에 의해 난소가 stimulation되는 것이 원인이다.
- Late - onset OHSS
  - Oocyte retrieval 9일 이후에 발생(12~17일)
  - Follicular response와는 관계없이 multiple gestation일 경우 발생할 가능성이 높다.
  - 임신되었을 경우 생산되는 endogenous hCG가 원인이다.

④ Staging system

- Mild OHSS
  - Mild abdominal distention and soreness, nausea, vomiting
  - 5cm 미만의 ovarian enlargement
- Moderate OHSS
  - Mild abdominal distention, gastrointestinal upset
  - 5~12cm 크기의 ovarian enlargement
- Severe OHSS
  - Fluid shift from intra-to extravascular space는 severe disease의 지표
  - Tense ascites, hydrothorax

- Hemoconcentration, coagulation abnormality
- Renal dysfunction, respiratory failure

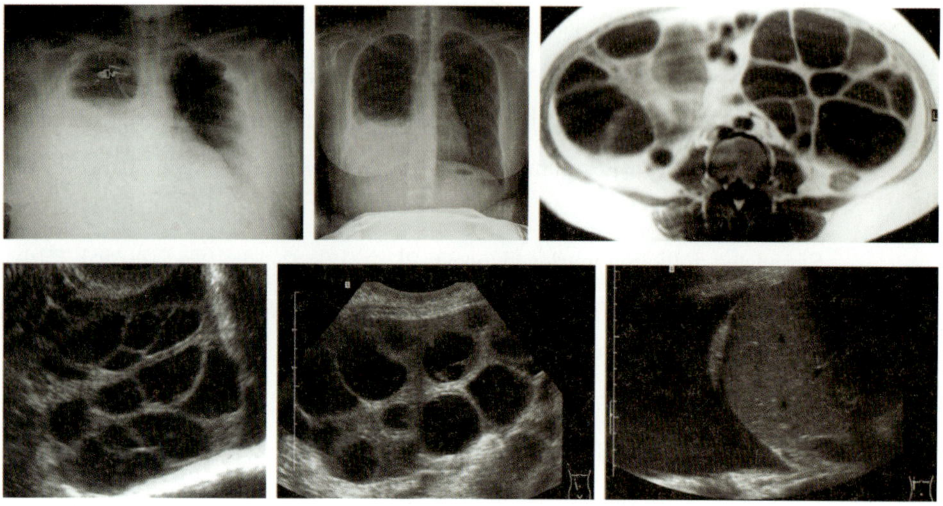

그림 7-34 OHSS의 여러 검사 소견들.

⑤ Management

- 입원을 고려해 보아야 하는 경우
  - Oral hydration이 안 되는 경우
  - Hemodynamic instability
  - Respiratory compromise
  - Tense ascites
  - Hemoconcentration
  - Leukocytosis
  - Hyponatremia, hyperkalemia
  - Abnormal liver or renal function
  - Oxygen saturation이 감소한 경우
- Outpatient management
  - 활동량을 줄이고 몸무게를 매일 측정한다.
  - 이온 음료를 하루에 적어도 1L 이상 복용하게 하고 소변량을 측정한다.
  - 증상이 심해지는 소견을 보일 경우 언제든지 병원에 방문하도록 지시한다.
- Inpatient management
  - Assessment
    - 4시간 간격으로 산소 포화도를 포함한 vital sign을 측정한다.

◦ Fluid intake과 output을 check한다.
◦ 매일 몸무게와 복부 둘레를 측정한다.
◦ 매일 CBC, electrolyte, renal function test를 시행한다.
◦ 입원할 때 liver function test, prothrombin time, partial thromboplastin time을 시행하고 필요할 경우에 반복한다.

– Supportive care
◦ 저혈압이나 oliguria가 발생한 경우에는 생리식염수 1L를 한 시간 동안 bolus로 주입하고 그 이후에는 D5 normal saline을 시간당 150mL씩 지속적으로 주입한다.
◦ 저혈압은 없으나 hematocrit이 45%를 초과할 경우에는 bolus 없이 D5 normal saline을 시간당 150mL씩 지속적으로 주입한다.
◦ 만약 oliguria가 지속된다면 250~500mL의 생리식염수를 bolus로 주입하여 소변량을 증가시킬 수 있다.
◦ Oliguria에 있어서 albumin의 efficacy는 확실히 밝혀진 바는 없지만 정상적인 혈압과 hematocrit를 가지고 있는 환자에서 25% albumin 50mL와 furosemide 10mg을 하루에 3~4회 사용할 경우 diuresis에 도움이 될 수 있다.
◦ 다량의 복수로 인하여 심한 복부 불편감을 느끼거나 호흡곤란이 있는 경우, 혹은 다량의 복수가 지속적인 oliguria, 저혈압과 동반된 경우에는 paracentesis를 시행한다.
◦ 임신에 의해 생성되는 endogenous hCG는 OHSS를 악화시키는 원인이 되므로 embryo transfer는 시행하지 않는 것이 좋다. 하지만 이미 시행했거나 꼭 시행해야 하는 경우에는 ART protocol에 따른 progesterone supplementation은 시행하도록 한다. progesterone은 OHSS를 악화시키지 않기 때문이다.
◦ 증상을 완화시키기 위해 antiemetics, analgesics를 사용할 수도 있다.
◦ ARDS, thromboembolism, renal failure가 발생한 경우 ICU로 옮겨 관찰한다.

– Thromboembolism의 예방
Hemoconcentration과 severe leukocytosis는 thromboembolism의 risk factor이므로 모든 OHSS 환자에게는 heparin을 투여하고 vascular support stocking을 적용한다.

⑥ OHSS의 예방

• Coasting

- hCG를 투여하기 전에 estradiol 수치가 4500pg/mL를 넘고 mature follicle의 수가 15~30개인 경우 OHSS를 예방하기 위해 잠시 gonadotropin을 중지하고 hCG 투여 시점을 연기하는 것을 말한다.
- 높은 임신율은 그대로 유지되면서 severe OHSS의 위험성을 최소화할 수 있는 전략이다.

• Cryopreservation of embryo
Pronucleate stage에 있는 embryo를 동결하여 다음 cycle에 이를 해동하여 embryo transfer를 시행하는 방법이다.

• IVM(In Vitro Maturation) of oocyte
Immature 상태의 follicle을 흡인해서 얻은 oocyte를 체외에서 성숙시키는 방법으로 gonadotropin으로 난소를 stimulation할 필요가 없으므로 OHSS의 risk를 완전히 해소할 수 있다.

(3) Ectopic and heterotopic pregnancy

① Ectopic pregnancy

• 정상적인 ectopic pregnancy의 incidence는 2%에 불과하지만 ART를 시행한 환자에서는 3.4%로 증가한다.
• Risk factor : tubal factor infertility, previous myomectomy

② Heterotopic pregnancy

자궁내 임신과 자궁외 임신이 동시에 존재하는 것을 말하며 정상적으로는 극히 드물지만 IVF를 시행한 경우에는 1% 정도로 그 확률이 높아진다.

7.6 Recurrent pregnancy loss

1 개 요

1) Pregnancy loss에 관한 통계

(1) 전체 임신의 70%는 viability가 없다.

(2) 전체 임신의 50%는 다음 생리가 시작되기 이전에 이미 소실되며, 이 중 대다수의 경우에서 임신한 여성은 이를 인식하지 못한다.

(3) 착상된 이후에 임신이 소실될 확률은 31%이다.

(4) 모체가 임신을 인식하고 있는 경우에서 20주 이전에 임신이 소실될 확률은 15%이다.

2) Recurrent abortion

(1) 정의

모체가 임신을 인식하고 있는 가운데 임신 20주 전에 3번 이상 pregnancy loss가 발생한 경우로 정의한다.

(2) 빈도

1 in 300 pregnancy

(3) Clinical investigation을 시작해야 하는 시기

두 번 연속하여 spontaneous abortion이 발생한 경우

(4) 임신 소실 이후 다음 임신에서 다시 임신이 소실될 가능성

① 두 번 임신 소실 이후 : 24%

② 세 번 임신 소실 이후 : 30%

③ 네 번 임신 소실 이후 : 40~50%

2 Etiology

1) 개 요

(1) 여러 가지 원인들이 제시되고 있지만 이 중 확실하게 입증된 원인은 parental chromosomal abnormality와 antiphospholipid antibody syndrome 두 가지 뿐이다.

(2) 이 두 가지의 원인은 전체 반복성 유산의 10~15%의 원인을 차지한다.

표 7-14 Proposed etiologies for recurrent spontaneous abortion

Etiology	Proposed incidence
Genetic factors 1. Chromosomal 2. Single gene defects 3. Multifactorial	3.5~5%
Anatomic factors 1. Congenital 1) Incomplete műllerian fusion or septum resorption 2) DES(Diethylstilbestrol) exposure 3) Uterine artery anomalies 4) Cervical incompetence 2. Acquired 1) Cervical incompetence 2) Synechiae 3) Leiomyomas 4) Adenomyosis	12~16%

표 7-14 Proposed etiologies for recurrent spontaneous abortion *(계속)*

Etiology	Proposed incidence
Endocrine factors 1. Luteal phase insufficiency 2. Polycystic ovarian syndrome, including insulin resistance and hyperandrogenism 3. Other androgen disorders 4. Diabetes mellitus 5. Thyroid disorders 6. Prolactin disorders	17～20%
Infectious factors 1. Bacteria 2. Viruses 3. Parasites 4. Zoonotic 5. Fungal	0.5～5%
Immunologic factors 1. Cellular mechanisms 1) Suppressor cell of factor deficiency 2) Alterations in major histocompatibility antigen expression 3) Alterations in cellular immune regulation (1) Th1 immune responses to reproductive antigens(embryo or trophoblast) (2) Th2 cytokine or growth factor deficiency (3) Hormonal-progesterone, estrogen, prolactin, androgen alterations (4) Tryptophan metabolism 2. Humoral mechanisms 1) Antiphospholipid antibodies 2) Antithyroid antibodies 3) Antisperm antibodies 4) Antitrophoblast antibodies 5) Blocking antibody deficiency	20～50%
Thrombotic factors 1. Heritable thrombophilias 1) Single gene defects factor V Leiden(fVL), MTHFR, factor deficiencies) 2) Antibody-mediated thromboses(APAS, anti-beta2G1)	? incidence Most are included among other categories (e.g., immune, genetic)
Other factors 1. Altered uterine receptivity(integrins, adhesion molecules) 2. Environmental 1) Toxins 2) Illicit drugs 3) Cigarettes and caffeine 3. Placental abnormalities(circumvallate, marginate) 4. Medical illnesses(cardiac, renal hematologic) 5. Male factors 6. Exercise 7. Dyssynchronous fertilization	10%

2) 각 론

(1) Genetic factor

① 염색체 이상

- Balanced translocation

  반복유산을 유발하는 가장 흔한 parental chromosomal abnormality

- Monosomy

  가능한 chromosomal monosomy 중에서 X chromosome의 monosomy만이 유일하게 viable offspring을 얻을 수 있다.

② Thrombophilias

- 반복유산과의 관계

  Inherited thrombophilia 환자의 경우 반복유산을 경험하는 비율이 높은데 이는 태반에 부적절한 혈전이 유발되고 비정상적인 태반의 혈류 공급이 이루어지기 때문인 것으로 생각된다.

- Clotting cascade와 antithrombotic control mechanism

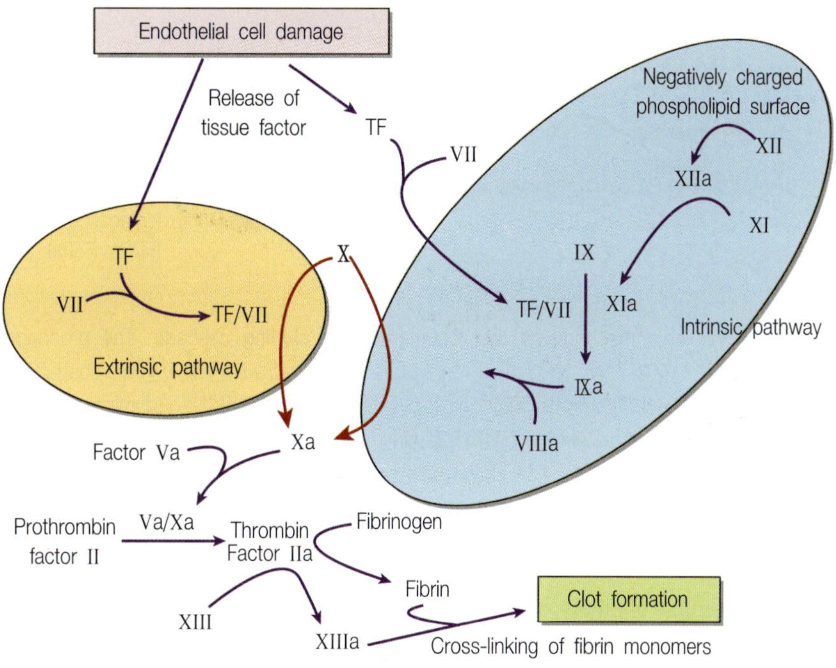

그림 7-35 The clotting cascade. 혈관 내피세포의 손상이나 음전하를 띈 phospholipid가 혈청, 혈액에 노출될 때 생리적인 응고과정이 시작된다. 검은 선으로 표시된 Procoagulant pathways는 clotting cascade의 일부분이다. 둘 다 단백분해효소를 활성화시켜 응고인자를 분해하여 활성화시킨다. The extrinsic and intrinsic pathways는 서로 다른 기전에 의해 활성화된다. 두 pathway는 factor X의 활성화 단계에서 서로 합쳐져 common pathway로 이행한다. 응고인자의 옆에 표시된 a는 응고인자가 활성화된 형태임을 의미한다.

• 반복유산과 관련된 inherited thrombophilia의 종류
  - Homocysteinemia
  - Activated protein C resistance associated with mutation in factor V Leiden
  - Deficiencies in protein C&S
  - Mutation in prothrombin, antithrombin III

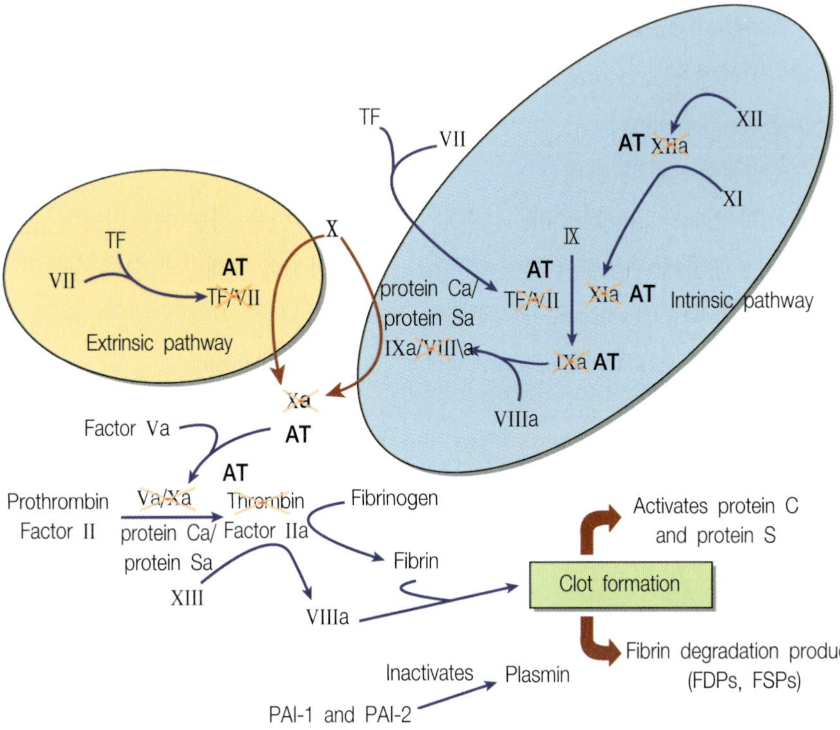

그림 7-36 Physiologic mechanisms that counteract the clotting cascade. The procoagulant cascade는 다양한 기전에 의해 억제된다. Pro-/antithrombotic pathway간의 균형이 coagulability를 결정한다. 항응고기전은 antithrombin(AT)과 protein C, S에 의해 조절된다. Plasminogen activator inhibitors 1 and 2(PAI-1 and PAI-2)는 간접적으로 plasmin을 억제한다. Plasmin은 응고된 혈액을 다시 용해시키는데 중요한 역할을 한다. FSP, fibrin split products; FDP, fibrin degradation products.

(2) Anatomic abnormalities

① Congenital anomaly

• 모든 congenital reproductive tract abnormality는 자연 유산 혹은 반복유산과 강한 연관성을 가지고 있다.

• Incomplete Müllerian duct fusion, DES 노출에 의한 uterine hypoplasia, uterine artery anomaly

② Acquired anatomic anomaly

- Spontaneous & recurrent pregnancy loss와 강하게 연관
- Intrauterine adhesion, uterine fibroid, endometriosis

(3) Endocrine abnormalities

① Luteal phase insufficiency

② 당뇨병

③ Hypersecretion of luteinizing hormone

④ 갑상선 질환

⑤ PCOS

⑥ Hyperprolactinemia

⑦ Decreased ovarian reserve

(4) Maternal infection

이론적으로 모체의 reproductive tract 감염이 임신 소실과 연관이 있을 수 있지만 controversial하다.

(5) Immunologic phenomena

① 개요

- 면역 반응의 분류
  - Innate response
    - 빠르게 나타나는 반응으로 항원에 비특이적이다.
    - 보체의 활성화, macrophage의 phagocytosis, NK cell, natural killer T cell, TCR-$\gamma\delta$+T cell에 의한 lysis가 대표적인 innate response이다.
  - Acquired response
    - 항원 특이적인 반응으로 주로 T cell이나 B cell에 의해 매개되는 반응이다.
    - 항원에 처음으로 접촉했을 때 일어나는 primary response와 같은 항원에 다시 접촉했을 때 발생하는 secondary response로 나눌 수 있다.
- 항원 특이성의 조절
  - Major histocompatibility complex(MHC) class I molecule
    - HLA-A, HLA-B, HLA-C
    - 거의 모든 세포의 표면에 존재한다.
    - Viral infection과 같은 intracellular pathogen이나 oncogenic transformation에 대항하는 역할을 한다.
    - $CD8^+$ cytotoxic/suppressor T cell 표면의 T cell receptor나 NK cell 표면의 여러 receptor에 중요한 ligand로 작용한다.

- Major histocompatibility complex(MHC) class II molecule
  - HLA - DR, HLA - DP, HLA - DQ
  - Dendritic cell, macrophage, monocytes, B cell, Langerhans cell과 같은 제한된 숫자의 antigen - presenting cell 표면에만 존재한다.
  - Bacteria와 같은 extracellular pathogen에 대항하는 역할을 한다.
  - $CD4^+$ T helper cell 표면의 T cell receptor의 중요한 ligand로 작용한다.

• Immune tolerance

골수에서 생성된 T cell은 태아의 thymus를 통과할 때 nonself에 반응하는 것만 생존하고 자기 자신에 반응하는 것은 제거되는 현상을 뜻한다.

② Cellular immune mechanism

• Resident cells

- 자궁내막에 존재하는 면역 세포들은 주로 T cell, macrophage, NK - like cell들이며 극소수의 B cell도 존재한다.
- 착상 시기 무렵에 implantation 시기에 한 가지 형태의 세포가 endometrial lymphocyte의 70~80%를 차지하게 되는데 이를 decidual NK cell이라고 부르며 decidual granular lymphocytes, large granular lymphocyte라고 부르기도 한다.

• 태아에 대한 모체의 반응

태아가 착상되는 것을 모체의 관점에서 바라보면 이는 대표적인 allograft acceptance의 일종으로 생각할 수 있으며 모체의 면역 체계가 태아에 거부 반응을 일으키지 않는 이유는 immune tolerance로 설명할 수 있다.

• 모체 - 태아 경계에서의 항원 표현

- 인체의 모든 세포가 classical MHC class I antigen HLA - A, HLA - B를 가지고 있는 것에 반해 extravillous cytotrophoblast는 MHC class I HLA - C, nonclassic HLA - E, HLA - G를 expression한다.
- NK cell은 MHC를 표현하고 있지 않은 세포를 공격하는데 trophoblast cell은 HLA - C, E, G를 표현하므로 NK cell로부터의 공격을 막을 수 있다.
- Trophoblast cell은 MHC molecule을 가지고 있기 때문에 쉽게 decidua와 vessel로 invasion할 수 있는 것으로 생각된다.

• Regulation of decidual immune cells

- Alteration in T helper cell phenotypes
  - $CD4^+$ T cell과 관련된 antigen - stimulated immune response는 크게 두 가지로 나눌 수 있는데 이는 T helper 1(TH1) response와 T helper 2(TH2)

response이다.

◦ TH1 type의 cytokine은 착상된 태아에 안 좋은 영향을 미칠 수 있으며 많은 반복유산 환자에서 착상 부위의 항원에 대한 T helper cellular immune response가 TH1 inflammatory response로 편향된 사실이 관측된 바 있다. 반면 대부분의 정상 임신의 경우 trophoblast antigen에 대하여 TH2 response를 보인다.

– Reproductive hormones and immunosuppression

Progesterone은 reproductive tract내에서 immunosuppressive effect를 가지고 있으므로 semiallogeneic implanting fetus의 임신이 지속되는데 중요한 역할을 한다.

– Tryptophan metabolism

T cell activation, proliferation에는 tryptophan이 필요하므로 tryptophan이 모체의 decidua에서 면역 반응을 조절할 수도 있다는 가설이 제시되고 있다.

③ Humoral immune mechanism

• 태아 항원에 대한 모체의 항체 반응

태아에 대한 humoral response가 나타나서 항체가 생성되어 반복유산이 유발될 수 있다.

• Organ - nonspecific autoantibody associated with APAS(antiphospholipid antibody syndrome)

– Antiphospholipid antibody(APA)

◦ Antiphospholipid antibody의 target은 protein cofactor인 β_2 glycoprotein I으로 이것은 phopholipid와 관련된 항체를 도와주는 역할을 한다.

◦ APA는 여러 thrombotic complication과 관련성이 있으며 임신과 관련된 합병증으로는 spontaneous abortion, stillbirth, IUGR, preeclampsia를 들 수 있다.

– APAS의 진단 기준

◦ Clinical : vascular thrombosis, pregnancy complication

◦ Laboratory : anticardiolipin Ab, lupus anticoagulant, anti - β_2 glycoprotein-1 antibodies of the IgG, IgM

• Organ - specific autoantibody

– Antithyroid antibody

– Antisperm antibody

– Antitrophoblast antibody

표 7-15 APAS의 진단 기준

Clinical	• One or more confirmed episode of vascular thrombosis of any type – Venous – Arterial – Small vessel • Pregnancy complications – Three or more consecutive spontaneous pregnancy losses at less than 10weeks of gestation – One or more fetal deaths at greater than 10weeks of gestation – One or more preterm births at less than 34weeks of gestation secondary to severe preeclampsia or placental insufficiency
Laboratory (6weeks)	• Positive plasma levels of anticardiolipin antibodies of the IgG or IgM isotype at medium to high levels • Positive plasma levels of lupus anticoagulant • Anti-β_2 glycoprotein-1 antibodies of the IgG or IgM isotype in titers greater than the 99th percentile

(6) Environmental factors

음주, 흡연, 카페인 섭취와 같은 환경적인 요소도 recurrent pregnancy loss와 관련이 있을 수도 있다.

3 Preconception evaluation

1) History

(1) 이전에 유산 경험이 있는지의 여부는 매우 중요하다.

(2) 임신 8주 이전에 분만된 abortus의 60%는 염색체 이상을 가지고 있는 것으로 보고되고 있고, 이 중 대부분은 trisomy이며 특히 trisomy 16이 중요한 원인이다.

(3) 가장 흔한 단일 염색체 이상은 45, X monosomy이다.

(4) 반복유산의 경험이 있는 여성은 다음 임신에도 대략 비슷한 주수에 유산을 경험하는 경향이 있다.

2) Physical examination

이학적 검사를 통해 PCOS, 당뇨, hyperandrogenism과 같은 대사성 질환의 징후가 있는지를 살펴본다.

3) Laboratory assessment

(1) 유효성이 확실히 입증된 검사실 검사

① 수태산물 염색체 검사

표 7-16 Investigative measures useful in the evaluation of recurrent early pregnancy loss

History	1. Pattern, trimester, and characteristics of prior pregnancy losses 2. History of subfertility or infertility 3. Menstrual history 4. Prior or current gynecologic of obstetric infections 5. Signs or symptoms of thyroid, prolactin, glucose tolerance and hyperandrogenic disorders(including PCOS) 6. Personal or familial thrombotic history 7. Features associated with the antiphospholipid syndrome(thrombosis, false positive test for syphilis) 8. Other autoimmune disorders 9. Medications 10. Environmental exposures, illicit and common drug use(particularly caffeine, alcohol, cigarettes, and in utero DES exposure) 11. Genetic relationship between reproductive partners 12. Family history of recurrent spontaneous abortion, obsteric complications or any syndrome associated with embryonic or fetal losses 13. Previous diagnostic tests and treatments
Physical examination	General physical examination with particular attention to: 1 Obesity 2. Hirsutism/acanthosis 3. Thyroid examination 4. Breast examination/glactorrhea 5. Pelvic examination 1) Anatomy 2) Infection 3) Trauma 4) Estrogenization 5) Masculinization
Laboratory	1. Parental peripheral blood karyotype 2. Chromosome testing on products of conception 3. Hysterosalpingography, three-dimensional transvaginal sonography, sonohysterography, of office hysteroscopy, followed by hysteroscopy/laparoscopy, if indicated 4. Thyroid-stimulating hormone level, serum prolactin level if indicated 5. Anticardiolipin antibody level(IgG and IgM) 6. Lupus anticoagulant(activated partial thromboplastin time or russell viper venom) 7. Anti-β_2-glycoprotein-1 antibodies(IgG and IgM) 8. Complete blood count with platelets 9. Factor V Leiden G20210A prothrombin gene mutation, protein S activity, homocysteine level, activated protein C resistance 10. Protein C activity, antithrombin level if personal or family history of VTE

PCOS : polycystic ovarian syndrome; DES : diethylstilbestrol; VTE : venous thromboembolism.

② 자궁 내강의 검사

- Office hysteroscopy
- Sonohysterography, three - dimensional transvaginal sonography or hysterosalpingography
- Operative hysteroscopy

③ 갑상선 기능 검사

④ Anticardiolipin antibody, Anti - β_2 - glycoprotein-1 and lupus anticoagulant testing

⑤ 혈소판 수치

(2) 유효성이 확실하게 입증되지 않은 검사

① Ovarian reserve test

Day 3 serum follicle - stimulating hormone or antimüllerian hormone

② Thrombophilia testing

- Factor V Leiden, G20210A prothorombin gene mutation, protein S activity
- Serum homocysteine levels
- Protein C activity and antithrombin activity(venous thromboembolic event 병력이나 가족력이 있다면)
- African, Asian에게서는 Factor V Leiden이나 prothrombin promotor mutation은 드물고, Asian에게서 protein C, protein S가 가장 흔한 inherited thrombophilia이다.

③ PCOS test

- LH 수치
- Androgen 수치

④ Testing for peripheral evidence of TH1/TH2 cytokine dysregulation

⑤ Preconceptional testing for prevalence and activity of peripheral NK cell

⑥ Antithyroid antibody

⑦ Anticardiolipin antibody와 lupus anticoagulant이외의 다른 자가항체

⑧ Cervical culture for mycoplasma, ureaplasma, chlamydia

⑨ Luteal phase defect를 진단하기 위한 timed endometrial biopsy

4 Postconception evaluation

1) 반복유산 환자에서 증가하는 합병증

(1) 반복유산을 경험한 환자가 임신이 되었다면 자궁내 임신인지를 확인하고 태아의 생존 여부를 파악하도록 한다.

(2) 반복유산을 경험한 환자의 경우 ectopic pregnancy, complete mole은 확실히 증가하지만 antiphospholipid antibody를 가지고 있는 경우나 intrauterine infection이 있는 경우를 제외하면 다른 임신의 합병증은 증가하지 않는다.

2) 임신 기간 동안에 시행해야 할 검사

(1) 혈청내 β-hCG를 임신 초기부터 1,200~1,500mIU/mL가 될 때까지 시행한다.

(2) β-hCG가 1,200~1,500mIU/mL에 도달하면 초음파 검사를 시작하고 이전에 유산된 주수까지 2주 간격으로 반복하도록 한다.

(3) 6~7주 이후에 fetal cardiac activity를 확인할 수 있고, 1st trimester에 maternal chemistry, nuchal translucency, CVS를 시행한다. 16~18주경에는 모체의 혈액을 뽑아 기형아 표지 검사를 시행한다.

(4) 임신이 이전에 유산한 주수를 넘어 계속 지속되었을 경우 양수검사를 시행하여 태아의 핵형을 검사하도록 한다.

5 Therapy

1) 현재 임상적으로 시행되는 반복유산의 치료법

(1) Donor oocytes나 donor sperm의 사용

(2) PGD(Preimplantation Genetic Diagnosis)

(3) Antithrombotic interventions

(4) Anatomic anomaly의 repair

(5) Endocrine abnormality의 교정

(6) 감염 치료

(7) Immunologic intervention과 약물 치료

(8) Psychological counseling and support

2) Genetic abnormality

(1) 염색체 이상의 직접적인 치료방법

Recurrent abortion을 유발하는 parental chromosomal anomaly를 직접적으로 치료할 수 있는 방법은 없다.

(2) 염색체 이상의 대체 치료방법

① PGD(Preimplantation Genetic Diagnosis)

- 염색체 이상이 있을 수도 있는 배아를 착상 전에 미리 선별하는 것을 말한다. 이는 체외에서 성숙된 배아에서 하나의 세포를 뽑아내어 이것을 가지고 염색

체 이상이나 특별한 유전 질환이 있는지를 검사하여 시행할 수 있다.

- 3번 이상 반복유산을 경험한 여성에서 다음 임신이 염색체 이상으로 다시 유산될 확률은 58%에 달하므로 이러한 여성에서 착상전 유전 진단을 포함하는 ART를 시행할 경우 임신에 도움이 될 수 있다.

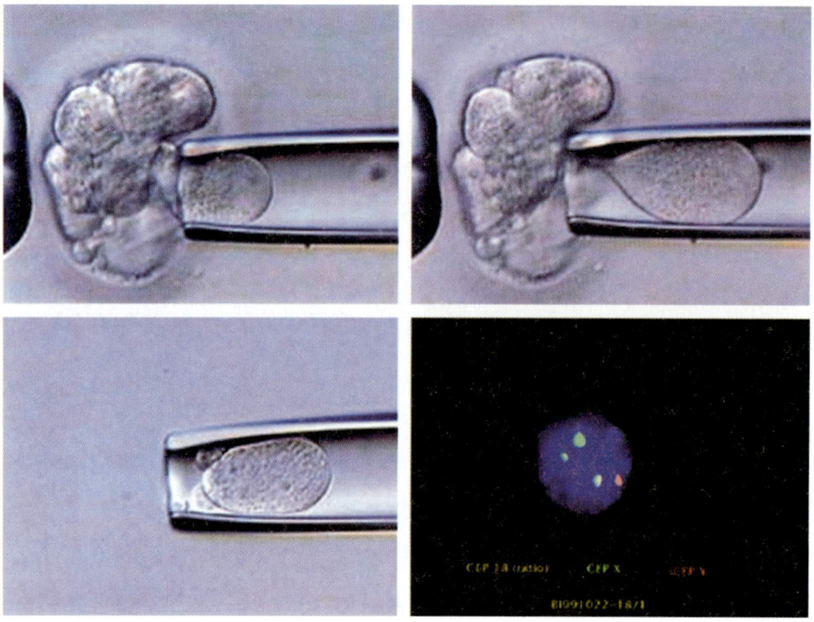

그림 7-37 PGD.

② Donor oocyte or sperm

가령, Homologous chromosome을 가지고 있는 Robertsonian translocation 환자에서 생겨난 배아의 경우 항상 aneuploidy가 유발되기 때문에 이러한 환자는 난자나 정자를 공여받도록 추천한다.

3) Anatomic anomalies

(1) Hysteroscopy

Hysteroscopic resection을 이용하면 submucous leiomyomas, intrauterine adhesions, intrauterine septa와 같은 상황을 성공적으로 치료할 수 있다.

(2) Cervical cerclage

Cervical incompetence로 인하여 반복유산이 되는 경우 2nd trimester 초반에 cerclage를 시행하여야 한다.

4) Endocrine abnormalities

(1) Ovulation induction

배란 유도를 할 경우 luteal phase insufficiency를 감소시켜 향상된 임신 유지율을 보여줄 수 있을 거라고 생각했으나 아직은 그 효율성에 있어서 논란 중이다.

(2) PCOS

Hyperandrogenism, hyperinsulinemia는 반복유산과 관련성이 있는 것으로 생각되고 있으며 PCOS 환자에서 insulin - sensitizing drug을 사용할 경우 반복유산을 감소시킬 수 있는 것으로 추정하고 있다.

5) Infection

Empirical antibiotic treatment는 윤리적 관점에서 연구의 한계가 있을 수밖에 없어 효과가 입증되지 못했지만 감염의 원인이 밝혀졌을 경우 감염을 치료하는 것은 반복유산의 치료에 이용되기도 한다.

6) Immunologic factor

(1) Immunostimulating therapies(leukocyte immunization)

① 부적절하게 작은 모체의 면역 반응이 반복유산을 유발시킨다는 가설하에 남편의 leukocyte를 이용하여 모체의 면역 체계를 활성화시키는 방법을 일컫는다.

② 반복유산의 치료에 효용성이 입증되지 못했을 뿐만 아니라 심각한 부작용을 유발할 수 있어 현재는 사용되지 않고 있다.

(2) Immunosuppressive therapy

① 부적절하게 강한 모체의 면역 반응이 반복유산을 유발시킨다는 가설하에 모체의 면역 반응을 변화시켜 반복유산을 치료하는 것을 말한다.

② Immunosuppressive effect를 지니고 있는 intravenous immunoglobulin(IVIg)의 경우 benefit이 없다.

③ Progesterone의 경우 TH1 immunity를 억제하고 TH1 type response를 TH2 type reponse로 전환시킨다. 그 결과 아직 기전은 불명확하지만 Cochrane review에서 Progesterone이 recurrent spontaneous pregnancy loss에 효과가 있다고 여긴다.

④ Intralipid infusion, TNF - α inhibition의 경우 밝혀진 이득이 없고, study setting에서만 사용될 것이 권고된다.

⑤ Prednisone, aspirin의 경우 역시 대조군과의 study에서 이득이 없었고, 오히려 maternal diabetes, hypertension, premature delivery의 위험이 증가했다.

(3) Antithrombotic therapy

① 개요

- Thrombotic disease
  - APAS
  - Genetic thrombophilic disorder
- Antithrombotic medication의 특징

  기저 질환의 자체를 치료하는 것이 아니라 나타나는 hypercoagulability만을 조절하는 것이다.

② Unfractionated heparin

- 작용기전
  - APA에 직접적으로 부착되어 immunomodulating effect를 발휘한다.
  - Inflammatory cell이 alloantigen이 노출된 부위로 이동하는 것을 억제한다.
- 용량

  Low dose aspirin과 subcutaneous unfractionated heparin을 병용하여 사용할 경우 APAS와 연관된 반복유산에 효과가 있다.
- Adverse effect
  - Preterm labor, PROM
  - IUGR, intrauterine fetal demise, preeclampsia, abruptio placenta
  - Osteopenia, gastric bleeding

③ LMWH(Low - Molecular Weight Heparin)

- Unfractionated heparin에 비해 bleeding의 위험성이 훨씬 적으면서 thrombocytopenia나 osteoporosis의 빈도 역시 낮다.
- 긴 반감기를 가지고 있기 때문에 투여 횟수를 줄일 수 있다는 장점이 있다.
- 아직은 연구 중이지만 low - dose aspirin과 병용할 경우 APAS와 연관된 반복유산의 치료에 unfractionated heparin과 비슷한 효과를 보인 바 있다.

④ Low dose aspirin alone

Low dose aspirin 단독으로는 APAS와 연관된 recurrent abortion의 치료에 효과가 없고 반드시 unfractionated heparin이나 LMWH과 병용해야 효과가 나타난다.

⑤ Protein C concentrate

Protein C deficiency와 관련된 recurrent fetal loss에 효과가 있다.

⑥ Vitamin B_6, B_{12}, folate

Homocysteine metabolism에 중요한 역할을 하는 mineral들로 hyperhomocysteinemia와 연관된 recurrent pregnancy loss에 보충되어야 한다.

7) Psycological support

유산을 경험한 환자는 일반 여성에 비해 major depression의 위험성이 두 배나 높으며 대개 유산된 이후 1주 동안 가장 많이 발생한다.

6 Prognosis

표 7-17 Prognosis for a viable birth

Following:	One spontaneous loss	76%
	Two spontaneous loss	70%
	Three spontaneous loss	65%
	Four spontaneous loss	60%
With:	Genetic factors	20~80%
	Anatomic factors	60~90%
	Endocrine factors	> 90%
	Infectious factors	70~90%
	Antphospholipid antibodies	70~90%
	Th1 cellular immunity	70~87%
	Unknown factors	40~90%
Following detection of fetal cardiac activity:	Unexplained recurrent pregnancy loss	77~97%
	APAS and recurrent pregnancy loss	Much lower

APAS : antiphospholipid antibody syndrome.

7.7 Menopause

1 개 요

1) 정 의

(1) Permanent cessation of menstruation

(2) 에스트로겐 분비가 정지되므로 결핍 증상들이 나타난다.

2) 역 학

(1) 평균 51세에 발생한다.

(2) 폐경 연령은 인종이나 SES, 초경 연령, 이전 배란 횟수 등에 영향을 받지 않는다.

(3) 흡연, 항암치료나 골반 방사선 치료, 난소 수술, 자궁 적출술을 시행했을 경우에는 폐경 연령이 당겨진다.

(4) 1%의 여성에서는 40세 이전에 폐경이 오게 되고 이를 premature ovarian failure라고 명명한다.

3) 폐경의 생리학적 변화

(1) Programmed cell death로 인해서 ovarian follicle이 depletion되므로 follicle에서 생산되는 호르몬인 estrogen과 progesterone이 더 이상 난소에서 분비되지 않는다.

(2) 난소의 stromal component는 어느 정도 남게 되므로 가임기 때만큼은 아니지만 androgen의 분비는 소량 이루어진다.

(3) Ovarian - hypothalamic - pituitary axis는 그대로 보존되므로 FSH 수치는 높아지게 된다.

2 폐경기 질환

1) Vasomotor symptoms(hot flash)

(1) 특징

① Perimenopausal women의 75%가 경험하고 대개 폐경 후 1~2년만 지속되지만 일부에서는 10년 이상 지속되는 경우도 있다.

② Hot flash로 인해 낮에 일에 집중하기가 힘들고 밤에는 숙면에 방해를 받게 되어 병원을 찾게 되며 폐경으로 인해 호르몬 치료를 받게 되는 가장 주된 이유이다.

(2) 증상

① Core body temperature, metabolic rate, skin temperature의 상승

② Peripheral vasodilation, sweating

(3) 치료

① Hormone therapy

- 호르몬 치료를 할 경우 lowest effective dose를 최대한 단기간 동안만 사용해야 하며 몇 년 동안 사용한 후 서서히 끊도록 한다. 호르몬 치료의 가장 중요한 위험성인 유방암은 4~5년 이상 사용하지 않을 경우 관련성이 없다.

표 7-18 Options for the treatment of vasomotor symptoms

Hormone therapy	• Estrogen therapy • Combination estrogen/ progestin therapy • progestin therapy
Nonhormonal prescription medications	• Clonidine • Selective serotonin and norepinephrine reuptake inhibitors(Paroxetine, Venlafaxine) • Gabapentin
nonprescription medications	• Isoflavone supplements • Soy products • Black cohosh • Vitamin E
Lifestyle changes	• Reducing body temperature • Maintaining a healthy weight • Smoking cessating • Paced respiration

- Systemic estrogen therapy가 vasomotor symptom을 완화시키는데 가장 좋은 치료방법이지만 만약 estrogen을 사용할 수 없는 경우 progestin therapy 만으로도 효과적일 수 있다.

② Modulation of central neurotransmitter

- Clonidine

  Central noradrenergic tone을 감소시켜 vasomotor symptom을 완화한다.

- Paroxetine(SSRIs)

  Hot flash의 빈도와 강도를 효과적으로 낮춘다.

- Gabapentin

  Hot flash의 빈도와 강도를 효과적으로 낮춘다.

③ Nutritional and vitamin supplement

Soy protein, isoflavone, Vit. E

④ Lifestyle change

담배를 피는 overweight 여성이 담배를 피지 않는 정상체중의 여성보다 vasomotor 증상이 심함

2) Urogenital atrophy

(1) 증상

Vaginal dryness and pruritus, dyspareunia, dysuria, urinary urgency

(2) 치료

① Systemic estrogen therapy

② Topical vaginal estrogen application : cream, tablet, ring

③ Vaginal estrogen therapy는 urinary symptom의 경감뿐만 아니라 recurrent urinary infection도 감소시킬 수 있는 효과가 있다.

3) Osteoporosis

(1) 역학

50세 이상 여성의 55%는 골다공증을 가진다.

(2) Risk factor

표 7-19 Risk factors for osteoporosis

Nonmodifiable	Modifiable	Associated medical conditions
• Age • Race(white, asian) • Small body frame • Early menopause • Prior fracture • Family history of osteoporosis	• Inadequate intake of calcium and Vit. D • Smoking • Low body weight • Excess alcohol use • Sedentary lifestyle	• Hyperthyroidism • Hyperparathyroidism • Chronic renal disease • Conditions requiring systemic corticosteroid use

(3) DXA(Dual X-ray Absorptiometry) of hip and spine

① 사용

- 골다공증 진단에 유용한 검사
- Bone mineral density를 T score로 표현해 준다.

② T-score의 해석

- −1보다 클 경우 : 정상
- −1과 −2.5 사이인 경우 : osteopenia
- −2.5보다 작을 경우 : osteoporosis

③ 시행 기준

- 65세 이상의 모든 여성
- 1개 이상의 risk factor를 가지고 있는 65세 미만의 폐경 여성

(4) 골다공증의 예방과 치료

① Calcium, Vit. D 보충

평균적인 식사량을 가진 여성은 하루에 1,000~15,00mg의 calcium과 400~800IU의 Vit. D를 보충해야 한다.

② 금연과 규칙적인 운동

③ 약물 요법

표 7-20 Options for osteoporosis prevention and treatment

Bisphosphonates	Fosamax(alendronate) (35~70mg/week orally)
	Actonel(Risedronate) (35mg/week or 150mg/month orally)
	Boniva(Ibandronate) (150mg/month orally or 3mg/every 3months intravenous))
	Zometa(Zoledronic acid) (5mg/year intravenous) • Additional potential enefits : none • Potential risks : esophageal ulcers, osteonecrosis of jaw(rare), atypical femoral fracture(rare) Zoledronic acid : hypocalcemia, a.fib, renal impairment • Side effects : gastrointestinal distress, arthralgias/myalgias
Hormone therapy	Estrogen or estrogen/progestin therapy • Additional potential benefits : treatment of vasomotor symptoms and urogenital atrophy • Potential risks : breast cancer, gallbladder disease, venous thromboembolic events, coronary heart disease, stroke • Side effects : vaginal bleeding, breast tenderness
Selective estrogen receptor modulators(SERMS)	Evista(Raloxifene) (60mg/day) • Additional potential benefits: reduced risk of breast cancer • Potential risks : venous thromboembolic events • Side effects : vasomotor symptoms, leg cramps
Other	Calcitonin(Miacalcin) (200IU/day intranasally or 100IU/day subcutaneously or intramuscularly) • Additional potential benefits: none • Potential risks : none • Side effects : rhinitis, back pain
	Forteo(Teriparatide) (20μg/day subcutaneously) • Additional potential benefits : none • potential risks : osteosarcoma after long-term use in rodents, hypercalcemia • Side effects : leg cramps
	Prolia(denosumab) (60mg subcutaneously every 6months) • Additional potential benefits : none • potential risks : rash, serious infection, hypocalcemia • Side effects : musculoskeletal pain

- Hormone therapy

  호르몬 치료는 유의하게 osteoporosis를 예방하고 치료할 수 있다. WHI trial에서 hip fracture가 significant(34%) 감소한 결과가 있다.

- Bisphosphonates
  - Alendronate(Fosamax), risedronate(Actonel), ibandronate(Boniva), Zoledronic acid(Boniva)
  - 골흡수를 방지하여 골다공증의 예방과 치료에 매우 효과적이다.
- SERM(Selective Estrogen Receptor Modulator)
  - Raloxifene(Evista)
  - 조직에 따라 estrogen agonist로 작용하기도 하고 estrogen antagonist로서 작용하기도 한다.
  - 유방이나 자궁내막에는 영향을 미치지 않으면서 bone과 lipids에는 estrogen - like action을 하므로 골다공증의 예방과 치료에 승인되었다.
- 그 밖의 골다공증 치료 약물
  - Calcitonin
  - Parathyroid hormone(teriparatide)
  - Denosumab(Prolia)

4) Cardiovascular disease

(1) 역학

① 여성 사망원인의 1위

② 45%의 mortality

(2) Risk factor

① Nonmodifiable factor

Age, family history

② Modifiable risk factor

- 흡연, 비만, sedentary lifestyle
- DM, HTN, hypercholesterolemia

(3) HT(Hormone Therapy)와 심혈관계 질환과의 관계

① Combination HT

과거에는 estrogen과 progesterone을 동시에 사용하는 combination HT가 심혈관계 질환을 예방한다고 생각해 왔지만 실제로 연구해 보니 심장 질환을 예방하는 효과가 없을 뿐만 아니라 오히려 심장 질환과 stroke의 risk를 증가시키는

것이 밝혀졌다. 다만 colorectal cancer와 hip fracture는 감소했다.

② Estrogen alone

자궁이 없는 여성에서 에스트로겐 단독으로 사용하였을 경우, 심장 질환이나 유방암이 증가하지 않았다. 하지만 stroke, deep vein thrombosis가 증가했고, hip fracture는 감소했다.

③ Selective estrogen receptor modulator(raloxifene)

Raloxifene은 fatal stroke와 venous thromboembolic event를 증가시키지만 coronary event, stroke를 포함한 어떤 경우에서도 사망률을 증가시키진 않았다.

5) Breast cancer

(1) 역학

여성에서 가장 흔한 암이고 암으로 인한 사망의 두 번째 원인이다.

(2) Risk factor

① 나이

② Early menarche, late menopause

③ Family History, prior breast disease

(3) Hormone therapy와 심혈관계 질환과의 관계

① Combination HT

5년 이상 호르몬 치료를 시행했을 경우 유방암 발생 확률이 높아진다.

② Selective estrogen receptor modulator(tamoxifen, raloxifene)

- Tamoxifen은 estrogen-receptor positive breast cancer의 치료에 사용되는 유방에 대한 estrogen antagonist이다.
- Raloxifene은 골다공증에 효율적으로 사용될 수 있는 SERM이다.
- Tamoxifene과 raloxifene 모두 유방암의 발생 가능성을 감소시키지만 venous thromboembolism의 발생 가능성은 높아진다.
- Tamoxifene은 raloxifene과는 달리 endometrial polyp, hyperplasia, cancer의 위험성을 증가시킨다.

6) Alzheimer disease

(1) 역학

① 치매의 가장 흔한 형태이다.

② 남성에 비해 여성에서 훨씬 많다.

(2) Hormone therapy와 Alzheimer disease와의 관계

HT를 받은 경우 dementia risk가 2배 정도 증가하였으며 cognition에도 악영향을

미치는 것이 밝혀졌다.

3 Risks of hormone therapy

1) 호르몬 치료의 위험성

(1) 호르몬 치료를 시행할 경우 위험성이 증가하는 질환

① Heart attack, stroke

② Breast cancer, Alzheimer disease

③ Venous thromboembolism

④ 담낭 질환

(2) 호르몬 치료의 절대적 금기증

① Known or suspected breast or endometrial cancer

② Undiagnosed abnormal genital bleeding

③ Active thromboembolic disorder

④ Active liver or gall bladder disease

(3) 호르몬 치료의 상대적 금기증

① Heart disease

② Migraine headache

③ History of liver or gall bladder disease, endometrial cancer or thromboembolic events

2) Estrogen – progestin therapy

(1) Estrogen alone vs. estrogen - progestin therapy

Unopposed estrogen을 사용했을 경우 endometrial hyperplasia와 cancer의 위험성이 높아지므로 자궁이 남아 있는 여성은 반드시 combination estrogen - progestin therapy를 시행해야 한다.

(2) Estrogen - progestin therapy 방법

① Sequential regimen

- Estrogen은 매일 사용하고 progestin은 한 달에 12~14일 동안 사용한다.
- 규칙적이고 예측 가능한 vaginal bleeding을 유발할 수 있다.

② Continuous - combined regimen

- Estrogen과 progestin을 매일 사용한다.
- 불규칙적이고 예측 불가능한 vaginal bleeding이 야기된다.

표 7-21 Hormone therapy options

Oral estrogen products		
Compositions	Product name	Dose(mg/day)
Conjugated equine estrogens	Premarin	0.3, 0.45, 0.625, 0.9, 1.25
Synthetic conjugated estrogens	Cenestin	0.3, 0.45, 0.625, 0.9, 1.25
Esterified estrogens	Menest	0.3, 0.625, 1.25, 2.5
17β-estradiol	Estrace, generics	0.5, 1.0, 2.0
Estrone(estropipate)	Ortho-Est, ogen, generics	0.625, 1.25

Transdermal/topical estrogen products			
Compositions	Product name	Release Rate(mg/day)	Dose
17β-estradiol matrix patch	Alora	0.025, 0.05, 0.075, 0.1	Twice weekly
	Climara	0.025, 0.0375, 0.05, 0.075, 0.1	Once weekly
	Esclim	0.025, 0.0375, 0.05, 0.075, 0.1	Twice weekly
	Menostar	0.014	Once weekly
	Vivelle(Dot)	0.025, 0.0375, 0.05, 0.075, 0.1	Twice weekly
17β-estradiol reservoir patch	Estraderm	0.025, 0.05, 0.1	Twice weekly

Transdermal/topical estrogen products			
Compositions	Product name	Release rate(mg/day)	Dose
17β-estradiol	Estrogel	0.035	Daily application via metered-dose pump
17β-estradiol	Estrasorb	0.05	Daily application of 2 packets

Vaginal estrogen products		
Compositions	Product name	Recommended dose
Vaginal creams		
17β-estradiol	Estrace vaginal cream	0.5~1g, 2~3 times weekly
Conjugated equine estrogens	Premarin vaginal cream	0.5~1g, 2~3 times weekly
Vaginal rings		
17β-estradiol	Estring	Device releases 7.5μg/day for 90days
Estradiol acetate	Femring	Device releases 5 or 10μg/day for 90days (systemic estradiol levels achieved)
Vaginal tablet		
Estradiol hemihydrate	Vagifem	1tablet(25μg) twice weekly

표 7-21 Hormone therapy options (계속)

Progestogens		
Compositions	Product name	Dose
Progestin : Oral tablet		
Medroxyprogesterone acetate	Provera, generics	2.5, 5, 10mg
Norethindrone	Micronor, nor-QD, generics	0.35mg
Norethindrone acetate	Aygestin, generics	5mg
Megestrol acetate	Megace	20, 40mg
Progestin : intrauterine system		
Levonorgestrel IUS	Mirena	20μg/day(release rate95-year use)
Progesterone : oral capsule		
Micronized progesterone USP	Prometrium	100, 200mg
Progesterone : vaginal gel		
Progesterone	Prochieve 4%	45mg/applicator

Combination estrogen-progestogen products		
Compositions	Product name	Dose(per day)
Oral continuous-cyclic regimen		
Compositions	Product name	Dose(per day)
Conjugated equine estrogens(E) + medroxyprogesterone acetate(P)	Premphase	0.625mgE + 5.0mgP (E alone days 1~14, E + P days 15~28)
Oral continuous-combined regimen		
Compositions	Product name	Dose(per day)
Conjugated equine estrogens(E) + medroxyprogesterone acetate(P)	Prempro	0.625mgE+2.5 or 5.0mgP 0.3 or 0.45mgE + 1.5mgP
Ethinyl estradiol(E) + norethindrone acetate(P)	Femhrt	5μg E + 1mgP
17β-estradiol(E) + norethindrone acetate(P)	Activella	1mg E + 0.5mgP
Oral intermittent-combined regimen		
Compositions	Product name	Dose(per day)
17β-estradiol(E) + norgestimate(P)	Ortho-Prefest	1mg E + 0.09mgP (E alone fior 3days, followed by E+P for 3days)

표 7-21 Hormone therapy options (계속)

Transdermal continuous-combined regimen		
Compositions	Product name	Dose(per day)
17β-estradiol(E) + norethindrone acetate(P)	Combipatch	0.05mgE + 0.14 or 0.25mgP Twice weekly
17β-estradiol(E) + levonorgestrel(P)	Climara Pro	0.045mgE + 0.0015mgP Once weekly

4 Sexual dysfunction

1) 역 학

여성의 40%는 sexual dysfunction이 있고 12%가 그것으로 인해 distress를 받는다.

2) Hormone therapy

(1) Estrogen therapy는 vagianl dryness, dyspareunia에 효과적이다.

(2) 하지만 sexual interest, arousal, orgasmic reponse에는 효과가 증명되지 않았다.

(3) Androgen therapy가 몇몇 경우에서 sexual function을 향상시켰다.

(4) 반면 hirsutism, acne, irreversible deepening of the voice, adverse changes in liver function and lipid 등의 문제가 있다.

3) 호르몬 치료의 대체

(1) Counseling, lifestyle change 등으로 sexual dysfunction의 개선을 기대할 수 있다.

(2) 우울증이나 불안은 SSRI 대신 Bupropion으로 치료한다.

(3) Sildenafil citrate는 arousal, orgasmic response에 문제가 있는 SSRI 복용자에게 효과가 있다. 하지만 대부분의 다른 sexual problem에는 효과가 없다.

PACIFIC GYNECOLOGY

G.Y.N.E.C.O.L.O.G.Y

8 부인 종양학

Gynecologic Oncology

8.1 Uterine cancer

1 Epidemiology and risk factors

1) 역 학

(1) 미국(2011년)

① 여성 생식기에서 발생하는 가장 흔한 악성 종양

② 전체 부인암 중에서 반수를 차지

③ 여성에서 발생하는 암 중에서 유방암, 폐암, 대장암 이후 4번째로 가장 많이 발생하는 암

④ 여성에서 암으로 인한 사망 중 8위를 차지

⑤ 일생 동안 자궁 내막암에 이환될 확률은 2~3%이다.

⑥ 주로 폐경기의 여성이 이환된다.

(2) 우리나라(2010년)

전체 부인암 중에서 자궁경부암, 난소암에 이어 3위를 차지

2) Type of endometrial cancer

(1) Type I tumor

① Estrogen - dependent tumor

② 자궁 내막암의 75~85%를 차지

③ Younger, perimenopausal women에서 주로 이환된다.

④ Endogenous 혹은 exogenous estrogen에 노출된 경험과 관련성이 있다.

⑤ Hyperplastic endometrium에서 시작하여 carcinoma로 진행한다.

⑥ 분화도가 좋은 종양으로 favorable prognosis를 지닌다.

⑦ PTEN tumor suppressive gene, K - ras oncogene의 mutation과 관련성이 있다.

(2) Type II tumor

① Estrogen - independent tumor

② No source of estrogen stimulation of endometrium

③ Endometrial hyperplasia와는 관련성이 없고 atrophic endometrium에서 발생할 수 있다.

④ 분화도가 떨어지고 예후가 나쁘다.

⑤ Older, postmenopausal, thin women에서 주로 이환된다.

⑥ African - American, Asian 인종의 비율이 높다.

⑦ p53의 mutation과 관련성이 있다.

3) Risk factor

표 8-1 Risk factors for endometrial cancer

Characteristic		Relative risk
Nulliparity		2~3
Late menopause		2.4
Obestity	21~50lb overweight	3
	> 50lb overweight	10
Diabetes mellitus		2.8
Unopposed estrogen therapy		4~8
Tamoxifen therapy		2~3
Atypical endometrial hyperplasia		8~29
HNPCC syndrome		20

(1) 자궁 내막암의 위험 관련 요소

자궁 내막암의 위험성은 자궁 내막에 prolonged, unopposed estrogen이 노출되는 상황일 때 증가한다.

(2) 종류

① Nulliparity

② Infertility and history of irregular mense

Anovulatory cycle로 인하여 불규칙 생리와 불임이 유발된 여성은 충분한 progesterone 없이 estrogen에 지속적으로 노출될 가능성이 높기 때문에 자궁 내막암의 발생 위험성이 높아진다.

③ 늦은 폐경

폐경이 늦게 나타날 경우 progesterone - deficient menstrual cycle이 더 오랜 기간 동안 지속되기 때문에 자궁 내막암의 발생 가능성이 높아진다.

④ 비만

Androstenedione이 estrone으로 peripheral conversion되므로 자궁 내막암의 발생 위험성이 높아진다.

⑤ Polycystic ovary syndrome, functional ovarian tumor

장기간 동안 estrogen에 노출되므로 자궁 내막암의 위험도가 증가한다.

⑥ Menopausal estrogen replacement therapy without progestin

⑦ Tamoxifen

유방암의 치료에 사용되는 antiestrogen으로 자궁 내막암의 위험성을 높인다.

⑧ Diabetes mellitus

⑨ HNPCC(hereditary nonpolyposis colorectal cancer) syndrome

⑩ Hypertension, hypothyroidism

2 Endometrial hyperplasia

1) 발생 원인

Progestin없이 지속적인 estrogen stimulation으로 인해 자궁 내막이 증식되어 발생한다.

2) 임상적 중요성

(1) 비정상 질출혈을 유발한다.

(2) Estrogen - producing ovarian tumor와 연관되어 있을 수 있다.

(3) Hormone therapy로부터 발생할 수 있다.

(4) Endometrial cancer의 선행 병변이 될 수 있다.

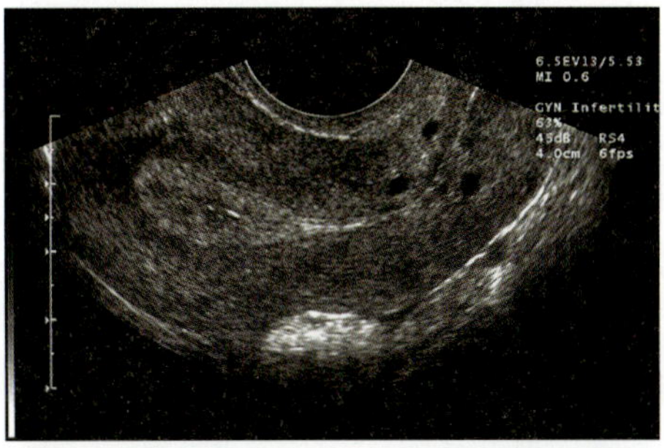

그림 8-1 Endometrial hyperplasia의 초음파 소견.
자궁 내막이 두꺼워져 있는 소견이 관찰된다.

3) 진 단

비정상 질출혈이 있거나 초음파에서 자궁 내막 증식증이 의심되는 소견이 있는 환자의 경우 endometrial biopsy를 시행하여 진단할 수 있다.

4) Classification

표 8-2 Classification of endometrial hyperplasias

Type of hyperplasia		Progression to cancer(%)
Simple(cystic without atypia)		1
Complex(adenomatous without atypia)		3
Atypical	Simple(cystic with atypia)	8
	Complex(adenomatous with atypia)	29

(1) 분류 기준

① Glandular element의 complexity와 crowding에 따라 simple과 complex로 구분한다.

② Cytologic atypia가 있을 경우 atypical hyperplasia로 부른다. 이는 다시 simple과 complex로 구분할 수 있다.

(2) 병리학적 특징

① Simple hyperplasia

- 약간 불규칙적이지만 둥근 모양을 가지고 있는 확장된 낭성 gland를 가진다.
- Glandular crowding은 없고 gland/stroma ratio가 증가되어 있다.
- Cytologic atypia는 없다.

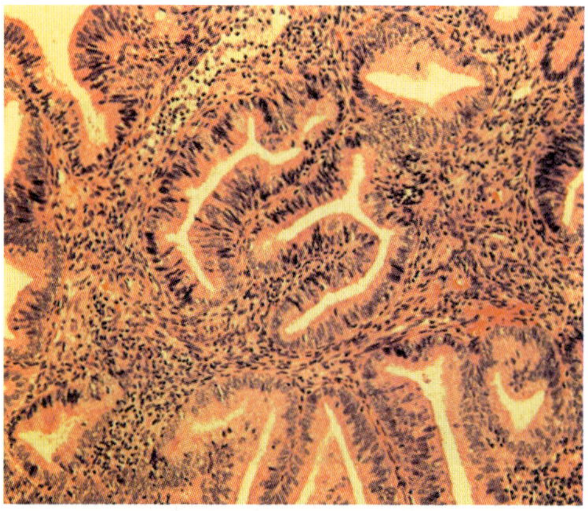

그림 8-2 Simple hyperplasia.

② Complex hyperplasia

- Budding, infolding과 같은 복잡한 모양의 crowded gland를 가진다.
- Simple hyperplasia에 비해 stroma의 양이 훨씬 적다.
- Cytologic atypia는 없다.

③ Atypical hyperplasia

- 다양한 크기와 모양을 가지고 있는 polarity를 상실한 커다란 핵을 가진다.
- 핵/세포질 ratio가 증가한다.
- Prominent한 핵산을 가진다.
- 주변이 맑게 보이는 불규칙하게 뭉쳐진 염색질을 가진다.
- 분열을 하고 있는 세포의 비율이 높다.

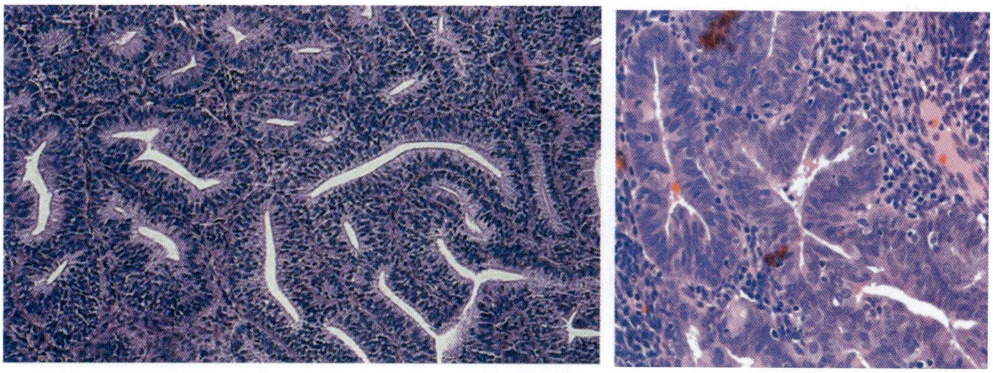

그림 8-3 Atypical hyperplasia.

5) 예후 결정 인자

(1) Atypia의 유무와 중증도에 따라 carcinoma로의 진행 확률이 다르다.

(2) Age, underlying ovarian disease, endocrinopathy, obesity, exogenous hormone exposure에 따라서도 carcinoma로의 진행 확률이 달라진다.

6) 치료

(1) Progestin therapy

① Megestrol acetate(40～160mg/day 2～3개월간)로 치료하고 response rate는 76%, 그중 재발율은 24%

② 치료가 완료된 후 3～4주 후에 follow up을 위한 endometrial biopsy

③ atypical hyperplasia에서는 25% 정도에서 undiagnosed cancer가 있고, 치료 후 29% 정도의 cancer가 regression을 하지만 progesting therapy에서는 재발율이 높다.

④ 따라서 주기적인 endometrial biopsy, TVUSG가 필요하다.

(2) Hysterectomy

더 이상 임신을 원하지 않는 atypical complex hyperplasia 환자의 경우 추천된다.

3 Endometrial cancer screening

1) 자궁 내막암 선별 검사의 한계점

현재 자궁 내막암을 선별하는데 사용되고 있는 검사들은 대부분 효과적이지 않다.

2) 종 류

(1) Routine Pap test

자궁 내막암을 선별하는데 있어 sensitivity가 매우 떨어지고 고위험군의 환자들에서 조차 screening specificity가 크게 떨어져서 효용성이 없다.

(2) Progesterone challenge test

자궁 내막에 estrogen이 작용하고 있는지의 여부는 알 수 있으나 자궁 내막에 비정상적인 병변이 있는지의 여부는 알 수 없으므로 효용성이 떨어진다.

(3) 그 밖의 검사

① 질초음파 : 선별검사로 사용하기에는 너무나 비용이 비싸다.

② Endometrial biopsy : 선별 검사로 사용하기에는 너무나 invasive하고 비싸다.

3) 자궁 내막암 선별 검사를 시행하는 적응증

(1) Postmenopausal estrogen replacement therapy without progestin

(2) Hereditary nonpolyposis colorectal cancer

cf. Tamoxifen을 복용 중인 여성은 질초음파나 자궁 내막 조직 검사와 같은 선별 검사의 적응증이 되지 못한다.

4) 자궁 내막암의 초기 진단

자궁 내막암의 적절한 선별 검사는 없지만 대개의 자궁 내막암 환자들은 병의 초기에 비정상 자궁 출혈을 경험하므로 이 때 적절한 진단적 검사를 시행할 경우 early diagnosis, timely treatment, high care rate를 달성할 수 있다.

4 Endometrial cancer

1) Clinical features

(1) Symptoms

① 발병연령

5~60대에 흔히 발병하며 발병 평균 연령은 60세이다.

② 증상

- Abnormal vaginal bleeding

  90%의 환자가 vaginal bleeding 혹은 vaginal discharge가 유일한 증상으로서 나타나고 이러한 증상을 겪은 대부분의 환자는 3개월 이내에 병원에 방문한다.

- Pelvic pressure or discomfort

  일부의 환자가 경험하며 이는 uterine enlargement나 extrauterine disease spread의 결과이다.

- Hematometra or pyometra

  노령의 환자들의 경우 cervical stenosis가 쉽게 발생하기 때문에 출혈이 자궁강 내로 고이게 되어 hematometra나 pyometra의 형식으로 증상이 나타날 수 있으며 대개는 예후가 좋지 않다.

- 무증상
  - 전체 자궁 내막암의 5% 미만을 차지한다.
  - Pap test를 시행하거나 혹은 다른 이유로 자궁 절제술을 시행하였을 때 그리고 초음파나 CT와 같은 imaging을 시행하였을 때 우연히 발견된다.

③ 폐경 후 질 출혈의 감별진단

- Endometrial atrophy
  - 폐경 후에 질 출혈을 일으키는 가장 흔한 원인이며 대략 60~80%의 원인을 차지한다.
  - 자궁 내막 조직 검사를 시행할 경우 결과가 종종 insufficient tissue나 only blood and mucus로 판명되는 경우가 많으며 조직 검사만으로도 출혈이 멈추는 경우가 많다.
- Endometrial polyp
  - 폐경 후에 질 출혈을 일으키는 원인의 2~12%를 차지한다.
  - Hysteroscopy, transvaginal ultrasonography로 진단할 수 있다.
- Estrogen replacement therapy
  - 에스트로겐 치료는 endometrial cancer의 원인이 되고 사용 기간이 길어지고나 고용량의 에스트로겐을 사용하였을 경우 위험성이 높아진다.

– 에스트로겐 치료를 하고 있는 여성에서 예상되지 않은 질 출혈이 있을 경우 반드시 자궁 내막 조직 검사를 시행하도록 한다.

• Endometrial hyperplasia

폐경 후 질 출혈의 5~10%를 차지한다.

• Endometrial cancer or sarcoma

폐경 후 질 출혈의 10% 정도를 차지한다.

cf. 자궁 근종이 폐경 후 질출혈의 원인이 되는 경우는 거의 없다.

표 8-3 Causes of Postmenopausal Uterine Bleeding

Cause of Bleeding	Percentage
Endometrial atrophy	60~80
Estrogen replacement therapy	15~25
Endometrial polyps	2~12
Endometrial hyperplasia	5~10
Endometrial cancer	10

④ 폐경 전 여성에서 자궁 내막암을 의심할 수 있는 증상

• Menometrorrhagia, oligomenorrhea

• 비정상 출혈이 지속되거나 반복되는 경우에 의심해 본다.

• 비만하거나 만성적인 무배란이 있는 경우에도 의심할 수 있다.

(2) Signs

① 이학적 검사에서 상당히 진행된 경우가 아니라면 초기의 자궁 내막암을 시사하는 증후는 거의 발견되지 않는다.

② 비만이나 고혈압이 동반되는 경우는 흔하다.

2) Diagnosis

(1) Office endometrial aspiration biopsy

① 자궁 내막암 진단에 가장 중요한 방법으로 diagnostic accuracy는 90~98%에 달한다.

② 얇은 plastic cannula를 사용하기 때문에 값이 싸고 uterine cramping을 일으키는 경우가 별로 없어 환자들의 순응도가 좋다.

(2) Pap test

자궁 내막암 환자의 30~50%만이 abnormal Pap test를 보여주기 때문에 unreliable 하다.

(3) Hysteroscopy and D&C

① 적응증

- Cervical stenosis가 있을 때
- 환자가 불편감으로 인해 aspiration biopsy를 잘 견디지 못할 때
- Endometrial biopsy 결과에서 음성으로 나온 후에 다시 질 출혈이 재발한 경우
- Endometrial biopsy에서 얻은 specimen이 불충분할 때

② 장점

Polyp, submucous myoma가 의심되는 경우 hysteroscopy를 시행하는 것이 자궁 내막 조직 검사나 D&C를 단독으로 시행하는 것에 비해 훨씬 정확하다.

(4) Transvaginal ultrasound

① 유용성

Endometrial biopsy와 같이 시행하여 비정상 자궁 출혈을 평가하고 추가 검사가 필요한 환자들을 선별하는데 유용한 검사이다.

② Further evaluation이 필요한 폐경 후 초음파 소견

- 자궁 내막의 두께가 4mm를 넘는 경우
- Polypoid endometrial mass가 존재하는 경우
- 자궁 내강에 액체가 고여 있는 경우

3) Pathology

표 8-4 Classification of endometrial carcinomas

Endometrioid adenocarcinoma	Variants Villoglandular or papillary Secretory With squamous differentiation
Mucinous carcinoma	
Papillary serous carcinoma	
Clear cell carcinoma	
Squamous carcinoma	
Undifferentiated carcinoma	
Mixed carcinoma	

(1) Endometrioid adenocarcinoma

① 병리학적 특징

• 비율

Endometrial carcinomas의 80%를 차지한다.

• 특징

– 정상적인 자궁 내막의 gland를 닮은 glands로 구성되어 있다.
– Columnar cell with basally oriented nuclei
– 세포질내 점액은 거의 존재하지 않는다.
– Smooth intraluminal surface

• 분화도와의 관계

– 분화도가 떨어질수록 solid portion이 많고 glandular formation이 적으며 cytologic atypia가 흔히 나타난다.
– 분화도가 좋은 endometrioid adenocarcinoma는 병리학적으로 atypical hyperplasia와 잘 구분이 되지 않는다.

• Carcinoma로 진단을 내리기 위한 병리학적 criteria

– Desmoplastic stroma
– Back - to - back glands without intervening stroma
– Extensive papillary patten
– Squamous epithelial differentiation

② Grade

표 8-5 FIGO definition for grading of endometrial carcinoma

Histopathologic degree of defferentiation	
G1	< 5% nonsquamous or nonmorular growth pattern
G2	6%~50% nonsquamous or nonmorular growth pattern
G3	> 50% nonsquamous or nonmorular growth pattern
Notes on pathologic prading	
Notable nuclear atypia, inappropriate for the architectural grade, raises a grade 1(G1) or grade 2(G2) tumor by one grade	
In serous adenocarcinoma, clear cell adenocarcinoma, and squamous cell carcinoma, nuclear grading takes precedence	
Adenocarcinomas with squamous differentiation are graded according to the nuclear grade of the glandular component	

FIGO : International Federation of Gynecology and Obstetrics

- Grade 분류 기준(FIGO system)
  - Grade 1 : 현미경 소견에서 solid growth pattern이 전체 시야 중 5% 미만인 경우
  - Grade 2 : 현미경 소견에서 solid growth pattern이 전체 시야 중 6~50%인 경우
  - Grade 3 : 현미경 소견에서 solid growth pattern이 전체 시야 중 50% 초과인 경우
- 특이 사항
  - 상기 각 grade에 맞지 않는 notable nuclear atypia가 발견될 경우 grade를 1 만큼 상승시킨다.
  - 이러한 FIGO system은 endometrioid type이나 mucinous type의 carcinoma에 적용할 수 있다.
  - Serous type이나 clear cell type의 carcinoma 역시 상기 FIGO system을 적용할 수는 있지만 그 특성상 항상 high-grade로 생각하는 것이 옳다.

③ Endometrioid carcinoma with squamous differentiation

- Gland 이외에도 squamous element를 포함하고 있는 endometrioid carcinoma를 말한다.
- 전체 endometrioid carcinoma의 15~25%를 차지한다.
- 이전에는 adenoacanthoma나 adenosquamous carcinoma로 불리웠지만 이제는 두 가지를 통합해 모두 endometrial cancer with squamous differentiation이라 부른다.
- Squamous component의 grade 정도는 gland의 grade와 비슷하고 종양의 특성 역시 glandular component의 grade에 주로 의존하므로 squamous element를 포함하고 있는 것이 큰 의미가 있는 것은 아니다.

④ Villoglandular variants of endometrioid carcinoma

- 전체 endometrioid carcinoma의 2%에서 나타난다.
- 세포들이 fibrovascular stalks 주위로 배열되어 papillary appearance를 보이는데 각각의 세포는 endometrioid cell의 특징을 유지한다.
- 항상 well-differentiated grade를 보인다.

⑤ Secretory carcinoma

- 전체 endometrioid carcinoma의 1%를 차지할 정도로 드문 type이다.
- 주로 폐경기 초반에 나타난다.
- Early secretory endometrium과 비슷한 모양의 intracytoplasmic vacuole을 가

지고 있는 well - differentiated gland로 구성된다.

- 일반적인 well - differentiated endometrioid carcinoma와 비슷한 특성을 지니고 있으며 예후가 매우 좋다.
- 병리학적으로 clear cell carcinoma와 감별이 어려운데 secretory carcinoma는 동일한 gland의 구조로 구성되고 동일한 cytology를 보이며 낮은 nuclear grade를 가지는데 반해 clear cell carcinoma는 gland 구조가 여러 개이고 높은 nuclear grade를 보인다.

(2) Mucinous carcinoma

① 전체 endometrial carcinoma의 5%를 차지한다.

② 전체 종양 세포의 반 이상이 세포질내 점액을 포함하고 있다.

③ 대부분 well - differentiated glandular architecture를 가지고 있으며 예후는 좋은 편이다.

④ 병리학적으로 endocervical adenocarcinoma와 감별이 어려운데 endometrial mucinous carcinoma는 정상 자궁 내막 조직 사이사이에 종양세포가 군데군데 밀집되어 있고 foamy endometrial stromal cell이 존재하며 squamous metaplasia가 보이거나 전형적인 endometrioid carcinoma의 소견도 관찰할 수 있다. 또한 endocervical adenocarcinoma와는 달리 immunohistochemical stain에서 vimentin에 염색된다.

(3) Serous carcinoma

① 병리학적 특징

- 전체 endometrial carcinoma의 3～4%를 차지한다.
- 난소와 난관에서 발생하는 serous carcinoma와 비슷한 형태를 취한다.
- Fibrovascular core 주위를 highly atypical cells이 둘러싸고 있는 양상을 보인다.
- Psammoma body가 흔히 관찰된다.

② Uterine papillary serous carcinoma(UPSC)의 임상적 특징

- 모든 UPSC는 임상적으로 high - grade lesion으로 간주한다.
- 다른 histologic type과 섞여 있는 경우가 흔하지만 mixed type의 경우라 할지라도 pure serous carcinoma와 동등한 공격성을 가진다.
- Lymph - vascular space와 deep myometrial invasion이 흔히 동반된다.
- 자궁 근막이나 혈관내 침입이 없고 자궁 내막 내에 국한된 경우라 할지라도 쉽게 복강내로 spread되는 성격을 지닌다.
- Clinical stage I인 경우에도 수술 이후 소견을 살펴보면 반 이상의 경우에서 deep myometrial invasion을 가지고 75%에서는 lymph - vascular space invasion

(LVSI)이 50%에서는 extrauterine disease가 발견된다.

(4) Clear cell carcinoma

① 병리학적 특징

- 전체 endometrial carcinoma의 5% 미만을 담당한다.
- 병리학적으로 highly atypical nuclei와 abundant clear, eosinophilic cytoplasm이 특징적인 소견이다.
- Hobnail cell이 흔히 관찰된다.

② 임상적 특징

- Older women에서 흔히 나타나고 매우 공격적인 성향을 지닌다.
- 예후는 papillary serous carcinoma보다도 더 좋지 않아 overall survival rate는 33~64%에 불과하다.
- 가장 중요한 예후 인자는 myometrial invasion과 LVSI을 들 수 있다.

(5) Squamous carcinoma

① 자궁 내막암 분류에서 squamous carcinoma는 매우 드문 type이다.

② 자궁 내막에 존재하는 병변이 자궁경부의 squamous epithelium과 연결되어 있지 않아야만 자궁 내막에서 기원했다고 평가할 수 있다.

③ 예후가 좋지 않아 clinical stage I이라 할지라도 36%의 생존율을 보인다.

(6) Simultaneous tumors of the endometrium and ovary

① 여성 생식기의 동시 발생 악성 종양 중에서 가장 흔한 경우는 난소와 자궁 내막의 악성 종양이 동시에 발생하는 경우이다.

② 대개는 난소암과 자궁 내막암이 동시에 낮은 stage의 well-differentiated endometrioid adenocarcinoma를 보이는 경우가 많고 이런 경우는 좋은 예후를 보인다.

③ 많은 경우에서 폐경 전에 비정상 질출혈의 증상을 보여 진단되는 경우가 많으며 난소암은 자궁 내막암을 진단하는 과정에서 우연히 발견되는 경우가 흔하다.

④ Poorly differentiated, nonendometrioid type일 경우 예후는 좋지 않다.

4) Pretreatment evaluation

(1) History taking

동반 질환 여부가 중요하다.

(2) Physical examination

임파선 종대, 복부 종괴, 골반 내 전이를 evaluation을 한다.

(3) Routine preoperative study

① Chest X-ray

폐 전이를 여부를 알아보고 수술전 환자의 심폐기능을 평가하기 위해 중요하다.

② 그 밖의 수술 전 검사

- 심전도
- CBC
- Renal function test
- Liver function test
- Blood type and screen
- Urinanalysis

③ 영상학적 검사

- Cystoscopy, colonoscopy, intravenous pyelography(IVP), barium enema, CT는 환자가 특별한 증상과 징후가 없다면 시행하지 않는다.
- Ultrasonography, MRI는 수술 전에 시행하면 매우 정확하게 myometrial invasion을 평가할 수 있으며 수술 방법을 결정하는데 도움이 된다.
- CA125는 advanced epithelial ovarian canner의 80%에서 증가하지만 진행되거나 전이된 endometrial cancer에서도 증가한다. 따라서 수술 전에 CA125를 측정하는 것은 surgical staging의 extent를 결정하는 데 도움을 줄 뿐 아니라 추후 subsequent therapy의 response를 평가하는 데에도 사용할 수 있다.

5) Clinical staging

Poor medical condition 이나 spread of disease로 인해 surgical candidate가 되지 않은 경우에 시행한다. 일반적으로 행해지는 FIGO staging은 아래에 설명되어 있는 surgical staging이다.

표 8-6 FIGO clinical staging of endometrial carcinoma(1971)

Stage	Characteristic
I Ia G123 Ib G123	Confined to the corpus uteri Uterine cavity < 8cm Uterine cavity > 8cm
II	Involves the corpus and cervix, but has not extended outside the uterus
III	Extends outside the uterus, but not outside the true pelvis
IV IVa IVb	Extends outside the true pelvis or obviously involves the mucosa of the bladder or rectum Spread to adjacent organs Spread to distant organs

FIGO : International Federation of Gynecology and Obstetrics

6) Surgical staging

표 8-7 Revised FIGO stage(2009)

Stage	Finding
Stage I* IA* IB*	Tumor confined to the corpus uteri No or less than half myometrial invasion Invasion equal to or more than half of the myometrium
Stage II*	Tumor invades cervical stroma, but does not extend beyond the uterus**
Stage III* IIIA* IIIB* IIIC* IIIC1* IIIC2*	Local and/or regional spread of the tumor Tumor invades the serosa of the corpus uteri and/or adnexae# Vaginal and/or parametrial involvement# Metastases to pelvic and/or para-aortic lymph nodes# Positive pelvic nodes Positive para-aortic lymph nodes with or without positive pelvic lymph nodes
Stage IV* IVA* IVB*	Tumor invades bladder and/or bowel mucosa, and/or distant metastases Tumor invasion of bladder and/or bowel mucosa Distant metastases, including intra-abdominal metastases and/or inguinal lymph nodes

* Either G1, G2, G3.
** Endocervical glandular involvement only should be considered as Stage I and no longer as Stage II.
\# Positive cytology has to be reported separately without changing the stage.

(1) Surgical staging을 하기 위해 수술 시에 시행해야 하는 최소한의 surgical procedure

① Cytologic evaluation을 위한 peritoneal fluid sampling을 시행한다.

② 복부와 골반을 exploration하여 전이가 의심되는 자궁외 병변 부위의 biopsy나 excision을 시행한다.

③ Extrafascial hysterectomy

④ Bilatreral salpingo - oophorectomy

⑤ 자궁이 적출되면 자궁 내강이 보이도록 완전히 열어서 tumor size, myometrial involvement의 depth, cervical extension을 평가한다.

⑥ 전이가 의심되는 pelvic, para - aortic lymph node를 적출하여 병리학적 검사를 시행한다.

⑦ Papillary serous tumor나 mixed műllerian tumor의 경우 intraabdominal spread와 upper abdominal recurrence의 특징을 가지고 있으므로 partial omentectomy를 시행한다.

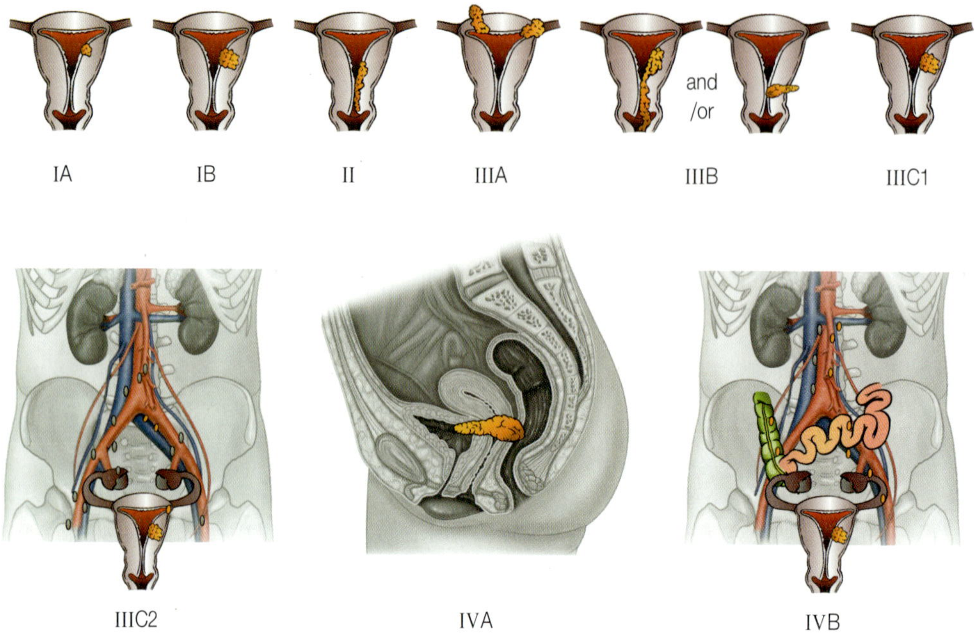

그림 8-4 EM cancer 모식도.

(2) Lymph node sampling

① 환자의 outcome을 향상시킨다는 증거가 없어 controversial하다.

② tumor size, grade, myometrial invasion이 lymphadenectomy의 적절성을 평가하기 위한 척도이다.

③ intermediate or high risk of recurrence(histologic grade 3, deep myometrial invasion, lymphovascular invasion, uterine corpus 이외 장소로 퍼짐 중 하나)의 경우 hysterectomy, pelvic lymphadenectomy에 추가로 para-aortic lymphadenectomy를 시행하는 것이 benefit이 있다.

7) Prognostic variables

(1) Age

① 젊은 여성이 더욱 예후가 좋다.

② 고령의 경우 grade 3, unfavorable histologic subtype이 많으므로 재발의 위험성이 증가하지만 이러한 변수를 보정하더라도 나이 자체만으로 독립적인 예후 인자로서 재발률에 영향을 미친다.

표 8-8 Prognostic variables in endometrial carcinoma

Age	Lymph node metastasis
Histologic type	Intraperitoneal tumor
Histologic grade	Tumor size
Myometrial invasion	Peritoneal cytology
Lymph – vascular space invasion	Hormone receptor status
Isthmus – cervix extension	DNA ploidy/proliferative index
Adnexal involvement	Genetic/molecular tumor markers

(2) Histologic type

Endometrioid type이 예후가 좋고 nonendometrioid type(전체 endometrial cancer의 10%)일 경우 recurrence와 distant spread가 증가한다.

(3) Histologic grade

Grade는 예후와 강하게 연관되어 있으며 grade가 낮을수록 재발률이 낮고 5year survival rate가 높아진다.

(4) Myometrial invasion

Tumor의 invasion depth가 증가할수록 extrauterine spread와 재발률이 증가한다.

(5) Lymph - vascular space invasion

Recurrence와 death의 independent risk factor이다.

(6) Isthmus and cervix extension

종양이 uterine isthmus, cervix에 involvement되면 extrauterine disease의 위험성이 증가하고 lymph node metastasis나 재발률 역시 증가한다.

(7) Adnexal involvement(stage IIIA)

재발률이 증가하고 예후가 좋지 않다.

(8) Peritoneal cytology

① Positive peritoneal cytology는 다른 종류의 잘 알려진 poor prognostic factor와 연관성이 있다.

② Extrauterine disease가 없고 다른 종류의 poor prognosis factor가 없는 positive peritoneal cytology는 recurrence와 survival에 significant effect가 없다.

③ Extrauterine disease가 있거나 다른 종류의 poor prognosis factor가 있는 positive peritoneal cytology는 재발률이 증가하고 survival에 significant adverse effect를 가진다.

④ Positive peritoneal cytology를 가지는 endometrial cancer의 경우 여러 종류의 다른 치료적 기법을 사용하는 것이 이익이라는 보고는 없다.

(9) Lymph node metastasis

① Clinical early - stage endometrial cancer의 most important prognostic factor이다.

② 5년 생존율을 비교한 연구에서 임파선에 전이가 있을 경우 54%, 전이가 없을 경우 90%의 생존율의 차이를 보였다.

(10) Intraperitoneal tumor

Nonlymphatic extrauterine disease를 가지는 경우 5년 생존율이 50%에 불과하다.

(11) Tumor size

종양의 크기는 임파선 전이와 생존율을 예측할 수 있는 significant prognostic factor 이다.

(12) Hormone receptor status

종양 세포 내에 estrogen receptor나 progesterone receptor가 존재한다면 생존율이 훨씬 높아지고 그 중에서도 progesterone receptor가 estrogen receptor보다 survival에 대한 stronger predictor이다.

(13) DNA ploidy

① 전체 endometrial cancer 중에서 2/3는 diploid DNA content를 보유한다.

② Stage가 높을수록, 종양의 분화도가 좋지 않을수록, myometrial invasion 깊이가 깊을수록 nondiploid tumor의 비율이 증가한다.

(14) Genetic and molecular markers

① 예후가 좋지 않은 marker

- K - ras oncogene mutation
- Reduced expression of e - cadherin
- Overexpression of HER - 2/neu oncogene
- Alteration of tumor suppressor gene p53
- Expression of MIB - 1(Ki - 67)

② Favorable outcome을 보이는 marker

- Mutation and deletion of PTEN gene
- Microsatellite instability
- Absence of p53 overexpression

8) Treatment

(1) Surgery

① Abdominal hysterectomy

- 자궁 내막암 수술의 기본 원칙
  - Total abdominal hysterectomy & bilateral salpingo-oophorectomy(TAH, BSO)는 자궁 내막암 환자의 primary operative procedure이다.
  - 자궁 내막암 환자는 난소에 microscopic metastasis될 가능성이 높고 ovarian cancer의 위험도가 증가하므로 수술을 시행할 때 양쪽 adnexa는 반드시 제거한다.
  - 자궁경부 아래쪽에 있는 질은 제거할 필요가 없다.
- 수술 방법과 순서
  - Lower-abdominal midline vertical incision을 시행한다.
  - Subdiaphragm, paracolic gutter, pelvis에 각각 50cc saline을 이용하여 peritoneal washing cytology를 시행한다.
  - Abdominal, pelvic exploration을 시행하고 전이가 의심되는 부위나 림프절을 절제한다.
  - 자궁을 적출한 후 수술장에서 바로 자궁 내강이 드러나도록 열어서 tumor size, depth of myometrial invasion, cervical extension을 파악한다.
  - Lymph node sampling의 indication이 되는 환자는 lower para-aortic lymph node resection을 먼저 시행한 후 pelvic lymph node sampling을 시행한다.
  - 필요한 경우 omental biopsy나 partial omentectomy를 시행한다.

② Vaginal hysterectomy

- Indication
  - 비만하면서 poor medical status인 환자
  - Extensive uterovaginal prolapse
  - Low risk of extrauterine spread of disease
- 제한점
  - 기술적으로 bilateral salpingo-oophorectomy가 어려울 수 있다.
  - Abdominal exploration이나 lymph node sampling은 시행할 수 없다.
- 결과

  Clinical stage I, well-differentiated type의 자궁 내막암에는 단독 방사선 치료보다는 효과가 좋지만 일반적으로 꼭 필요한 경우에만 사용하도록 한다.

③ Laparoscopic management

- 복강경 수술은 전통적인 복식 자궁 적출술에 비해 overall survival rate에 있어서 차이가 없고 림프절 절제율, 수술 시간 역시 동등하면서 일반적인 복강경 수술의 장점은 그대로 가지고 있으므로 최근에는 전통적인 복식 자궁 적출술보다 복강경 수술이 많이 선호되고 있다.
- 복강경 수술에 있어서 long - term survival analysis가 부족하고 port - site metastasis나 vaginal cuff recurrence의 위험성이 존재하며 positive peritoneal cytology의 incidence가 높은 것은 아직 해결해야 할 문제이다.

④ Radical hysterectomy

Parametrium과 upper vagina를 제거하는 radical hysterectomy는 일반적인 extrafascial hysterectomy에 비해 clinical stage I 환자에게 survival benefit이 없을 뿐만 아니라 operative morbidity가 증가하므로 시행하지 않는다.

(2) Radiation therapy

① 자궁 내막암 치료의 기본 원칙

Primary surgery followed by postoperative adjuvant radiation therapy

② 방법

- Intra - cavitary irradiation
- External - beam therapy

③ Radiation alone

수술을 시행하지 않았을 경우 치료 효과가 떨어지므로 operative risk가 클 때에만 고려해본다.

(3) Pattern of metastasis

① Contiguous extension : histologic grade 3이고 LVSI가 있는 경우 vaginal relapse가 빈번하다.

② Hematogenous : deep myometrial invasion의 경우 hematogenosu recur의 위험인자이다.

③ Lymphatic : cervical stroma involvement나 positive lymph node가 있는 경우 위험이 상승한다.

④ Peritoneal : stage IV이거나 stage II or III이면서 cervical invasion, peritoneal cytology(+), lymph node(+), nonendometoriod histologic finding중 두 가지 이상이 있으면 위험이 상승한다.

9) Postoperative adjuvant therapy

수술직 완전 설제가 이루어진 자궁내막암 환자에서의 보조요법	재발고위험인자	G1	G2	G3
병기1A (자궁내막에 국한된 병변)	위험인자 (−)	경과관찰	경과관찰	경과관찰 or 질강내 방사선 조사
병기1A (자궁내막에 국한된 병변)	위험인자 (+)	경과관찰	경과관찰	경과관찰 또는 질강내방사선 조사 그리고/또는 골반방사선 조사
병기 IA (≤50% 자궁근층 침윤)	위험인자 (−)	경과관찰	경과관찰 또는 질강내 방사선 조사	경과관찰 또는 질강내 방사선 조사
병기 IA (≤50% 자궁근층 침윤)	위험인자 (+)	경과관찰 또는 질강내 방사선 조사	경과관찰 또는 질강 내방사선 조사 그리고/또는 골반 방사선	경과관찰 또는 질강내방사선 조사 그리고/또는 골반방사선 조사
병기 IB (>50% 자궁근층 침윤)	위험인자 (−)	경과관찰 또는 질강내 방사선 조사	경과관찰 또는 질강내 방사선 조사	경과관찰 또는 질강내 방사선조사 그리고/또는 골방방사선 조사
병기 IB (>50% 자궁근층 침윤)	위험인자 (+)	경과관찰 또는 질강내 방사선 조사 그리고/또는 골반 방사선 조사	경과관찰 또는 질강내 방사선조사 그리고/또는 골반 방사선조사	질강내 방사선 조사 그리고/또는 골반방사선 조사 ±항암화학요법 또는 경과관찰(2C)

그림 8-5 자궁내막암의 진료권고.

* 재발고위험인자 : 고령(>60세), LVSI(lymphovascular space invasion) positive, large tumor, lower uterine segment involvement

(1) Observation

① Indication

- Grade 1, 2 without myometrial invasion(stage Ia, grade 1, 2)은 excellent prognosis를 가지므로 위험인자 유무에 상관없이 postoperative therapy를 시행하지 않는다.

- Grade 1 with less than 50% myometrial invasion(stage Ia, grade 1)이면서 위험인자가 없는 경우에 경과 관찰한다.
- 위 항목에 해당하지 않는 나머지 stage I에서는 임상 상황을 고려하여 observation 할 수 있다.

(2) Vaginal vault irradiation

① Indication

Grade 3 histology, lymphovascular space invasion은 잘 알려진 vaginal relapse의 예측인자이다. 따라서 이에 해당하는 환자는 vaginal vault brachytherapy의 적응증이 된다.

(3) External pelvic irradiation

① 효과 및 적응증

- high risk stage I endometrial cancer의 경우 external - beam pelvic radiation이 생존률 향상에 영향을 미치지 못한다.
- Extrauterine pelvic disease, adnexal spread, parametrial involvement, pelvic lymph node metastasis가 있는 경우 postoperative pelvic radiation으로 benefit을 얻을 수 있다.

② 치료방법

- 용량

  4,500～5,040cGy in 180cGy daily fractions over 5～6weeks

- 범위
  - Inferior : upper half of vagina
  - Superior : L4 vertebral body의 lower border
  - Lateral : bony pelvis margin의 1cm 바깥쪽

④ Side effect

- Gastrointestinal tract

  Abdominal cramp, diarrhea, bleeding, proctitis, bowel obstruction, fistula

- Urinary tract

  Hematuria, cystitis, fistula

(4) Extended - Field Radiation

① 효과 및 적응증

Para - aortic lymph node와 pelvic lymph node에 metastasis가 있는 경우 수술후 extended - field radiation을 시행했을 때 5 - yr survival rate가 각각 47%, 43%로 생존률 향상에 이득이 있었다.

② 치료방법

- Entire pelvis(common iliac node, para-aortic node 포함)에 방사선 조사
- Radiation dose는 4,500~5,000cGy

(5) Whole-Abdomen Radiation

① 효과 및 적응증

- Stage III, IV환자에게 사용됨
- Upper-abdomen recur의 위험이 있는 Serous or Carcinosarcoma에게 사용됨
- Chemotherapy가 더욱 우월해 더 이상 흔하게 사용되는 방법이 아님

(6) Progestin

Placebo에 비해 이득이 없음

(7) Chemotherapy

① 약제

Doxorubicin/cisplatin combination chemotherapy가 최근에 연구됨

② 효과

- Advanced disease에서 표준 치료법
- 과거에 Surgical stage III/IV 환자에게 whole abdomen irradiation을 시행하는 것이 표준 권고안이었으나 doxorubicin/cisplatin chemotherapy를 시행한 경우에 2year progression-free survival과 overall 2year survival이 향상되었음이 보고되어 현재 가이드라인은 whole body irradiation 대신 적응이 되면 chemotherapy를 방사선 조사와 적절히 병합하여 치료하도록 권고하고 있다.

③ 적응증

- Grade 3 with more than 50% myometrial invasion(stage Ib)이면서 위험인자가 있는 경우
- Grade 3 with cervical invasion(stage II)인 경우 위험인자에 상관없이 항암화학요법을 선택적으로 시행할 수 있다.
- Stage III 부터는 항암화학요법과 방사선 치료를 여러 형태로 병합하여 치료한다.

10) Clinical stage에 따른 advanced endometrial cancer의 치료 방법

(1) Clinical stage II

① 진단

- Clinical stage II는 수술 전에 cervical involvement가 확인되었을 때 진단할 수 있다.

- Endocervical curettage는 상대적으로 높은 false - positive, false - negative rate를 갖고 있다.
- 자궁경부에 암이 infiltration된 조직학적 증거가 발견되거나 자궁경부에 명백하게 종양 조직이 존재할 때에만 clinical stage II를 진단할 수 있다.
- Ultrasonography, hysteroscopy, MRI 등도 진단 과정에 도움을 줄 수 있다.

② 치료 방법

- Treatment plan
  - 모든 환자에게서 자궁은 제거되어야 한다.
  - Pelvic lymph node metastasis가 36%에서 있기 때문에 lymph node에 대한 처치가 필요하다.
  - Para - aortic lymph node, adnexa, upper abdomen으로의 전이가 stage I보다 흔하기 때문에 주의해야 한다.
- Surgery only

  Radical hysterectomy + BSO + pelvic and para - aortic lymphadenectomy
- Combined radiation and surgery
  - External and intracavitary irradiation followed by TAH and BSO
  - Initial surgery approach followed by irradiation

(2) Clinical stage III

① 진단

- 전체 자궁 내막암의 7～10%는 clinical stage III에 해당한다.
- 수술 전에 임상적 진찰로 parametria, pelvic sidewall, adnexal structure, vagina, pelvic peritoneum에 전이가 의심되는 소견이 있으면 진단할 수 있다.

② 치료

- Clinical stage III 환자 중 많은 경우에서 occult lymph node metastasis나 intraperitoneal spread가 존재하기 때문에 일단 operative treatment를 시행한다.
- 수술 시에는 수술 후 잔여 macroscopic disease가 없도록 모든 종양 조직을 eradication해야 하는데 이는 이것이 clinical stage III의 예후를 결정하는 가장 중요한 요소이기 때문이다.
- 수술 후에는 상황에 맞는 적절한 postoperative adjuvant therapy를 시행한다.

(3) Clinical stage IV

① 진단

- 전체 자궁 내막암의 3%는 clinical stage IV에 해당한다.

- 수술 전에 임상적 진찰로 bladder, rectum, 골반 외부에 전이가 의심되는 소견이 있으면 진단할 수 있다.

② 치료

- Combination of surgery, radiation therapy, systemic hormone or chemotherapy
- Optimal cytoreductive surgery를 시행할 경우 생존 기간을 3배 연장시킬 수 있다.

11) Recurrent disease

(1) Overview

① 재발 빈도

- Early endometrial cancer로 치료한 환자 중 25%는 자궁 내막암이 재발한다.
- 전체 재발의 50% 이상이 2년 내에 발생하고 75%가 3년 내에 발생한다.

② 재발 부위

- Surgery 단독 치료를 시행한 경우
  주로 vaginal, pelvic recurrence가 발생한다.
- Surgery와 radiotherapy를 병용한 경우
  - 주로 extrapelvic distant metastasis가 발생한다.
  - Lung, abdomen, lymph node(aortic, supraclavicular, inguinal), liver, brain, bone

③ 재발암의 예후

- Isolated vaginal recurrence의 예후가 가장 좋고 pelvic recurrence, distant metastasis 순서로 예후가 좋지 않다.
- Well - differentiated tumor를 가지고 있었거나 초기 치료를 시행한 지 3년 이후에 재발하였다면 예후가 좋다.

④ 재발 증상

- 재발이 진단된 당시 32%의 환자가 무증상이다.
- Local vaginal recurrence의 most common symptom은 vaginal bleeding이다.
- Pelvic recurrence의 most common symptom은 pelvic pain이다.
- Lung metastases의 경우 hemoptysis가 초기 증상인 경우가 32%, 무증상인 경우가 45%이고 흔히 routine chest X - ray에서 발견된다.
- Pain, anorexia, nausea, ascites, seizure, jaundice, neurologic symptom 등이 나타날 수 있다.

(2) 치료 방법

① Surgery

- Isolated recurrent endometrial cancer

  이 경우 수술을 통한 치료가 benefit을 가져다 줄 수 있다. 수술을 하기 앞서 distant metastasis가 없는지 확인해야 한다. pelvic tumor size가 2cm 이상으로 크거나 CA-125가 상승해 있다면 subclinical extrapelvic metastasis의 가능성이 높아진다. 이전에 pelvic irradiation을 받지 않을 채 isolated recurrent endometrial cancer가 발생한 환자의 경우 external radiation, brachytherapy의 병용이 가장 좋은 결과를 보인다.

- Pelvic recurrence(lymphatic failure로 인한 골반벽에 위치하는 경우가 일반적)

  Radical surgical resection + intraoperative radiotherapy + radiotherapy로 구성되는 Multimodality approach가 효과를 보인다. 합병증으로 neuropathy가 가장 흔하고, ureteral obstruction, fistula 등도 생길 수 있다.

② Radiation therapy

- Indication

  자궁 내막암의 초기 치료로 수술 단독 치료를 시행한 이후 isolated local recurrence가 발생한 경우에는 radiation therapy를 시행하도록 한다.

- 방법

  Combination of external-beam radiation therapy followed by brachytherapy

③ Hormone therapy

- Indication

  Recurrent endometrioid tumors with hormone receptor-positive tumors

- 효과

  Well-differentiated tumor이거나 estrogen receptor, progesterone receptor positive인 경우, 초기 치료 이후 5년 이상 지나서 재발된 경우에 효과가 좋다.

- 치료방법

  - Radiotherapy나 surgery의 병행 여부와는 상관없이 progesterone receptor negative tumor가 아니라면 progestin therapy를 시행한다.
  - Megestrol acetate나 medroxyprogesterone acetate(MPA)를 매일 복용하여 질환이 remission될 때까지 지속한다.
  - Thromboembolic disease, severe heart disease와 같은 high dose progestin에 상대적 금기증이 있는 환자의 경우 progestin 대신에 tamoxifen을 사용할 수 있다.

- Hormone therapy에 실패한 경우 chemotherapy를 고려한다.

④ Chemotherapy

- 항암제 치료의 역할

  재발된 자궁 내막암의 치료로서 항암제 사용은 palliative therapy에 불과하다.

- 약제

  Most active agent : doxorubicin, cisplatin and carboplatin, paclitaxel(Taxol)

- 방법
  - AP(doxorubicin, cisplatin)
  - CAP(cyclophosphamide, doxorubicin, cisplatin)
  - Paclitaxel and cisplatin ± doxorubicin
  - Paclitaxel and carboplatin

- 효과
  - 대개 partial response만을 보인다.
  - Median survival rate는 12개월 미만이다.

12) Treatment results

(1) 자궁 내막암의 overall 5year survival은 평균 76%이다.

(2) 일정 단계의 surgical stage 환자는 같은 단계의 clinical stage 환자보다 예후가 좋다.

표 8-9 Carcinoma of the endometrium : stage distribution and actuarial survival by stage (surgical and clinical)

Stage		Patients treated		Survival	
		No.	%	3year	5year
Surgical	I	3,996	70	92	87
	II	709	12	82	76
	III	758	13	66	59
	IV	231	4	23	18
Clinical	I	232	61	63	54
	II	64	16	53	41
	III	54	14	30	23
	IV	33	8	12	12
Total		6,260	100	82	76

Adapted from Creasman WT, Odicino F, Maisonneuve P, et al. Carcinoma of the corpus uteri. FIGO Annual Report on the results of treatment in gynecological cancer.

표 8-10 Surgically staged endometrial cancer : actuarial 5year survival rate(%) by histologic grade and stage

Stage	Grade		
	1	2	3
Ia	93	90	69
Ib	90	93	84
Ic	89	81	63
IIa	91	78	57
IIb	78	75	58
IIIa	79	69	44
IIIb	77	40	21
IIIc	61	61	44
IVa	–	–	19
IVb	35	27	7

Adapted from Creasman WT, Odicino F, Maisonneuve P, et al. Carcinoma of the corpus uteri. FIGO Annual Report on the results of treatment in gynecological cancer.

13) Follow-up after treatment

(1) History and physical examination

① Most effective method

② 첫 2년 동안은 3~4개월 간격으로 그 후에는 6개월마다 examination한다.

③ Recurrent cancer의 약 50%는 symptom이 있고 75~80%는 physical examination으로 재발을 진단한다.

④ 이학적 검사를 시행할 때에는 주변의 림프절과 복부, 골반을 주의 깊게 진찰하도록 한다.

(2) Chest X-ray

① 1년마다 시행한다.

② 증상이 없는 재발 중에서 50%는 chest X-ray에서 detect된다.

③ Chest X-ray와는 달리 IVP나 CT scan은 증상이 없을 경우 시행하지 않는다.

(3) CA125

① 재발하였을 경우 높아지는 경우가 있고 질환의 clinical course에 상응하는 경향을 보인다.

② Small recurrence 시 normal 일 수 있으므로 follow-up에 사용하기에는 한계점이 있다.

5 Uterine sarcoma

1) Overview

(1) Mesodermal origin의 tumor이다.

(2) 전체 악성 자궁 종양의 2~6%를 차지한다.

(3) 자궁경부암이나 그 밖의 여러 양성 질환들로 인하여 골반에 방사선 치료를 했을 때 발생률이 증가한다.

(4) 자궁내막암과는 완전히 다른 특징을 가지고 있으며 자궁 종양 중에서 가장 악성인 group에 속한다.

2) Classification

표 8-11 Classifications of uterine sarcomas

Pure nonepithelial tumors		
Homologous	Endometrial stromal tumors	• Low－grade stromal sarcoma • High－grade or undifferentiated stromal sarcoma
	Smooth muscle tumors	• Leiomyosarcoma • Leiomyoma variants － Cellular leiomyoma － Leiomyoblastoma(epithelioid leiomyoma) • Benign metastasizing tumors － Intravenous leiomyomatosis － Benign metastasizing leiomyoma － Disseminated peritoneal leiomyomatosis
Heterologous	• Rhabdomyosarcoma • Chondrosarcoma • Osteosarcoma • Liposarcoma	
Pure nonepithelial tumors		
Malignant mixed müllerian tumor	• Homologous(carcinosarcoma) • Heterologous	
Adenosarcoma		

Modified from Clement P, Scully RE. Pathology of uterine sarcomas.

(1) Endometrial stromal tumors(ESS)

① Overview

- 전체 uterine sarcoma의 15%를 차지한다.
- 45~50세 사이의 perimenopausal period에 주로 발생하고 약 1/3은 폐경 후에

발생한다.

- Parity, associated disease, prior pelvic radiotherapy와 관련성이 없다.

② 증상과 징후

- 증상
  - Most frequent symptom : abnormal uterine bleeding
  - 흔하진 않지만 골반 종괴에 의한 복부 통증과 압박감이 나타나기도 한다.
  - 일부의 경우는 무증상인 경우도 있다.
- 징후
  - Uterine enlargement
  - Rubbery parametrial induration

③ 진단

- Endometrial biopsy
- 수술 전에 단순히 자궁 근종으로 알고 있다가 수술 후 조직 검사에서 진단되는 경우가 대부분이다.
- 수술적 소견에서 자궁이 커져 있고 부드러우면서 회백색의 괴사성, 출혈성 종괴가 보일 경우에는 endometrial stromal sarcoma를 의심해본다.

④ Types

- Endometrial stromal nodule
  - 병리학적 특징
    - ◦ Expansive, noninfiltrating, solitary lesions confined to the uterus
    - ◦ No lymphatic or vascular invasion
    - ◦ <5 mitotic figures(MF) / 10high - power microscopic fields(HPF)
  - 임상적 특징

    재발하지 않고 종양과 연관된 사망이 일어나지 않으므로 양성으로 간주한다.
- Endometrial stromal sarcoma(Low - grade endometrial stromal sarcoma)
  - 병리학적 특징
    - ◦ <10mitotic figures / 10high - power microscopic fields
    - ◦ High - grade ESS와는 달리 aneuploid DNA는 나타나지 않고 proliferative index 역시 높지 않다.
  - 임상적 특징
    - ◦ High - grade ESS에 비해 훨씬 나중에 재발되는 경향을 보이고 재발이 되더라도 국소 재발이 distant metastasis보다 흔히 나타난다.
    - ◦ 진단 시 40%에서 자궁 외 부위로 전이되어 있지만 이러한 경우의 2/3는

골반 내에 국한된다.
  - 상복부, 폐, 림프절 전이는 흔하지 않다.
  - 재발은 약 50%에서 초기 치료 후 5년 이후에 발생한다.
  - 재발이나 전이가 되었다 하더라도 지속적으로 생존하거나 완치되는 경우가 흔하다.
- 치료
  - TAH, BSO를 시행해야 하는데 adnexa를 제거해야 하는 이유는 종양이 parametria, broad ligament, adnexa로 extension되는 경향을 보일 뿐 아니라 난소에서 분비되는 estrogen이 종양을 stimulation하기 때문이다.
  - 부적절하게 절제되었거나 국소 재발이 발생하였을 경우 radiation therapy를 시행할 수 있다.
  - Progestin therapy가 도움이 된다는 보고도 있다.

• High - grade ESS(undifferentiated endometrial sarcoma)
- 병리학적 특징
  - >10mitotic figures / 10high - power microscopic fields
  - Recognizable stromal diffentiation이 없는 경우도 있다.
- 임상적 특징

  5year disease - free survival rate는 25%에 불과하다.
- 치료
  - TAH, BSO, radiation therapy, chemotherapy
  - Progestin치료에는 반응하지 않는다.

(2) Leiomyosarcoma

① Overview

• 전체 uterine sarcoma의 40%를 차지한다.
• Median age가 43～53세로 다른 uterine sarcoma에 비해 낮다.
• 폐경 전 환자가 더 나은 생존율을 보여준다.
• Parity, associated disease와는 관련성이 없다.
• Leiomyosarcoma 환자의 약 4%는 prior pelvic radiation therapy와 관련성이 있다.
• Benign leiomyoma가 sarcomatous change되는 확률은 0.13～0.81% 정도이다.

② 증상과 징후

• 증상
- Vaginal bleeding

- Pelvic pain or pressure
- Awareness of abdominopelvic mass

• 징후

Pelvic mass

③ 진단

• 폐경 후 여성에서 pelvic tumor를 동반한 severe pelvic pain이 나타날 때 의심해본다.

• Submucosal lesion일 경우 endometrial biopsy가 진단에 도움이 될 수 있다.

④ 예후

Survival rate는 20～63%로 평균 47% 정도이다.

⑤ 악성을 시사하는 병리학적 소견

• 10MF/10HPF 이상의 높은 mitosis 숫자

• Severe cytologic atypia

• Coagulative tumor cell necrosis

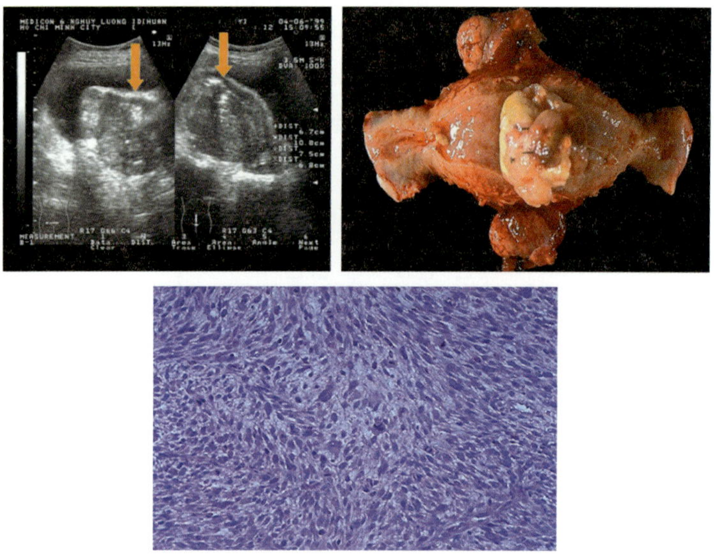

그림 8-6 Leiomyosarcoma의 초음파와 병리학적 소견.

⑥ Variants of uterine smooth muscle tumors

• Myxoid leiomyosarcoma

- Gelatinous appearance와 apparent circumscribed border가 특징인 종양이다.
- Mitotic rate는 0～2MF/10HPF로 낮은 편이지만 aggressive behavior를 보이고 예후가 좋지 않다.

- Leiomyoblastoma
  - Epithelioid leiomyoma, clear cell leiomyoma, plexiform tumorlet과 같은 비정형 평활근 종양들을 모두 포함해서 통칭하는 용어이다.
  - 전형적인 spindle - shaped cell이 아닌 rounded cell로 구성되어 있고 예후는 좋다.
- Intravenous leiomyomatosis
  - 조직학적으로 양성인 평활근 조직이 광인대의 venous channel을 통해 자라기 시작하여 자궁 정맥과 iliac vein으로 자라는 것이 특징인 종양
  - 치료는 TAH, BSO를 포함한 종양 제거술을 시행하고 예후는 굉장히 양호한 편이다.
- Benign metastasizing uterine leiomyoma
  - 조직학적으로는 양성의 자궁 평활근 종양이지만 폐나 림프절로 전이되는 특징을 가진다.
  - Estrogen에 의해 stimulation되는 특성을 가지고 있다.
  - TAH, BSO 전이 부위 종양 제거술을 시행한다.
- Disseminated peritoneal leiomyomatosis
  - 전체 peritoneal cavity 내에 benign smooth muscle nodule이 분산되어 있는 질환이다.
  - Subperitoneal mesenchymal stem cell이 estrogen과 progesterone에 의해 smooth muscle, fibroblast, myofibroblast, decidual cell로 metaplasia되어 발생한다.
  - 최근에 임신한 경험이 있거나 오랜 기간 동안 경구 피임약을 복용한 30~40세의 여성에서 흔히 발생한다.
  - 육안적으로는 악성처럼 보이지만 조직학적으로는 양성이고 예후는 매우 양호하다.

(3) Carcinosarcoma(Malignant mixed műllerian tumors; MMMT)

① Overview

- 전체 uterine sarcoma의 40%를 차지한다.
- 병리학적으로 sarcoma와 carcinoma의 혼합 종양이다.
- 거의 모든 경우에서 폐경 후에 발생하고 발병 평균 연령은 62세이다.
- Obesity, DM, HTN과 같은 associated disease가 있고 전체 환자의 7~37%는 이전에 골반 방사선 조사를 받은 경험이 있다.

② 증상과 징후

- 증상
  - Most frequent symptom : postmenopausal bleeding(80～90%)
  - Vaginal discharge
  - Abdominal or pelvic pain
  - Weight loss
  - Passage of tissue from vagina
- 징후
  - Uterine enlargement
  - Endocervical canal 사이로 polypoid mass가 보인다.

③ 임상적 특징

- 종양은 크고 부드러우며 폴립과 비슷한 모양을 가진고 괴사와 출혈이 중요한 특징이다.
- 거의 모든 경우에서 자궁 근층이 침범되어 있고 골반, 림프절, 복강, 폐, 간 등으로 흔히 전이된다.
- 가장 중요한 예후 인자는 진단 시 종양의 범위이지만 수술 전에 자궁 내에 국한되어 있을 거라 생각되는 경우에도 실제로는 자궁 외 전이가 되어 있는 경우가 흔하므로(40～60%) 예후는 매우 좋지 않다.
- Overall 5year survival rate는 20～30%에 불과하다.
- Adenosarcoma는 carcinosarcoma의 uncommon variant이다.

3) Treatment

(1) 치료 원칙

① 재발

- Uterine sarcoma의 반 이상은 재발하고 재발 부위는 대개 골반 바깥쪽으로 가장 흔한 부위는 복부와 폐이다.
- Uterine sarcoma의 완치율이 떨어지는 이유는 distant spread가 흔하기 때문이다.

② Stage별 치료방법

- Stage I, II

  TAH, BSO, treatment of pelvic lymphatics by irradiation or surgery, chemotherapy
- Stage III

  Surgery, radiotherapy, chemotherapy

- Stage IV

  Combination chemotherapy

(2) 방법

① Surgery

- 의의

  Early uterine sarcoma의 치료에 있어 first step으로 chemotherapy, radiation therapy에 의해 수술이 연기되면 안 된다.

- 수술 수기
  - Exploration of peritoneal cavity
  - Peritoneal washing cytology
  - Pelvic and para-aortic lymphadenectomy : leiomyosarcoma에서는 시행하지 않는다.
  - TAH : standard procedure
  - BSO : premenopausal leiomyosarcoma인 경우만 제외하고 시행한다.
  - Excision of metastatic tumor

② Radiation therapy

- 골반 내에 국한된 ESS와 Carcinosarcoma의 치료에 있어 수술과 병용할 경우 pelvic recurrence를 감소시키는 것으로 생각된다.
- Leiomyosarcoma에서는 효과가 없다.

③ Chemotherapy

- Leiomyosarcoma
  - Doxorubicin : 가장 active한 단일 제제로 25%의 response rate를 가지고 있다.
  - Gemcitabine+docetaxel : 53%의 높은 response rate를 가지고 있다.
- Carcinosarcoma
  - Cisplatin : 18~42%의 response rate를 가지고 있다.
  - Ifosfamide : 32%의 response rate를 가지고 있다.
  - Paclitaxel+carboplatin : 80%의 complete response rate를 가진다.

4) Adjuvant treatment

낮은 생존율과 높은 원격 전이율로 인해 early uterine sarcoma의 치료에 여러 postoperative adjuvant chemotherapy가 연구되어 왔으나 현재 대부분의 연구에서 생존율을 향상시키지 못하였고 아직은 연구 단계에 있다.

8.2 Cervical and vaginal cancer

1 Cervical cancer

1) Epidemiology and risk factors

(1) Invasive cervical cancer가 예방이 가능한 이유

① Preinvasive state가 길다.

② 다른 암과는 다르게 cytology screening이 가능하다.

③ Preinvasion lesion의 치료가 매우 효과적이다.

④ Virus에 의한 질환으로 백신 예방이 가능하다.

(2) 역학

① 최근 전 세계적으로 빈도가 감소하고 있으며 더욱 일찍 진단되고 생존율도 향상되고 있다.

② 평균 발병 연령은 47세이고 bimodal distribution을 보여 peak age는 35~39세, 60~64세이다.

(3) Risk factors

① Young age at first intercourse(<16세)

② Multiple sex partners

③ Cigarette smoking

④ Race

⑤ High parity

⑥ Low socioeconomic status

⑦ Chronic immune suppression

cf. 경구 피임제는 아직은 논란 중이다.

(4) Human papillomavirus(HPV)

① 자궁경부암과의 관계

- 자궁경부암의 발생 원인이다.
- HPV 감염은 cervical dysplasia와 carcinogenesis의 initiating event로 squamous cervical carcinoma에 이환된 여성의 99%는 HPV에 감염되어 있다.

② Type

- HPV는 100개 이상의 type이 존재하고 이 중 30개 이상의 type이 하부 생식기에 감염될 수 있다.
- 가장 중요한 subtype은 16과 18이며 cervical cancer 환자의 62%에서 발견된다.

③ 발병 기전

- Viral E6 protein

  p53 gene은 DNA가 손상된 세포의 분열을 방지하고 apoptosis를 유발하는 역할을 한다. HPV E6 단백질은 이러한 p53 gene을 inhibition하여 carcinogenesis를 일으킨다.

- Viral E7 protein

  Rb gene은 cellular proliferation을 조절하는 역할을 수행한다. HPV E7 단백질은 이러한 Rb gene을 inhibition하여 carcinogenesis를 일으킨다.

④ 백신

- 4가 백신인 Gardasil, 2가 백신인 Cervarix가 존재한다.
- 두 백신 공통적으로 type 16, 18에 대한 예방효과를 제공하고 이 두 type에 대해서 99% 예방효과를 보인다. 하지만 이미 이 두 type중 하나에 감염 된 후 예방접종을 맞으면 효과는 44%로 떨어진다.
- Gardasil의 경우 type 6, 11에 대한 예방효과도 가지고 있다.

2) Evaluation

(1) History taking

① Vaginal bleeding

- Most common symptom
- Postcoital bleeding의 형태로 자주 나타나지만 irregular 혹은 postmenopausal bleeding의 형식으로 나타나기도 한다.

② 그 밖의 증상

- Malodorous vaginal discharge, weight loss, obstructive uropathy
- 무증상인 경우도 많으며 이런 경우 대개는 abnormal cytologic screening test를 통해 발견된다.

(2) Physical examination

① 림프절 촉진

전이된 부위가 있는지를 파악하기 위해 supraclavicular, axillary, inguinofemoral lymph node의 evaluation을 한다.

② Pelvic examination

- Speculum을 삽입하여 자궁경부를 육안으로 관찰한다.
- 내진을 시행하여 딱딱하거나 부풀어오른 부위가 있는지를 진찰한다.

③ Rectal examination

Cervical consistency, size의 파악에 도움을 준다.

(3) 진단적 검사

① 종류

- Cervical cytology(Pap test)
- Cervical biopsy, endocervical currettage
- Colposcopy

  Cervical cytology에서 early invasive cancer가 의심되고 자궁경부 육안 소견이 정상일 경우 colposcopy를 시행한다.

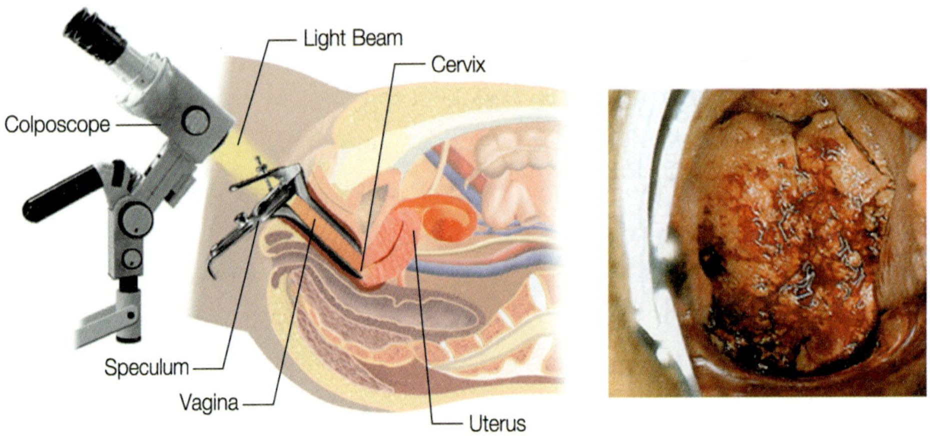

그림 8-7 자궁경부암의 colposcopy소견.

- Cervical conization
  - Cervical biopsy의 결과에서 invasion depth가 확실하지 않을 때 혹은 stage가 Ia2 혹은 Ib1일 가능성이 있을 경우 시행한다.
  - Microinvasion의 깊이와 폭을 평가할 수 있다.

② Colposcopic findings of invasion

- Abnormal blood vessels
  - Abnormal looped vessel

    가장 흔한 비정상 혈관 소견으로 blood vessel의 proliferation과 neovascularization의 결과로 혈관이 산만한 형태로 얽혀서 looped pattern으로 보이는 것을 말하며 CIN과 연관성이 높다.
  - Abnormal branching vessels

    혈관들은 정상적으로 예각의 각도로 분지되고 분지 후에 혈관의 지름이 작아지지만 cancer에서 관찰되는 abnormal branching vessel은 직각 혹은 둔

각으로 분지되고 분지된 이후 지름이 커진다.

- Abnormal reticular vessels

  Cancer가 상피세포에 침입하면 표면이 erosion되면서 capillary network가 노출되게 되어 reticular pattern의 혈관들로 보이게 된다. 이는 invasive cancer에만 나타나는 것은 아니고 atrophic cervicitis에서도 이런 형태로 보이게 된다.

- Irregular surface contour with loss of surface epithelium
  - 종양이 자라면서 desmosome의 손실로 인해 세포간의 접착력을 상실하고 또한 병변 자체의 papillary growth로 인해 자궁경부의 표면이 울퉁불퉁해진다.
  - Benign HPV papillary growth 역시 불규칙한 표면을 가질 수 있어 육안으로 악성과 구분하기 힘들기 때문에 모든 papillary cervical growth는 biopsy를 시행해야 한다.
- Color tone change

  Vascularity가 증가하고 표면 상피가 괴사되며, 또한 keratin의 생성으로 인하여 핑크빛의 상피 세포가 yellow - orange 빛을 띠게 된다.

- Adenocarcinoma

  Adenocarcinoma만의 specific한 finding은 없다. 앞서 언급한 모든 변화가 나타날 수 있고, endocervix로 발달하는 경향이 있어 endocervical curettage가 필요하다.

③ Histologic appearance of invasion

- 병리학적으로 invasion이란 종양 세포가 상피를 뚫고 기질에 침범한 것을 의미한다.
- Microinvasion이 의심될 때는 병변의 depth, linear extent를 알기 위해 conization이 필요하다.
- 병변의 깊이는 상피 세포 바닥 부위, 즉 상피와 기질 경계면으로부터 병변의 가장 깊은 지점까지의 길이로 측정한다.
- Invasion의 초기에는 악성 세포들이 상피와 기질 경계 부위로부터 protrusion되어 tongue like process를 형성하다가 점점 진행하면서 경계를 뚫고 malignant cell들로 뭉쳐진 cell들의 집합이 기질 내에 형성된다.
- 병변의 깊이가 3mm 미만일 때 FIGO stage IA1으로 분류되고 병변이 3~5mm 사이의 깊이와 7mm 미만의 폭을 가질 때 FIGO stage IA2로 분류한다.
- Invasion depth는 pelvic lymph node metastasis와 tumor recurrence에 중요한 예후인자이며 3mm 미만의 깊이일 경우에는 거의 전이되지 않지만 3~5mm 사이의 depth를 가진 경우에는 3~8% 정도에서 pelvic lymph node에 전이된다.

3) Staging

(1) Overview

① 자궁경부암은 수술 시행 이전에 clinical staging을 시행한다.

② FIGO system이 현재 표준으로 사용되고 있으며 histologic type과는 상관없이 모두 같은 기준을 사용한다.

표 8-12 FIGO clinical staging for uterine cervical carcinoma(2008)

Preinvasive carcinoma	stage 0	상피내 암종, 자궁경부 상피내 신생, *Carcinoma in situ*, intraepithelial carcinoma
Invasive carcinoma	stage I	The carcinoma is strictly confined to the *cervix* ; extension to the corpus would be disregarded. *stage IA* Invasive carcinoma which can be diagnosed only by *microscopy*, with deepest invasion *≤5.0mm* and largest extension *≤7.0mm*. *stage IA1* Measured stromal invasion of *≤3.0mm* in depth and horizontal extension of *≤7.0mm*. *stage IA2* Measured stromal invasion of *>3.0mm* and *not >5.0mm* with an extension of *not >7.0mm*. *stage IB* *Clinically* visible lesions limited to the cervix uteri or pre-clinical cancers greater than stage Ia* *stage IB1* Clinically visible lesion *≤4.0cm* in greatest dimension *stage IB2* Clinically visible lesion *>4.0cm* in greatest dimension
	stage II	Cervical carcinoma invades *beyond the uterus*, but not to the pelvic wall or to the lower third of the vagina *stage IIA* *Without parametrial* invasion *stage IIA1* Clinically visible lesion *≤4.0cm* in greatest dimension *stage IIA2* Clinically visible lesion *>4.0cm* in greatest dimension *stage IIB* With obvious *parametrial* invasion
	stage III	The tumor extends to the pelvic wall and/or involves lower third of the vagina and/or causes hydronephrosis or non-functioning kidney** *stage IIIA* Tumor involves *lower third of the vagina*, with no extension to the pelvic wall *stage IIIB* Extension to the *pelvic wall* and/or *hydronephrosis* or *non-functioning kidney*
	stage IV	The carcinoma has extended beyond the true pelvis or has involved(biopsy proven) the mucosa of the *bladder or rectum*. A bullous edema, as such, does not permit a case to be allotted to stage IV. *stage IVA* Spread of the growth to adjacent organs *stage IVB* Spread to *distant organs*.

* All macroscopically visible lesions-even with superficial invasion- are allotted to stage IB carcinomas. Invasion is limited to a measured stromal invasion with a maximal depth of 5.0mm and a horizontal extension of not >7.0mm. Depth of invasion should not be >5.0mm taken from the base of the epithelium of the original tissue-superficial or glandular. The depth of invasion should always be reported in mm, even in those cases with "early(minimal) stromal invasion"(~1.0mm). The involvement of vascular/lymphatic spaces should not change the stage allotment.

** On rectal examination, there is no cancer-free space between the tumor and the pelvic wall. All cases with hydronephrosis or non-functioning kidney are included, unless they are known to be due to another cause.

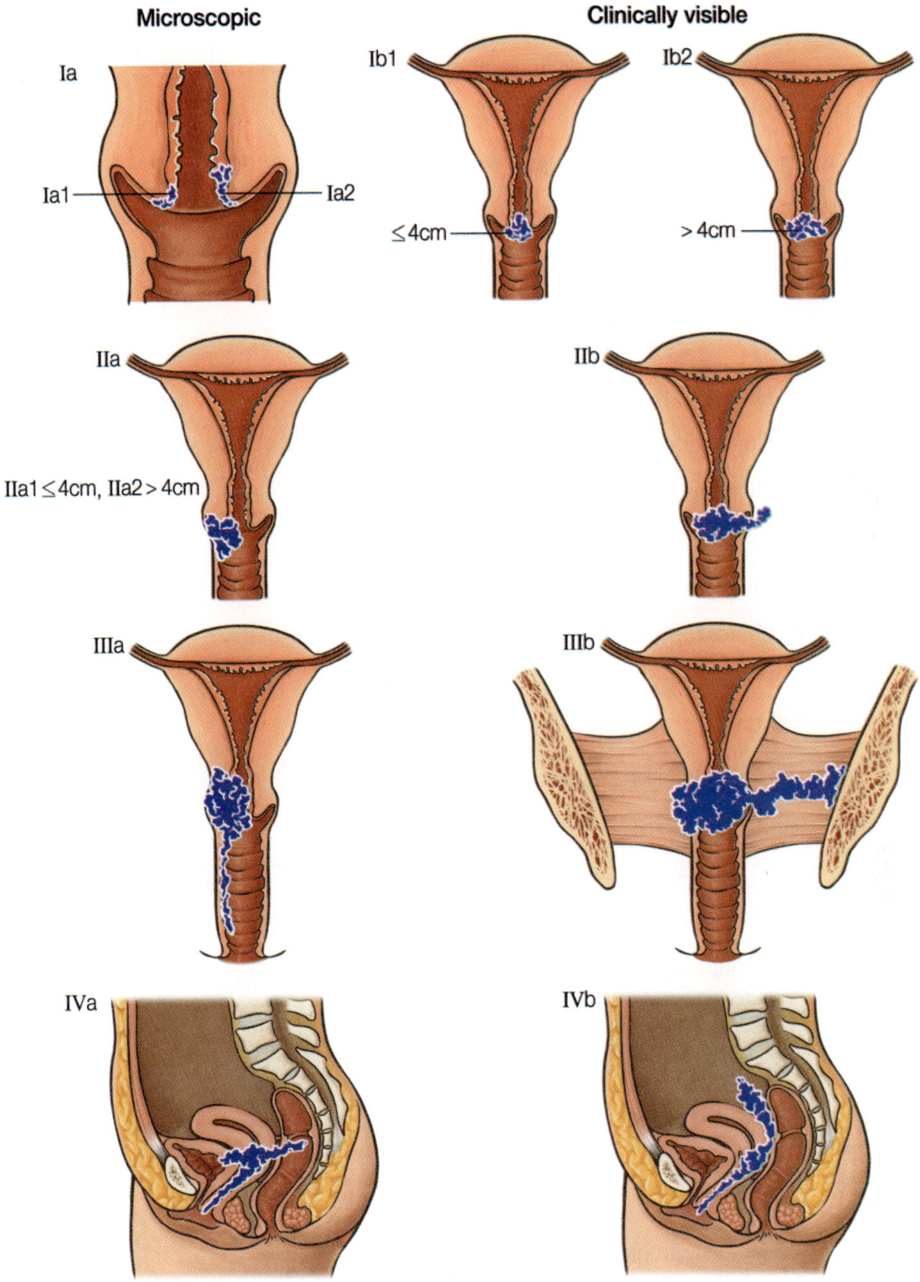

그림 8-8 Carcinoma of the cervix uteri : cervical cancer staging

(2) Staging procedure

① 기본 검사

- 이학적 검사
  - Palpate lymph node

- Examine vagina
- Bimanual rectovaginal examination

• 방사선 검사
- IVP
- Barium enema
- Chest x - ray
- Skeletal x - ray

• 진단적 수기
- Biopsy
- Conization
- Hysteroscopy
- Colposcopy
- Endocervical curettage
- Cystoscopy
- Proctoscopy

② 주의점

• 두 가지 이상의 stage에서 어떤 stage를 선택할지의 판단이 쉽지 않은 경우 더 낮은 stage를 선택하도록 한다.

• 일단 하나의 clinical stage가 할당되고 치료를 시작하였다면 이후의 추가적인 소견이 발견되었다 하더라도 stage는 변하지 않는다.

③ Additional staging modalities

• 의의

기본 검사 이외의 추가적 검사는 치료 계획을 세우는데 도움을 줄 수는 있지만 clinical stage에 영향을 미치지 않는다.

• 종류
- CT
- Lymphangiography
- Ultrasonography
- MRI
- PET
- Radionuclide scanning
- Laparoscopy

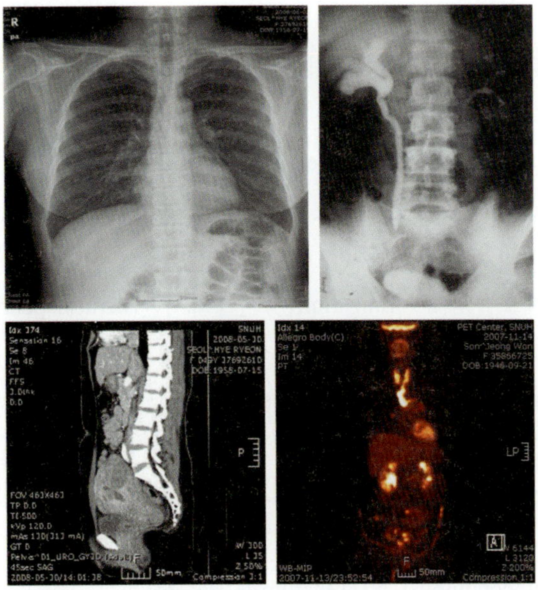

그림 8-9 자궁경부암의 staging procedure. 각각 chest X-ray, IVP, MRI, PET 사진이며 이 중 앞의 두 가지 검사만 clinical stage에 영향을 미칠 수 있다.

- 특징
  - MRI는 parametrial disease의 발견에 있어 높은 sensitivity를 보유하고 있으며 tumor size, 림프절 전이, local tumor extension을 평가하는데 있어 CT보다 유용하다.
  - PET는 metastatic disease를 detect하는데 유용하지만 1cm 미만의 전이 병변을 발견하는 데에는 한계가 있다.

4) Pathology

(1) Squamous cell carcinoma(SCC)

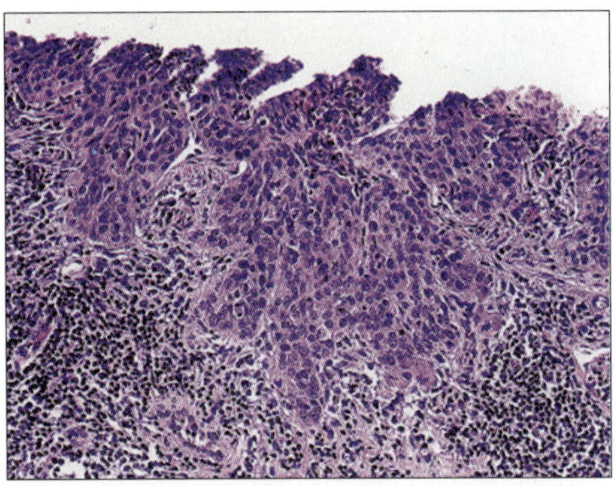

그림 8-10 Squamous cell carcinoma.

① 빈도

자궁경부암에서 가장 흔한 병리학적 type이다.

② 종류

- Large cell keratinizing type

  Laminated keratin pearl이 특징적인 소견이다.

- Large cell nonkeratinizing type

  개별 세포들의 keratinization은 존재하지만 keratin pearl은 보이지 않는다.

- Small cell type

  – Poorly differentiated SCC와 small cell anaplastic carcinoma를 같이 포함하고 있다.

  – Large cell type에 비해 예후가 좋지 않다.

- Verrucous carcinoma

  – Giant condyloma acuminatum과 비슷하다.

  – 국소적으로 invasive하며 거의 전이되지 않는다.

- Papillary(transitional) carcinoma

  조직학적으로 bladder의 transitional cell과 비슷하나 일반적인 SCC와 유사한 임상양상을 보인다.

(2) Adenocarcinoma

① 빈도

젊은 2~30대의 여성에서 흔히 발견되며 예전에는 모든 자궁경부암의 5% 정도로 보고되었으나 최근 보고에 의하면 18.5~27%로 증가된 추세를 보인다.

② 연관 질환

- Adenocarcinoma in situ(AIS)는 invasive adenocarcinoma의 전구 병변으로 생각되고 있고 대개는 같이 존재한다.
- Adenocarcinoma의 30~50%에서 squamous neoplasia(intraepithelial or invasive)가 같이 발견된다.

③ 치료

- AIS

  임신을 해야 하는 환자일 경우 conization 후 임상 경과를 지켜볼 수 있다. 하지만 숨어 있는 병변을 놓치기가 쉽기 때문에 더 이상 임신을 할 필요가 없다면 hysterectomy를 추천한다.

- Adenocarcinoma

  – SCC와 동일한 방식으로 치료한다.

- Tumor size가 동일할 때 SCC와 비교하면 예후에 큰 차이는 없다.

④ 종류

- Endocervical cell type

  Adenocarcinoma의 80%는 mucin을 분비하는 endocervical type의 세포로 구성된 종양이다.

- Endometrioid cell, clear cell, intestinal cell type

  나머지 20%의 adenocarcinoma는 endometrioid cell, clear cell, intestinal cell type의 세포로 구성된 종양이 대부분을 차지한다.

- Minimal deviation adenocarcinoma(adenoma malignum)
  - Adenocarcinoma 중에서 매우 분화가 잘된 형태의 종양이다.
  - 매우 드문 type으로 일찍 진단되면 좋은 예후를 보인다.
- Villoglandular papillary adenocarcinoma
  - 드문 형태의 adenocarcinoma로 주로 젊은 여성이 이환된다.
  - 임신이나 경구피임약 복용과 관련성이 있다.
  - 분화가 좋고 재발이나 전이가 잘 일어나지 않는다.

(3) Adenosquamous carcinoma

① 특징

- 악성의 glandular, squamous component를 동시에 가지고 있는 경우를 말한다.
- Pure adenocarcinoma나 squamous carcinoma에 비해 예후가 좋지 않다.

② Variants

- Glassy cell carcinoma
  - Poorly differentiated form of adenosquamous carcinoma
  - 종양 세포의 반 이상에서 mucin을 분비하고 예후가 좋지 않다.
- Adenoid basal carcinoma

  피부의 basal cell carcinoma와 유사한 형태를 지닌다.

- Adenoid cystic carcinoma
  - 주변 조직에 침윤하고 종양이 발견된 후 8~10년경에 전이되는 특성을 가진다.
  - Adenoid basal tumor와 비슷한 패턴을 지니지만 cystic component를 지닌다.

(4) Sarcoma

① Embryonal rhabdomyosarcoma

- Children, young adult에서 발생한다.
- Grapelike polypoid nodule을 가지고 있어서 botryoid sarcoma라고도 불린다.

② Leiomyosarcoma and mixed mesodermal tumor

대개는 자궁경부가 primary site가 아니고 uterine tumor가 확장된 소견인 경우가 많다.

③ Cervical adenosarcoma

좋은 예후를 지닌 low - grade tumor이다.

(5) Malignant melanoma

굉장히 드물고 예후는 기질 침윤 정도에 의존한다.

(6) Neuroendocrine carcinoma

① 분류

- Small cell type
- Large cell type
- Classical carcinoid type
- Atypical carcinoid type

② 특징

- 굉장히 aggressive하고 쉽게 전이되는 성질을 지닌다.
- 진단 당시 이미 뼈, 뇌, 간, 골수 등에 dissemination되어 있는 경우가 흔하다.
- 수술, 항암제, 방사선 치료를 병용하여 치료하고 초기의 환자도 distant metastasis에 대하여 evaluation이 필요하다.
- Local therapy 단독으로는 거의 치료되지 않고 combination chemotherapy를 시행해야 생존율을 향상시킬 수 있다.

5) Patterns of spread

(1) Cervical cancer의 전파 방식

① Direct invasion into the cervical stroma

② Lymphatic metastasis

③ Blood - borne metastasis

④ Intraperitoneal implantation

(2) Vaginal cancer의 자궁경부로의 전파

Vaginal cancer가 자궁경부로 전파되는 것은 극히 드문 일이기 때문에 만약 자궁경부와 질에서 동시에 병변이 발견된다면 자궁경부암으로 진단을 내리는 것이 옳다.

(3) Endometrial cancer의 자궁경부로의 전파 방식

① Direct extension from the endometrium

② Submucosal involvement by lymph vascular extension

③ 자궁경부와 내막의 adenocarcinoma가 서로 연결되지 않고 multifocal하게 발생하는 경우

(4) Ovarian cancer의 자궁경부로의 전파 방식

Cul - de - sac 전파에 이어서 질이나 자궁경부로 직접 전파될 수 있다.

6) Treatment

표 8-13 Management of invasive cervical cancer of cervix

Stage Ia1	≤3mm invasion, no LVSI	Conization or type Ⅰ hysterectomy
	≤3mm invasion, w/LVSI	Radical trachelectomy or type Ⅱ radical hysterectomy with pelvic lymhadenectomy
Ia2	>3~5mm invasion	Radical trachelectomy or type Ⅱ radical hysterectomy with pelvic lymhadenectomy
Ib1	>5mm invasion, <2cm	Radical trachelectomy or type Ⅲ radical hysterectomy with pelvic lymhadenectomy
Ib2	>2cm invasion	Type Ⅲ radical hysterectomy with pelvic lymphadenectomy
Stage IIa1, IIa2		Type Ⅲ radical hysterectomy with pelvic and para-aortic lymphadenectomy or primary chemoradiation
IIb, IIIa, IIIb		Type Ⅲ radical hysterectomy with pelvic and para-aortic lymphadenectomy or primary chemoradiation
Stage Ⅳa		Primary chemoradiation
Ⅳb		Primary chemoradiation or primary exenteration

(1) 자궁경부암 치료의 원칙

① 여러 치료방법 중에서 방사선 치료는 모든 stage에서 사용할 수 있지만 수술은 초기단계(stage I, IIa)에서만 사용한다.

② Stage I cervical cancer의 5년 생존율은 radiation therapy나 radical hysterectomy의 경우에 서로 비슷한 수치를 보이고 이는 대략 85% 정도이다.

(2) Surgery의 원칙

① 방사선 치료의 단점

- 젊은 여성에서 난소 기능에 손상을 입힐 수 있다.
- 방사선 치료를 받은 환자의 8%에서는 chronic bladder, bowel problem이 발생하고 이의 치료가 쉽지 않다.
- 방사선 치료를 받을 경우 vaginal shortening, fibrosis, vascularity의 감소 등으로 인하여 sexual dysfunction이 발생하기 쉽다.

② 치료 방법으로서 수술을 선택할 때 고려해야 할 사항

- 좋은 신체적 조건을 갖추고 있어야 하나 고령이 수술의 금기증이 되는 것은 아니다.
- 일반적으로 4cm이 넘는 병변은 postoperative radiation therapy가 필요하기 때문에 수술을 시행하지 않는 경우가 많다.

③ Ovarian transposition

방사선 치료를 받아야 하고 난소의 기능을 보존할 필요가 있다면 수술을 시행할 때 난소를 방사선 치료 범위 바깥쪽으로 이동시키는 수술을 포함하도록 한다.

(3) Surgery의 종류

① Cone biopsy of the cervix

- 진단적 목적과 치료적 목적을 동시에 가진다.
- Stage Ia1 환자로 가임력이 필요한 경우에 시행한다.
- Lymph - vascular space invasion이 없어야 하고 endocervical margin과 curettage가 둘 다 음성이어야 효과적인 치료가 된다.
- Endocervical margin이나 curettage가 양성일 때는 residual disease의 위험성이 높아지기 때문에 추가 치료가 필요하다.

② Simple(extrafascial) hysterectomy

- Stage Ia1으로 lymph - vascular space invasion이 없고 가임력이 필요하지 않을 때 시행한다.
- Lymph - vascular space invasion이 있다면 modified radical hysterectomy와 pelvic lymphadenectomy를 시행해야 한다.

③ Radical trachelectomy

- Indication
  - Stage Ia2, Ib1 환자로서 가임력 보존이 필요한 경우 시행한다.
  - 이상적으로는 2cm 미만의 종양으로 negative lymph node와 negative lymph - vascular space invasion인 경우에 시행하는 것이 좋다.
- 수술 방법
  - 자궁 체부는 남겨두고 자궁경부만 제거한다.
  - 이 수술은 개복 수술로 시행할 수 있지만 vaginal route를 통해서도 시행할 수도 있다.
  - Pelvic lymphadenectomy, cervical cerclage placement를 함께 시행해야 한다.
  - Pelvic lymphadenectomy는 laparotomy로 시행할 수 있지만 laparoscopy를 통해서도 시행할 수 있다.

• 합병증

Preterm birth, PPROM, miscarriage 등이 증가한다.

④ Radical hysterectomy

• Indication

– Stage Ia2, Ib1, IIa 환자로서 가임력이 필요하지 않은 경우 시행한다.

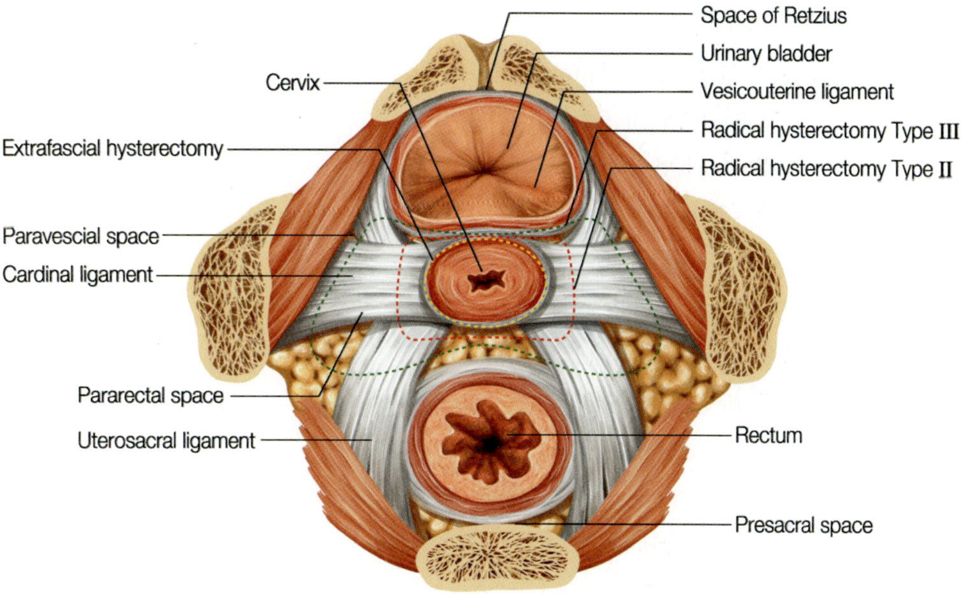

그림 8-11 The pelvic ligaments and space.

• 종류

– Type III radical hysterectomy

 ◦ Pelvic lymph node dissection(PLND)을 시행한다.

 ◦ 대부분의 uterosacral ligament와 cardinal ligament를 제거한다.

 ◦ 질 상부 1/3을 절제한다.

– Modified radical hysterectomy(type II hysterectomy)

 ◦ Pelvic lymph node sampling을 시행한다.

 ◦ Uterosacral ligament와 cardinal ligament의 안쪽 절반만 제거한다.

 ◦ Uterine artery는 ureter level에서 절단되는데 이로 인해 ureteral branch는 보존된다.

 ◦ Vagina는 적게 제거한다.

 ◦ Anterior vesicouterine ligament는 분리되지만 posterior vesicouterine ligament는 보존된다.

- Extended radical hysterectomy(type IV & type V hysterectomy)
  - ◦ Type IV 수술에서는 periureteral tissue, superior vesical artery, 질 상부 3/4이 제거된다.
  - ◦ Type V 수술에서는 distal ureter와 bladder가 resection된다.

• 합병증

- Acute complication
  - ◦ Blood loss
  - ◦ Ureterovaginal fistula
  - ◦ Vesicovaginal fistula
  - ◦ Pulmonary embolus
  - ◦ Small bowel obstruction
  - ◦ Febrile morbidity
- Subacute complication
  - ◦ Postoperative bladder dysfunction
  - ◦ Lymphocyst formation
- Chronic complication
  - ◦ Bladder hypotonia or atony
  - ◦ Ureteral stricture

• 특수한 radical hysterectomy

- Nerve - sparing radical hysterectomy

  Traditional radical hysterectomy에서 흔히 발생하는 pelvic autonomic nerve injury를 억제하여 bladder dysfunction, sexual dysfunction, colorectal motility disorder를 예방하고자 하는 수술 기법을 말한다.
- Laparoscopic radical hysterectomy
  - ◦ Laparoscopic lymphadenectomy를 시행한 후 radical vaginal hysterectomy를 시행하는 수술기법을 말한다.
  - ◦ 5년 생존율과 합병증의 비율은 일반적인 개복 수술과 비슷하다.

(4) 초기(Ia2~IIa) 자궁경부암의 병리학적 소견에 따른 예후 인자

① 위험군별 분류

• Intermediate - risk factors for recurrent disease

- 의의

  다음과 같은 수술 소견을 보이면 중등도 위험군에 속하게 되고 3년 이내에 재발할 확률은 30%이다.

- 종류
  - ◦ Large tumor size
  - ◦ Cervical stromal invasion to the middle or deep 1/3
  - ◦ Lymph - vascular space invasion
- High risk factor for recurrent disease
  - 의의

    다음과 같은 수술 소견을 보이면 고위험군에 속하게 되고 3년 이내에 재발할 확률은 40%이다.
  - 종류
    - ◦ Positive or close margins
    - ◦ Positive lymph node
    - ◦ Microscopic parametrial involvement

② 예후 인자

- Lesion size
  - Independent predictor of survival
  - 종양의 크기가 2cm 미만일 경우 90%의 생존율을 가지지만 2cm 이상일 경우 60%로 감소하고 4cm 이상일 경우 40%까지 떨어진다.
- Depth of invasion

  종양의 침윤 깊이가 1cm 미만일 경우 90%의 5년 생존율을 가지지만 1cm 이상일 경우 63～78%까지 감소한다.
- Parametrial spread

  종양이 parametrium에 퍼지지 않은 경우 95%의 5년 생존율을 가지지만 parametrium에 퍼진 경우 69%까지 감소한다. 만약 parametrium과 pelvic lymph node에 동시에 positive인 경우에는 39～42%까지 떨어진다.
- Lymph - vascular space involvement
  - Controversial factor
  - 림프절 전이의 예측 인자로서 작용하지만 생존율을 결정하는 독립 변수로 역할하지는 않는 것으로 생각된다.
- Lymph node
  - 생존율과 관련된 가장 중요한 인자는 림프절 전이이다.
  - Negative node를 가지고 있는 환자는 85～90%의 5년 생존율을 가지지만 positive node인 경우 involve된 node의 숫자와, 전이된 위치, 전이 부위의 크기에 따라 20～74%까지 5년 생존율이 감소한다.

③ 병리학적 예후 인자의 임상적 중요성

수술 치료를 시행한 중등도나 고위험군의 병리학적 위험 인자를 가진 초기 단계의 자궁경부암 환자의 경우 재발할 가능성이 높기 때문에 adjuvant radiation이나 chemotherapy를 시행한다.

(5) Primary radiation therapy

① Overview

- 치료 적응증과 완치율

 방사선 치료는 모든 stage의 자궁경부암에 이용할 수 있고 완치율은 stage I일 경우 70%, II일 경우는 60%, III일 경우 45%, IV일 경우 18% 정도이다.

- Stage Ib/IIa에서의 수술과 방사선 치료의 성적 비교

 방사선과 수술의 생존율은 서로 비슷하다.

표 8-14 Comparison of surgery versus radiation for stage Ib/IIa cancer of the cervix

	Surgery	Radiation
Survival	85%	85%
Serious complications	Urologic fistulas 1~2%	Intestinal and urinary strictures and fistulas 1.4~5.3%
Vagina	Initially shortened, but may lengthen with regular intercourse	Fibrosis and possible stenosis, particularly in postmenopausal patients
Ovaries	Can be conserved	Destroyed
Chronic effects	Bladder atony in 3%	Radiation fibrosis of bowel and bladder in 6~8%
Applicability	Best candidate are younger than 65years of age, < 200 Ib, and in good health	All patients are potential candidates
Surgical mortality	1%	1%(from pulmonary embolism during intracavitary therapy)

② 방사선 치료의 종류

- External teletherapy

 Regional lymph node를 치료하고 tumor volume을 줄이는 효과를 가진다.

- Brachytherapy
 - Intracavitary applicator나 interstitial implant에 의해 시행할 수 있다.
 - 주로 central tumor에 방사선을 집중하여 booster할 수 있는 치료로 단독 치료는 림프절 전이의 가능성이 거의 없을 때 시행한다.
 - Brachytherapy에는 low-dose rate technique과 high-dose technique 두 가

지 종류가 있고 최근에는 high - dose technique이 더 많이 사용되고 있다.

③ 치료 방법

- 2cm 미만의 stage Ib 종양

  Primary lesion을 치료하기 위한 intracavitary 치료를 먼저 시행하고 이후에 골반 림프절을 치료하기 위한 external radiation therapy를 시행한다.

- Larger lesion

  - 종양의 부피를 줄이고 암에 의한 해부학적 변형을 감소시키기 위해 먼저 외부 방사선 치료를 시행해야만 brachytehrapy의 방사선량 측정을 용이하게 할 수 있다.
  - Point A에 가해지는 usual dose는 7,000~8,000cGy이고 point B는 6,000cGy 이다.

④ Intensity modulated radiation therapy(IMRT)

- 최근에 도입된 external beam therapy이다.
- 정상 부위와 target 부위를 구분하여 정확한 부위에 적정 용량의 방사선을 전달하는 기법을 말한다.

(6) Adjuvant radiation

① 적응증

수술 후 병리학적 소견에서 high - risk 혹은 intermediate - risk factor를 지니고 있는 경우에는 adjuvant radiation을 시행할 수 있다.

② 효과

- Positive pelvic node를 가지고 있는 환자에서 adjuvant radiation을 시행할 경우 pelvic recurrence는 감소하지만 5년 생존율을 증가시키지는 못한다.
- Capillary lymphatic space invasion, more than 1/3 stromal invasion, large tumor burden의 risk factor가 있는 환자군을 대상으로 adjuvant radiation을 시행한 결과 재발률이 통계적으로 유의하게 감소되고 생존율이 증가했다는 보고가 있다.

③ 합병증

- 수술 후 방사선 치료를 꺼리게 되는 이유이다.
- Bowel, urinary tract complication이 많다.
- 30%의 serious complication rate, 16%의 reoperation rate, 2%의 mortality rate를 지니고 있으므로 수술 후 방사선 치료를 결정할 때는 신중히 생각해야 한다.

(7) Concurrent chemoradiation(CCRT)

① 개념

- 방사선 치료를 통해서 regional control을 얻고 항암치료를 통해 systemic effect를 얻는다.
- 항암치료는 방사선 치료에 대하여 종양세포의 sensitization을 유발하여 local - regional control을 향상시킬 수 있다.

② 효과

- Early - stage cervical cancer 연구
  - 연구대상
    - Radical hysterectomy를 시행한 stage Ia2, Ib1, IIa 자궁경부암 환자
    - 병리 결과에서 positive pelvic node, positive parametrial extension, positive vaginal margin인 경우
  - 연구방법
    - Postoperative chemoradiation therapy를 시행
    - Progression - free survival과 overall survival을 측정
  - 연구결과

    동시 항암 방사선 요법을 받은 환자에서 progression - free survival과 overall survival이 증가
  - 연구결론

    Stage Ia2, Ib1, IIa 환자에서 radical hysterectomy를 시행한 결과 high risk factor가 있을 경우 chemoradiation이 treatment of choice이다.
- Advanced cervical carcinoma 연구
  - 연구대상

    Stage IIb～IVa 환자
  - 연구방법
    - 한 군에서는 cisplatin, 5 - FU, radiation을 시행
    - 다른 군에서는 hydroxyurea, radiation을 시행
  - 연구결과

    Cisplatin - based chemoradiation을 받은 군에서 progression - free interval과 overall survival이 더 높았고 toxicity는 비슷하였다.
  - 연구결론

    Stage IIb～IVa 자궁경부암 환자에서 cisplatin - based CCRT가 treatment of choice이다.

- 다른 연구결과
  - Stage IIb~IVa의 advanced carcinoma 뿐만 아니라, Ib2~IIa의 초기 자궁 경부암에서도 방사선 단독 치료를 시행할 때보다 CCRT를 시행할 때 더 효과가 크다.
  - Bulky stage Ib2~IIa2 환자의 경우 weekly cisplatin - based CCRT를 시행할 때 방사선 단독 치료보다 더 효과가 크다.

③ 주의점

- Positive lymph node를 찾기 위한 surgical staging procedure가 PET/CT image study에 선행해야 한다.
- Surgical procedure나 imaging study에서 나타난 grossly positive L/N의 경우는 radiation만으론 sterilize 시키기에 충분하지 않다. extraperioneal debulking lymphadenectomy가 선호된다.
- Surgical staging을 대신해서 prophylactic para - aortic radiation을 하는 것은 아직 investigation이 필요하다.

(8) Complications of radiation therapy

① Perforation of uterus

- 자궁 내로 uterine tandem을 삽입하는 과정에서 발생할 수 있다.
- 고령의 환자나 이전에 diagnostic conization을 시행한 환자에서 흔히 발생한다.
- 자궁 천공이 확인되면 즉시 tandem을 제거하고 출혈이나 복막염 증후가 있는지를 살펴본다.

② Fever

- 초음파를 통해 자궁 천공에 의한 발열이 아니라고 확인되면 broad - spectrum의 항생제를 사용하도록 한다.
- 항생제를 사용함에도 불구하고 fever가 지속되거나 septic shock이나 peritonitis sign이 나타날 경우 intracavitary system을 제거하도록 한다.

③ Bowel and bladder symptom

- 급성 합병증에 해당된다.
- Intestine, bladder epithelium에 2,000~3,000cGy의 radiation이 조사된 후 발생한다.
- Diarrhea, abdominal cramps, nausea, frequent urination, bladder, bowel mucosa bleeding 등의 증상이 나타난다.

④ Vasculitis and fibrosis

방사선 치료를 받은 후 수개월에서 수년 후에 발생하는 만성 합병증이다.

⑤ Proctosigmiditis

Low - residue diet, antidiarrheal medication, steroid enema로 치료한다.

⑥ Rectovaginal fistula

- 2% 미만에서 발생하는 드문 합병증이다.
- Bulbocavernous flap으로 fistula를 closure하거나 colostomy를 시행할 수 있다.

⑦ Small bowel complication

- 이전에 복부 수술을 받은 경우 소장 유착으로 인하여 방사선 치료에 의한 소장의 합병증이 더 흔히 발생한다.
- Terminal ileum은 충수 돌기에 고정되어 있으므로 방사선 치료에 의한 손상에 가장 취약하다.

⑧ Urinary tract complication

- 1～5%에서 발생하고 bladder base에 조사된 방사선량에 좌우된다.
- Vesicovaginal fistula가 가장 흔한 합병증으로 supravesicular urinary diversion을 시행한다.
- Ureteral stricture는 재발의 sign인 경우가 많으며 CT guided FNA을 시행한다. 만약 재발이 원인이 아니고 radiation fibrosis가 원인일 경우 ureterolysis나 indwelling ureteral stent를 삽입하도록 한다.

(9) Chemotherapy

① Neoadjuvant chemotherapy

통상적인 postoperative CCRT에 비해 survival advantage는 없다.

② Chemotherapy for advanced disease

- Single - agent
  - 종류
    - Cisplatin
    - Carboplatin
    - Paclitaxel
    - Ifosfamide
  - 효과

    Response rate가 10～20%에 불과하고 평균 생존 기간이 4～6개월에 그친다.
- Multi - agent
  - 종류
    - Cisplatin, paclitaxel
    - Methotrexate, vinblastine, doxorubicin, cisplatin(MVAC)

◦ Cisplatin, topotecan

– 효과

단일 약제에 비해 독성은 증가하지만 전반적으로 response rate와 overall survival은 증가한다. cisplatin+topotecan요법은 cisplatin only요법에 비해 survival이 3개월 증가하는 효과가 있다.

(10) Stage에 따른 자궁경부암 치료의 요약

① Stage Ia1

• Microinvasion의 정의

– Neoplastic epithelium이 basement membrane을 뚫고 3mm 이하의 깊이로 stroma를 침범한 경우를 말한다.

– Lymphatic 혹은 vascular involvement는 없어야 한다.

• 치료

– Pelvic node metastasis가 일어날 가능성은 1% 미만이다.

– Type I hysterectomy without lymph node dissection이 기본이고 childbearing capability가 필요하다면 conization을 시행할 수 있다.

– Conization 결과 lymph - vascular space invasion이 없고 절제면 잔류 병변이 없을 경우 추적 관찰한다.

– 만일 lymph - vascular space invasion이 있거나, 절제면 잔류 병변이 있을 경우 type I hysterectomy, 또는 type II radical hysterectomy를 시행한다.

② Stage Ia2

• Pelvic node metastasis의 가능성은 3~8%이다.

• Type II radical hysterectomy with pelvic lymph node dissection

• 가임력 보존을 원하는 환자에서는 radical trachelectomy와 pelvic lymph node dissection을 시행할 수 있다.

• 수술 후 병리학적 검사에서 intermediate 혹은 high - risk factor가 발견되면 adjuvant radiation이나 CCRT를 시행한다.

③ Stage Ib1, IIa1

• Primary surgery

– Type III radical hysterectomy with pelvic lymphadenectomy를 시행한다. 필요에 따라서 para - aortic lymph node sampling을 시행한다.

– 수술 후 병리학적 검사에서 intermediate 혹은 high - risk factor가 발견되면 adjuvant radiation이나 CCRT를 시행한다.

- 가임력을 보존해야 하는 환자의 경우 lymph - vascular space invasion이 없으며 종양의 크기가 2cm 미만인 경우에는 radical trachelectomy와 pelvic node dissection을 시행할 수도 있다(IIa1에서는 불가).
- Primary chemoradiation therapy
  - 수술과 비슷한 survival rate와 outcome을 보인다.

④ Stage Ib2, IIa2

- Primary chemoradiation therapy

  수술 이후 재발하는 경우가 많기 때문에 임상적으로 초기 치료로 CCRT를 시행하는 경우가 많다. CCRT 시행 이후 보조적으로 수술을 시행할 수도 있다.
- Neoadjuvant chemotherapy 이후 수술을 시행하는 방법도 있지만 아직 연구 중인 방법으로 흔히 사용되지는 않는다.
- Primary surgery
  - Type III radical hysterectomy with pelvic and para - aortic lymphadenectomy
  - Intermediate 혹은 high - risk factor를 가지고 있는 경우 adjuvant CCRT를 시행한다.

⑤ Stage IIb, IIIa, IIIb

- Traditional radiation therapy
  - 재발이 흔히 일어나고 생존율이 좋지 않다.
- CCRT
  - 방사선 치료 단독 요법보다 훨씬 우월하다.
  - Cisplatin - based CCRT가 현재 가장 널리 사용된다.

⑥ Stage IVa, IVb

- Chemotherapy and palliative pelvic radiation therapy
  - 증상 완화 치료

(11) Patient evaluation and Follow - up

① Radiotherapy를 받은 환자는 지속적으로 monitoring을 받아야 한다. 치료 후 3개월까지 종양의 regression이 일어날 수 있다.

② Advanced disease로 진단받은 환자는 매년 Chest radiography를 받아야 한다.

③ Radical hysterectomy를 받았고, high risk for recurrence를 가진 환자는 6∼12개월 간격으로 CT urogram을 받음으로서 재발을 조기발견하고 radiation therapy를 save할 수 있다.

7) Special consideration

(1) Cervical cancer during pregnancy

① 특징

- 1.2/10,000의 빈도를 가진다.
- 임신 중 자궁경부암은 stage I에서 발견되는 경우가 많기 때문에 전반적인 예후는 좋은 편이다.

② 진단 검사

- Pap test

  모든 임신한 여성은 산부인과에 처음 방문했을 때 Pap test를 시행하고 의심되는 병변은 biopsy 한다.
- Conization
  - 시행 시기

    임신 first trimester에 시행하였을 경우 abortion rate가 33%에 달하고 출혈이나 감염 등의 합병증이 발생하므로 second trimester에 시행하는 것을 원칙으로 한다.
  - 적응증
    - Pap test에서 malignant cell이 검출된 경우
    - Colposcopy 소견이 cancer에 합당한 경우
    - Biopsy - proven microinvasive cervical cancer

③ 치료

- Stage Ia1
  - Fetal maturity가 이루어질 때까지 치료를 연기해도 무방하다.
  - Lymph - vascular space invasion이 없는 stage Ia1 환자의 경우 만삭까지 기다린 다음에 분만 후 치료를 한다.
  - 질식 분만과 제왕 절개에 의한 분만 방식 중 어떤 것이 더 좋은지에 대해서는 확실히 밝혀진 바가 없다.
- Stage Ia2
  - 3～5mm의 invasion이나 lymph - vascular space invasion이 있는 경우에는 만삭까지 기다린 다음에 태아의 폐성숙이 확인되면 바로 제왕 절개를 통한 분만을 시도한다.
  - 제왕 절개로 태아가 분만되면 바로 modified radical hysterectomy와 pelvic lymphadenectomy를 시행한다.

- Stage Ib
  - 재태 연령과 환자의 상황에 맞추어 치료 방침을 결정하지만 4주 이상 치료를 연기하지는 않도록 한다.
  - 제왕 절개로 태아가 분만되면 바로 radical hysterectomy와 pelvic lymph node dissection을 시행한다.
- Stage II~IV
  - 방사선 치료를 시행한다.
  - 태아가 viable하면 제왕 절개에 의해 분만 후 치료를 시작한다.
  - 만약 first trimester pregnancy일 경우에는 external radiotherapy를 바로 시작하게 되는데 태아는 방사선 치료의 영향으로 자연스럽게 abortion된다.
  - Second trimester pregnancy일 경우에는 환자의 결정에 따라 방사선 치료시기를 결정하게 되는데 만약 치료를 지연시키기로 결정하였다면 분만 전에 태아의 폐 성숙을 확인하는 것이 중요하다.

(2) Cancer of the cervical stump

① Supracervical hysterectomy 이후 남은 cervical stump에서 자궁경부암이 발생하는 경우를 말한다.

② Radical parametrectomy with upper vaginectomy and pelvic lymphadenectomy가 표준 수술 요법이다.

③ Advanced stage일 경우 radiotherapy를 시행한다.

(3) Pyometra and hematometra

① Enlarged, fluid - filled uterine은 pyometra나 hematometra일 수 있다.

② Pyometra나 hematometra는 cervix를 확장시키고 drain함으로서 해결할 수 있고, pyometra의 경우는 bacteroides, staphylococcus, streptococcus, aerobic coliform bacteria를 cover할 수 있는 항생제가 필요하다.

③ Pyometra나 hematometra의 존재는 invasive cancer의 치료에 영향을 미치지 않는다.

(4) Cervical carcinoma after extrafascial hystectomy

① 정의

여러 가지 이유로 simple hysterectomy를 시행한 환자에서 우연히 invasive cervical cancer가 발견되는 경우를 말한다.

② 치료

- Reoperation
  - Indication

◦ 작은 병변을 가지고 있고 난소의 기능을 보존해야 하는 젊은 환자의 경우에 시행한다.

◦ Positive margin을 가지고 있거나 명백히 residual tumor가 존재할 경우에는 제외된다.

– 수술 방법

Pelvic lymph node dissection and radical excision of parametrial tissue, cardinal ligament, vaginal stump

• Radiation therapy

– 생존율을 결정하는 인자

◦ Volume of disease

◦ Surgical margin status

◦ Length of delay from surgery to radiotherapy

– 5year survival rate

◦ Microscopic disease : 95～100%

◦ Macroscopic disease and free margin : 82～84%

◦ Microscopically positive margin : 38～87%

◦ Obvious residual cancer : 20～47%

◦ 6개월 이상 치료가 연기된 경우 : 20%

(5) Acute hemorrhage

① 출혈 병소를 biopsy하고 Monsel's solution(ferric subsulfate)으로 적신 거즈로 packing한다.

② Bleeding control에 8～10일 정도가 걸릴 것으로 예상하고 external radiation therapy를 180～200cGy로 시작할 수 있다.

③ 심각한 경우 fluoroscopic vascular embolization을 통해 지혈한다.

(6) Ureteral obstruction

① Distant disease의 증거가 없는 환자에게서는 transvesical, percutaneous ureteral catheter가 도움이 된다.

② Metastasis가 있는 환자에게서는 ureteral stenting, palliative radiotherapy, chemotherapy가 사용될 수 있다.

(7) Barrel - shaped cervix

① 종양에 의해 upper endocervix와 lower uterine segment가 늘어나면서 barrel - shpaed cervix가 된다.

② 6cm 이상의 종양을 가진 환자 중 17.5%는 종양의 크기 때문에 충분한 방사선량을 받지 못해 central failure가 일어난다.

③ 수술과 radiotherapy를 병행한다.

8) Recurrent cervical cancer

(1) 치료 원칙

① 일차 치료방법과 재발 부위에 따라 치료방법을 결정한다.

② 일차 치료로 방사선 치료를 시행한 경우에는 수술적 치료를 고려하고 수술을 시행한 경우에는 방사선 치료를 고려한다.

③ Chemotherapy는 수술이나 방사선 치료에 의해 치료될 가능성이 없는 경우 palliative 목적으로 사용할 수 있다.

(2) 종류

① Radiation retreatment

- Indication
  - 일차 치료로 방사선 치료를 받은 경우 완치 목적의 방사선 재치료는 잘 시행하지 않고 일차 방사선 치료가 suboptimal하거나 incomplete treatment였던 경우에만 사용한다.
  - 뼈나 CNS에 전이된 경우나 심각한 비뇨기계 폐쇄가 발생했을 경우에는 palliative 목적으로 이용될 수 있다.
- 주의점
  - 방광과 직장은 방사선 손상에 민감하기 때문에 재발 종양 주위에만 multiple interstitial implant를 삽입한다.
  - Fistula가 매우 흔히 발생한다.

② Surgical therapy(pelvic exenteration)

- Indication
  - Central pelvic disease를 가진 경우에만 시행할 수 있으며 원격 전이 부위를 가진 환자의 경우 contraindication이 된다.
  - Pelvic sidewall로 전이가 된 경우에도 금기증이 되지만 이 경우 radiation fibrosis로 인해 진단을 내리기가 쉽지 않다. unilateral leg edema, sciatic pain, ureteral obstruction은 pelvic sidewall로 전이된 경우 나타나는 clinical triad로 진단에 도움을 줄 수 있다.

- 수술 수기
  - Exenteration
  - 필요에 따라 urinary conduit을 설치하거나 colostomy를 시행할 수 있다.
  - 최근에는 exenteration과 더불어 neovagina를 같이 만들어주는 수술을 많이 시행한다.
- 종류
  - Anterior exenteration
    - 재발 병변이 cervix와 질 상부의 anterior portion에 국한된 경우에 시행한다.
    - Bladder, vagina, cervix, uterus를 제거한다.
  - Posterior exenteration
    - 재발이 posterior vagina에만 단독으로 일어난 경우 시행하므로 거의 시행되지 않는다.
    - Rectum, vagina, cervix, uterus를 제거한다.
  - Total exenteration
    - 재발 병변이 질 하단부까지 확장된 경우 시행한다.
    - Bladder, rectum, vagina, cervix, uterus를 제거한다.
- 성적
  - Surgical mortality rate는 최근 많이 감소하여 10% 미만의 수치를 보인다.
  - 5year survival rate는 anterior exenteration의 경우 33~60%, total exenteration의 경우 20~46% 정도이다.

③ Chemotherapy for recurrent cervical cancer

- 항암제 치료는 재발된 자궁경부암의 완치 목적으로 사용하지 않는다.
- Topotecan, cisplatin은 15~20%의 response rate를 가지고 있으며 평균 6~9개월 정도의 기간에 한정된다.
- 대부분은 partial response만이 나타나고 complete response를 보이는 경우는 폐전이 환자의 경우를 제외하고는 흔하지 않다.

2 Vaginal carcinoma

1) Epidemiology

(1) 전체 female genital tract의 malignancy중 2~3%만을 차지하는 희귀한 암이다.

(2) Primary vaginal cancer는 전체 질암의 소수만을 차지하고 84%는 metastatic cancer이다.

2) Staging

(1) 주의점

자궁경부에서 질로 확장된 종양은 cervical cancer로 생각해야 하고 vulva와 vagina에 동시에 존재하는 종양은 vulvar cancer로 생각해야 한다.

표 8-15 FIGO staging of vaginal cancer

Stage	Description
Stage 0	Carcinoma in situ, intraepithelial carcinoma.
Stage I	The carcinoma is limited to the vaginal wall.
Stage II	The carcinoma has involved the subvaginal tissue but has not extended to the pelvic wall.
Stage III	The carcinoma has extended to the pelvic wall.
Stage IV	The carcinoma has extended beyond the true pelvis or has involved the mucosa of the bladder or rectum; bullous edema as such does not permit a case to be allotted to Stage IV
Stage IVa	Tumor invades bladder and/or rectal mucosa and/or direct extension beyond the true pelvis
Stage IVb	Spread to distant organs.

FIGO : International Federation of Gynecology and Obstetrics.

(2) 진단 검사

① Clinical examination

② 필요한 경우 cystoscopy, proctoscopy, chest x - ray, skeletal x - ray를 시행할 수 있다.

③ 자궁경부암과 마찬가지로 lymphangiography, CT, MRI, PET는 치료 계획을 세우는 데에는 도움을 줄 수 있지만 stage에는 영향을 미치지 못한다.

④ 대부분 방사선 치료를 시행하기 때문에 surgical staging은 특수한 경우에서만 시행한다.

3) Etiology

(1) Vaginal squamous cell carcinoma의 원인은 잘 알려져 있지 않지만 HPV와 연관성이 있다는 것은 밝혀져 있다.

(2) 자궁경부암과 마찬가지로 전구 병변이 존재하며 vaginal intraepithelial neoplasia (VAIN)이라 불린다.

(3) HPV는 precursor lesion의 80%, squamous cell cancer의 60%에서 발견된다.

(4) Vaginal cancer 환자의 30%는 5년 이내에 cervical cancer treatment를 받은 경험이 있다.

4) Screening

(1) Indication

굉장히 드물기 때문에 routine으로 screening하지는 않고 cervical 혹은 vulvar neoplasm을 가지고 있는 고위험군에서만 시행한다.

(2) 검사 : Pap test

(3) 방법

① Cervix 혹은 vulvar cancer 치료를 받거나 cervical dysplasia의 history가 있는 환자의 경우 매년 시행한다.

② 자궁의 양성 질환으로 자궁 적출술을 시행한 경우 CIN 2~3의 history가 없다면 시행할 필요가 없다.

5) Symptoms

(1) Painless vaginal bleeding과 discharge가 가장 흔한 증상이다.

(2) 진행된 경우 urinary, rectal symptom이 발생할 수 있다.

6) Diagnosis

(1) History taking

(2) Physical examination

① Speculum exam : 질 후벽의 병변은 놓치기가 쉬우므로 주의 깊게 살펴본다.

② Bimanual pelvic and rectal examination

③ 질암의 호발 부위는 질 후벽 상부 1/3이므로 이 부위를 자세히 관찰한다.

(3) 진단적 검사

① Pap test

② Targeted biopsy

③ Colposcopy

④ Partial excision

7) 전파 경로

(1) Direct extension

Pelvic soft tissue와 인접 장기로의 전파

(2) 림프절 전이

Pelvic lymph node, para-arotic lymph node, inguinal femoral lymph node

(3) Hematogenous dissemination

8) Pathology

(1) Squamous cell carcinoma

① 전체 질암의 80~90%를 차지한다.

② Posterior wall의 upper 1/3에 호발한다.

③ 발병 평균 연령은 60세이다.

(2) Malignant melanoma

① 두 번째로 흔한 암종으로 2.8~5%를 차지한다.

② 매우 치명적인 암종으로 평균 발병 연령은 58세이고 주로 백인에서 발생한다.

③ 질의 하부 1/3에서 가장 흔히 발생한다.

④ Vaginectomy, hysterectomy, pelvic lymphadenectomy를 포함하는 radical excision을 시행한다.

(3) Adenocarcinoma

① 특징

- 질에서 발생하는 primary adenocarcinoma는 매우 드물고 colon, endometrium, ovary, pancreas, stomach 등에서 전이된 adenocarcinoma가 대부분을 차지한다.
- 젊은 연령에서 주로 발생한다.

② Diethylstilbestrol(DES)

- 자궁 내에서 DES에 노출된 여성은 vaginal adenosis로부터 adenocarcinoma가 발생할 위험성이 있다.
- Clear cell type이 흔하며 exposed offspring은 1/1,000 정도의 확률로 발생한다.
- 발병 평균 연령은 19세이다.
- 주로 exocervix나 anterior vagina의 upper 1/3에 발생한다.
- Stage가 가장 중요한 prognostic factor이다.

(4) Sarcoma

① 어린이와 유아에서 가장 흔히 발생하는 sarcoma는 botryoid rhabdomyosarcoma이다.

② Fibrosarcoma, leiomyosarcoma 등은 매우 드물게 발생한다.

9) Treatment

(1) Radiation therapy

① Overview

Vaginal cancer의 treatment of choice이며 수술은 매우 제한된 경우에서만 시행한다.

② 치료방법

- Small superficial lesion

  Intracavitary radiation 단독 요법으로 충분하다.

- Larger, thicker lesion

  External teletherapy를 먼저 시행하여 tumor volume을 감소시키고 주위 림프절을 치료한 후에 intracavity, interstitial treatment를 시행한다.

(2) Surgery의 적응증

① Stage I

- 질 후벽의 upper portion에만 국한된 경우에 수술적 치료를 시행한다.
- Radical vaginectomy with pelvic lymphadenectomy, radical hysterectomy
- 경계가 깨끗하고 림프절 전이가 없을 경우 추가 치료는 필요하지 않다.

② Stage IV with rectovaginal or vesicovaginal fistula

Primary pelvic exenteration with pelvic or para - aortic node dissection

③ Central pelvic recurrence after radiation therapy

Pelvic exenteration을 시행한다.

④ Radiation therapy에 이은 surgical staging with resection of enlarged lymph node가 pelvic disease control에 도움이 된다.

10) Sequelae

(1) 빈도

방사선 치료나 수술 둘 다 10~15%의 후유증을 가진다.

(2) 종류

① Bladder and bowel fistula

② Radiation cystitis, procititis

③ Rectal stricture or ulcer

④ Vaginal fibrosis, stenosis, stricture

11) Survival

(1) 같은 단계의 cervical 혹은 vulvar cancer와 비교했을 때 예후가 좋지 않다.

(2) 대부분의 재발은 골반 내에서 발생하며 overall 5year survival rate는 52%이다.

(3) Stage I disease의 경우는 5yr survival rate가 74%이다.

8.3 Ovarian and fallopian cancer

1 Epithlial ovarian cancer

1) Overview

(1) 전체 난소암의 90%를 차지한다.

(2) Coelomic epithelium이나 mesothelium에서 기원한다.

(3) 여성이 일생동안 ovarian cancer를 가질 확률은 1~1.5%이고 ovarian cancer로 사망할 확률은 0.5%에 이른다.

2) Pathology of ovarian tumors

(1) Invasive vs borderline

① Invasive cancer

- Serous type : 75~80%
  - Type I serous tumor : borderline tumor, low - grade serous carcinoma를 포함, genetically stable하고 KRAS, BRAF에 변이가 있다.
  - Type I serous tumor : rapidly growing, highly aggressive neoplasm, 대부분은 advanced stage이고 fallopian tube의 fimbrial end에서 기시한다. p53변이가 있다.
- Endometrioid type : 10%
- Clear cell type : 5%
- Mucinous type : 5%
- Brenner, undifferentiated type : 1% 미만

② Borderline tumors

- 임상적 특징
  - Tumor of low malignant potential 이라고도 불린다.
  - 오랜 기간 동안 전이되지 않고 난소에만 국한되는 성질을 가지고 있다.
  - 주로 폐경 전 여성, 특히 30~50세 사이에 발생한다.
  - 매우 좋은 예후를 지닌다.
  - 드물게 전이가 가능하고 그 중 일부는 intestinal obstruction을 유발하여 사망할 수도 있다.
- Criteria of diagnosis of borderline tumor
  - Epithelial hyperplasia on the form of pseudostratification, tufting, cribri-

form, and micropapillary architecture

- Mild nuclear atypia and increased mitotic activity
- Detached cell clusters
- Absence of destructive stromal invasion

(2) Classification of epithelial ovarian tumors

표 8-16 Epithelial ovarian tumors

Histologic type			Cellular type
1. Serous			Endosalpingeal
• Benign	• Borderline	• Malignant	
2. Mucinous			Intestinal, Endocervical
• Benign	• Borderline	• Malignant	
3. Endometrioid			Endometrial
• Benign	• Borderline	• Malignant	
4. Clear – cell			Müllerian
• Benign	• Borderline	• Malignant	
5. Brenner			Transitional
• Benign	• Borderline(proliferating)	• Malignant	
6. Mixed epithelial			Mixed
• Benign	• Borderline	• Malignant	
7. Undifferentiated			may be anaplastic
8. Unclassified			

From Seroy SF, Scully RE, Sobin LH. International histological classification of tumours no.9. Histological typing of ovarian tumors. Geneva, Switzerland : World Health Organization, 1973.

① Serous tumor

- 병리학적 특징
  - Serous fluid를 분비하는 세포들로 구성된다.
  - Psammoma body
  - Papillary ingrowth
- Borderline serous tumor
  - All ovarian serous tumor의 10%를 차지한다.
  - Borderline serous tumor의 50%는 40세 이전에 발생한다.
  - Borderline serous tumor의 10%에서 extraovarian implant를 가지고 그 중 일부는 intestinal obstruction으로 사망한다.

- Malignant serous carcinoma
  - Borderline tumor와는 다르게 stromal invasion이 나타난다.
  - Calcified psammoma body가 serous carcinoma의 80%에서 발견된다.
  - Serous psammocarcinoma는 serous carcinoma의 variant로서 massive한 psammoma body formation이 특징이고 favorable prognosis를 가진다.

② Mucinous tumor

- 병리학적 특징
  - Mucin을 분비하는 상피로 덮여 있는 종양이다.
  - 전체 epithelial ovarian tumor의 8～10%를 차지한다.
  - 거대한 크기로 자라서 전체 복강을 채울 수도 있다.
- Borderline mucinous tumors
  - Borderline serous tumor와는 달리 borderline mucinous tumor는 하나의 종양에서 여러 종류의 분화도를 보일 수 있어 well - differentiated mucinous epithelium과 인접하여 poorly differentiated focus가 존재할 수 있다.
  - 많은 부위에서 multiple section을 얻어 가장 악성인 부분을 찾는 것이 중요하다.
- Malignant mucinous carcinoma
  - 8～10%의 경우에서 양측성이다.
  - 대부분의 ovarian mucinous carcinoma는 intestinal - type의 cell을 포함하고 있으므로 병리학적 소견만으로는 gastrointestinal tract의 metastatic carcinoma와 구분이 되지 않을 수 있다.
  - Primary ovarian neoplasm은 bowel serosa에는 흔히 전이되지만 bowel mucosa에는 거의 전이되지 않는다. 반면, gastrointestinal lesion은 vascular lymphatic spread를 통해 직접적으로 난소에 쉽게 전이된다.
- Pseudomyxoma peritonei
  - 정의

    골반강이나 복강 내에서 mucoid 혹은 gelatinous한 물질들이 fibrous tissue에 의해 둘러싸인 소견을 지칭하는 임상적 용어이다.
  - 원인
    - ◦ Well - differentiated appendiceal carcinoma
    - ◦ Gsatrointestinal primary carcinoma
    - ◦ Mucocele of appendix

③ Endometrioid tumor

- 병리학적 특징
  - 전체 epithelial tumor의 6~8%를 차지한다.
  - 난소에서 발생하는 adenocarcinoma는 병리학적으로 자궁 체부의 adenocarcinoma와 비슷하다.
- Borderline endometrioid tumor

  조직학적으로 endometrial polyp이나 glandular crowding을 가진 complex endometrial hyperplasia와 비슷한 형태를 지닌다.
- Malignant endometrioid carcinoma
  - 난소의 endometrioid carcinoma는 자궁 내막의 carcinoma와 15~20%에서 연관되어 있다.
  - 자궁에서 난소로 전이된 endometrioid carcinoma는 30~40%의 5year survival rate를 가지지만 synchronous multifocal disease일 경우에는 75~80%의 5year survival rate를 나타낸다.
  - Endometrium과 ovary 종양의 병리학적 형태가 다르면 synchronous multifocal disease라고 생각할 수 있고 만약 동일하다면 임상양상을 고려하여 전이인지 동시발생인지의 여부를 판단한다.

④ Clear cell carcinoma

- 핵이 세포질의 한쪽 끝에 치우쳐져 있는 hobnail cell이 특징적이다.
- Focal endometriosis 혹은 endometrioid carcinoma가 같이 발견되는 경우가 종종 있다.
- 항상 high - grade(G3) nuclei가 발견되므로 grading을 할 필요가 없다.

⑤ Brenner tumor

- Borderline brenner tumor
  - No stromal invasion
  - Complete surgical removal을 시행하면 완치가 가능하다.
- Malignant brenner tumor

  Benign Brenner tumor coexisting with invasive transitional cell or another type of carcinoma로 정의되고 매우 드물다.

⑥ Transitional cell tumors

- Primary ovarian carcinoma resembling bladder transitional cell carcinoma
- Chemo - sensitive하므로 같은 단계의 다른 poorly differentiated ovarian carcinoma에 비해 more favorable prognosis를 가진다.

3) Pathology of peritoneal tumors

(1) Peritoneal carcinomas

① Primary peritoneal carcinoma는 조직학적으로 primary ovarian serous carcinoma와 구분되지 않는다.

② 난소는 대개 정상이거나 minimally involve되고 주로 uterosacral ligament, pelvic peritoneum, omentum에 involve된다.

③ Peritoneal carcinoma는 ovarian, fallopian cancer와 임상적으로 유사하여 수술소견 상 상복부와 omentum에 광범위한 병변이 나타날 수 있다.

(2) Mesotheliomas

① Epithelial, sarcomatous, or biphasic이다.

② 임상적 특징

Multiple intraperitoneal mass로 나타나며 이전에 TAH, BSO를 시행한 환자에서도 나타날 수 있다. Asbestos(석면) 노출과는 큰 관계가 없다.

4) Clinical features

(1) Epithelial ovarian cancers의 80% 이상은 폐경 여성에서 나타나고 peak age는 56~60세이다.

(2) 폐경 이후에 발견되는 ovarian neoplasm의 30%가 malignancy인 것에 반해 폐경 전 여성의 ovarian epithelial tumor의 7%만이 malignancy이다.

(3) Borderline tumor 환자의 평균 연령은 46세이다.

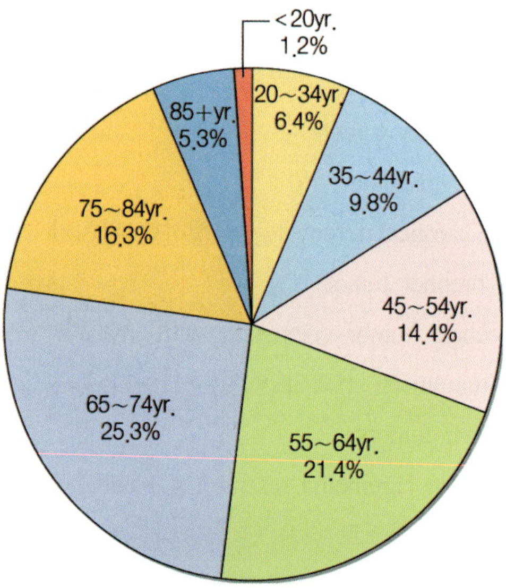

그림 8-12 Ovarian cancer incidence : distribution by age.

5) Etiology

(1) 중요한 위험인자

① Low parity, infertility

② Early menarche, late menopause

(2) 기전

이론적으로 배란 과정은 ovarian surface epithelium의 repetitive disruption과 repair을 야기하므로 spontaneous mutation의 가능성을 높일 것이라 추정된다.

6) Prevention

(1) Parity

출산을 할 경우 난소암의 위험성을 0.3~0.4배로 감소시킬 수 있다.

(2) 경구 피임약

Oral contraceptives를 5년 이상 복용할 경우 난소암 발생 위험성을 0.5배로 낮출 수 있다.

(3) Prophylactic oophorectomy

① 예방적 난소 절제술을 한다고 하더라도 전체 peritoneum을 절제하는 것은 아니기 때문에 peritoneal carcinoma의 발생 가능성은 남아있다.

② 폐경 전 환자에서 난소암 발생 위험성이 낮은 환자에서 oophorectomy를 시행할 때는 난소 보존의 benefit을 신중히 고려한 후 이루어져야 한다.

③ 난소는 cardiovascular disease, osteoporosis에 대한 protection을 제공해 준다.

7) Screening

(1) Tumor marker(CA125)

① 아직까지 screening 목적으로 사용하기에는 한계점이 있다.

② CA125는 stage I 환자의 50%를 조기에 detect할 수 있다.

③ 초음파와 같이 시행하거나 오랜 기간 동안 follow up 할 경우에는 난소암 진단의 specificity를 증진시킬 수 있다.

(2) Ultrasonography

① 아직까지 screening 목적으로 사용하기에는 한계점이 있다.

② 복부 초음파보다는 질초음파가 sensitivity가 훨씬 높다.

8) Genetic risk for epithelial ovarian cancer

(1) Incidence

대부분의 상피성 난소암은 sporadic하지만 5～10%는 유전성으로 발생하기도 한다.

(2) Hereditary ovarian cancer

① BRCA1 and BRCA2 mutation

- 17번 염색체에 있는 BRCA1 gene과 13번 염색체에 존재하는 BRCA2 gene에 돌연변이가 발생할 경우 난소암과 유방암을 유발한다.
- 상염색체 우성으로 유전되며 BRCA gene mutation이 있는 여성은 56～87%의 유방암 발병률과 27～44%(BRCA1의 경우 28～44%, BRCA2의 경우 27%)의 난소암 발병 확률을 가진다.
- 일반적으로 hereditary ovarian cancer의 평균 발병 연령은 nonhereditary tumor보다 10년 정도 빠른 경향을 보인다.

② Pedigree Analysis

- 친족 관계를 나타내는 용어
  - First - degree relative : 엄마, 자매, 딸 등을 지칭한다.
  - Second - degree relative : 할머니, 고모 혹은 이모, 사촌, 손녀 등을 지칭한다.
- 난소암을 유발하는 germline mutation의 위험성과 관련된 인자
  - Number of first and/or second - degree relative with history of epithelial ovarian carcinoma or breast cancer
  - Number of first and/or second - degree relative with malignancies that occur at earlier age
- 연구결과
  - First - degree relative 중에 두 명 이상의 epithelial ovarian cancer가 발병된 여성의 경우 질환 유전자를 가질 확률은 35～40%이다.
  - First - degree relative 중에 한 명, 그리고 second - degree relative 중에 한 명의 epithelial ovarian cancer가 발병된 여성의 경우 질환 유전자를 가질 확률은 정상인의 2～10배 정도이다.
  - First - degree relative 중에 한 명이 폐경 이후에 epithelial ovarian cancer가 발병된 여성의 경우 대부분의 경우가 sporadic하므로 위험성이 증가되지 않는다. 하지만 폐경 이전에 발병된 경우에는 위험성이 증가되며 따라서 full pedigree 분석을 시행해야 한다.
  - 유방암을 앓은 경력이 있는 환자는 난소암이 발병할 확률이 정상인의 2배 정도이다.

③ Hereditary nonpolyposis colon cancer(HNPCC) syndrome

- Familial colon cancer의 일부분으로 난소와 난소 내막, 유방, 장관계, 비뇨기계에 multiple adenocarcinoma를 유발한다.
- 이런 가족의 여자 구성원은 정상인의 3배 정도의 상피성 난소암 발병 위험성을 가지고 있다.

(3) Management of women at high risk for ovarian cancer

① 치료의 기본 원칙

- 난소암 유전력이 있는 여성은 나이와 임신 계획, 그리고 위험성의 정도에 따라 치료 계획을 세운다.
- 필요할 경우 BRCA1, 2의 evaluation을 시행해야 하며 이 유전자들의 돌연변이가 있는 경우에는 유방암과 난소암의 예방 조치가 필요하다.
- 질초음파, CA125 등을 난소암의 조기 발견에 이용할 수 있으나 아직 유용성이 확실히 정립되지는 않았다.
- BRCA1, 2 mutation 지닌 환자가 경구 피임약을 복용할 경우 ovarian cancer risk를 감소시킬 수 있다.

② Prophylactic oophorectomy

- 난소암에 이환될 확률이 높은 환자에서 prophylactic salpingo - oophorectomy 시행의 난소암 예방 효과는 매우 탁월하여 BRCA - related gynecologic cancer의 발병 확률을 96%까지 감소시키고 유방암 발병도 50~80% 정도 감소시킨다.
- 확실한 연구결과는 없지만 BSO와 함께 prophylactic hysterectomy를 시행하는 것이 일반적이다.

(4) 유전성 난소암 고위험군 여성의 치료 요약

① 이러한 환자는 유전 상담을 받아야 하며 만약 위험성이 확실할 경우에는 BRCA1, 2에 대한 genetic test를 시행한다.

② 가임력을 유지하기 원하는 고위험군 여성은 매 6개월마다 질초음파를 시행한다.

③ 아직 출산 계획이 없는 여성은 경구 피임약 복용을 추천한다.

④ 더 이상 출산 계획이 없는 여성은 prophylactic bilateral salpingo - oophorectomy를 시행할 것을 추천한다.

⑤ 유방암이나 난소암 유전력이 있는 여성은 30세가 되기 이전에 annaual mammographic screening을 시작하도록 한다.

⑥ HNPCC syndrome이 있는 여성도 위와 같은 원칙으로 치료하되 주기적인 screening mammography, colonoscopy, endometrial biospy 검사를 추가하여 시행한다.

9) Symptoms

(1) 초기

① Vague, nonspecific 증상을 보인다.

② Irregular menses

③ Urinary frequency or constipation

④ Lower abdominal distension, pressure, pain, dyspareunia

⑤ Rupture나 torsion으로 인한 acute symptom은 흔하지 않다.

(2) 말기

① 복수, omental metastasis, bowel metastasis에 의한 증상이 나타난다.

② Abdominal distension, bloating, constipation, nausea, anorexia, early satiety

10) Signs

(1) Most important sign은 이학적 검사에서 pelvic mass가 만져지는 것이다.

(2) Solid, irregular, fixed pelvis mass의 소견은 난소암을 시사한다.

(3) Upper abdominal mass, ascites

(4) 폐경 후 1년이 지나면 대개 난소는 만져지지 않는다. 만약, 이 시기에 pelvic mass가 만져진다면 악성일 가능성이 있다.

11) Diagnosis

(1) 감별 진단

① Gynecologic benign condition

PID, endometriosis, pedunculated uterine myoma

② Nongynecologic cause

Inflammatory colonic mass, pelvic kidney

(2) 진단적 검사

① CA125

- Adnexal mass를 가지고 있는 폐경 후 여성이 200U/mL 이상의 CA125 수치를 가지고 있을 경우 96%에서 악성이다.
- 폐경 전 여성의 경우 양성 질환에서도 CA125 수치가 증가할 수 있으므로 특이도가 감소한다.

② 초음파

- 양성이 의심되는 소견
  - Mobile

- Mostly cystic
- Unilateral
- Regular contour

• 악성이 의심되는 소견
- 지속적으로 크기가 커지는 경우
- 8cm 이상의 cystic mass
- Predominantly solid
- Relatively fixed
- Irregular shape
- Multiple echogenic patterns within mass
- Multiple irregular septation
- Bilateral

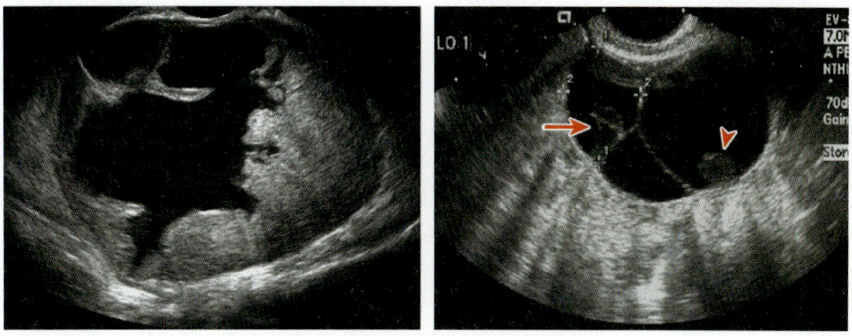

그림 8-13 난소암의 초음파 소견.

③ 그 밖의 검사

• Chest X-ray는 반드시 시행해야 한다.
• CT, MRI는 확실한 pelvic mass가 있을 경우 시행할 필요가 없다.
• PET 검사는 유용성이 있는지의 여부가 아직 결론짓지 못한 검사이다.
• 특별한 증상이나 징후가 없다면 liver-spleen scan, bone scan, brain scan은 필요하지 않다.
• Barium enema나 colonoscopy는 colon cancer로 의심되는 증상이 있을 때 선별적으로 시행할 수 있다.
• Upper gastrointestinal radiographic series나 gastroscopy는 오심, 구토와 같은 상복부 증상이 있는 경우에 시행한다.
• 유방 종괴가 있을 경우에는 bilateral mammography를 시행한다.
• 비록 난소암을 진단하기에는 한계점이 있지만 Pap test는 반드시 시행한다.

- Irregular mense나 postmenopausal bleeding이 있는 환자는 endometrial biopsy, endocervical curettage를 시행한다.
- Preoperative evaluation을 통해 다른 primary cancer가 ovary로 전이된 것이 아닌지 배제해야 한다.

④ Explorative laparotomy
확진이 가능한 진단적 검사이자 치료 방법이다.

12) Patterns of spread

(1) Transcoelomic

① 암세포가 종괴에서 벗겨져 나가 복강 표면으로 직접 전파되는 방식으로 가장 흔하고 가장 이른 전파 경로이다.

② 암세포가 복수를 따라 퍼지는 경향이 있기 때문에 posterior cul - de - sac, paracolic gutter, right hemidiaphragm, liver capsule, intestinal peritoneal surface, omentum 등에 주로 전파된다.

(2) Lymphatic
진행된 경우에 흔히 pelvic, para - aortic lymph node로 전파된다.

(3) Hematogenous

① 진단 당시에 혈행성 전파가 있는 경우는 매우 드물다.

② 간이나 폐 등으로의 전파 방식으로 2~3%에서만 발생한다.

13) 예후 인자

(1) 병리학적 예후 인자

① Morphology

② Histologic pattern(architecture and grade)

③ Histologic type

(2) 생물학적 예후 인자

① Ploidy

- Low stage cancer의 경우 diploid가 흔하고 high stage cancer의 경우 aneuploid가 흔하다.
- Diploid tumor의 경우 aneuploid tumor에 비해 유의하게 평균 생존 기간이 길다.

② Proto - oncogene

- HER - 2/neu oncogene을 가지는 난소암 환자의 경우 예후가 좋지 않다는 보

고가 있으나 더 많은 연구가 필요하다.

- Tumor suppressor gene인 p53 gene에 돌연변이가 반 이상의 상피성 난소암에서 발견된다.

(3) 임상적 예후 인자

① Stage

② Extent of residual disease after primary surgery

③ Volume of ascites

④ Age

⑤ Performance status

⑥ Tumor grade

⑦ Adhesion to pelvic peritoneum

⑧ Capsular penetration

⑨ Surface excresence

⑩ 수술 이전의 종양의 spillage나 rupture 여부

cf. 수술 중간의 중양의 spillage나 rupture 여부는 예후에 특별한 영향을 미치지 않는다.

14) Initial surgery for ovarian cancer

(1) Staging

① 특징

- FIGO staging system은 수술 소견을 토대로 하여 이루어진다.
- 수술 중에 macroscopic 병변이 보이지 않는 경우 microscopic spread를 주의깊게 찾아본다.

② Technique for surgical staging

- Midline or paramedian abdominal incision을 해서 upper abdomen에 대한 접근성을 확보한다.
- Ovarian tumor는 가능하다면 intact하게 제거되어야 하고 frozen section을 얻어 확인할 필요가 있다.
- 복막 내에 고여 있는 액체가 있을 경우 이를 수집하여 cytologic evaluation을 시행한다.
- 특별한 액체가 고여 있지 않을 경우 washing cytology를 시행한다.
- Systemic exploration of all intra - abdominal surface and viscera
- 병변이 의심되는 부위나 유착 부위는 반드시 biopsy를 시행한다.

표 8-17 FIGO staging for primary carcinoma of the ovary

Stage I	*Growth limited to the ovaries.*
Stage Ia	Growth limited to one ovary; no ascites containing malignant cells. No tumor on the external surface; capsule intact.
Stage Ib	Growth limited to both ovaries; no ascites containing malignant cells. No tumor on the external surfaces; capsule intact.
Stage Ic[a]	Tumor either stage Ia or Ib but with tumor on the surface of one or both ovaries; or with capsule ruptured; or with ascites present containing malignant cells or with positive peritoneal washings.
Stage II	*Growth involving one or both ovaries with pelvic extension.*
Stage IIa	Extension and/or metastases to the uterus and/or fallopian tubes.
Stage IIb	Extension to other pelvic tissues.
Stage IIc[a]	Tumor either stage IIa or IIb but with tumor on the surface of one or both ovaries; or with capsule(s) ruptured; or with ascites present containing malignant cells or with positive peritoneal washings.
Stage III	*Tumor involving one or both ovaries with peritoneal implants outside the pelvis and/or positive retroperitoneal or inguinal nodes. Superficial liver metastasis equals stage III. Tumor is limited to the true pelvis, but with histologically proven malignant extension to small bowel or omentum.*
Stage IIIa	Tumor grossly limited to the true pelvis with negative nodes but with histologically confirmed microscopic seeding of abdominal peritoneal surfaces.
Stage IIIb	Tumor of one or both ovaries with histologically confirmed implants of abdominal peritoneal surfaces, none exceeding 2cm in diameter. Nodes negative.
Stage IIIc	Abdominal implants >2cm in diameter or positive retroperitoneal or inguinal nodes or both.
Stage IV	*Growth involving one or both ovaries with distant metastasis. If pleural effusion is present, there must be positive cytologic test results to allot a case to stage IV. Parenchymal liver metastasis equals stage IV.*

These categories are based on findings at clinical examination or surgical exploration or both. The histologic characteristics are to be considered in the staging, as are results of cytologic testing as far as effusions are concerned. It is desirable that a biopsy be performed on suspicious areas outside the pelvis.

FIGO : International Federation of Obstetrics and Gynecology.

[a]To evaluate the impact on prognosis of the different criteria for allotting cases to stage Ic or IIc, it would be of value to know if rupture of the capsule was (i) spontaneous or (ii) caused by the surgeon and if the source of malignant cells detected was (i) peritoneal washings or (ii) ascites.

- 병변이 의심되는 diaphragm에서 biopsy 혹은 scraping을 시행한다.
- Infracolic omentectomy를 시행한다.
- Retroperitoneal space exploration을 시행하여 pelvic, paraaortic lymph node를 관찰한다.

③ Occult metastasis

- 외견상 stage I과 II로 생각되는 환자들 10명 가운데 3명은 상복부와 후복막 림프절에 occult metastasis를 가지고 있다.
- 재수술을 할 경우 실제로 31%의 환자로 upstaging 되고 그중 77%는 stage III로 판명된다.
- Histologic grade는 occult metastasis의 significant predictor이다.

(2) Borderline tumor

① 치료 원칙은 primary tumor의 surgical resection이다.

② 추가적인 항암치료나 방사선 치료를 한다고 해서 생존율이 증가하지는 않는다.

③ 난소의 기능을 보존해야 하는 초기 단계 여성의 경우 unilateral oophorectomy나 cystectomy를 시행할 수도 있다.

(3) Stage I

① 치료 원칙

- 수술적 치료가 원칙으로 TAH, BSO, surgical staging을 시행한다.
- 난소 보존이 필요한 경우 USO를 시행할 수도 있다.

② Stage I low - risk

- 난소 이외의 병변이 존재하지 않는다면 low - risk로 생각할 수 있고 TAH, BSO로 치료한다.
- 만약 가임력을 보존해야 하고 stage가 Ia이며, grade가 1, 2인 경우에는 USO만 시행할 수 있다.
- Stage Ia, Ib, grade 1~2인 경우에는 수술 이후 추가적 치료가 필요없다.

③ Stage I high - risk

- Poorly differentiated tumor이거나 malignant cell이 복수나 peritoneal washing 내에서 발견된 경우 high - risk라고 생각할 수 있다.
- TAH, BSO, complete surgical staging을 시행한다.
- 필요한 경우 adjuvant chemotherapy를 시행한다.

(4) Advanced - stage ovarian cancer

① 치료 원칙

일차적으로 cytoreductive surgery를 시행한 후에 전반적인 상태와 residual disease에 따라 항암치료와 같은 추가 치료를 시행한다.

② Cytoreductive surgery

- 개념
  - Debulking surgery와 같은 개념의 용어이다.

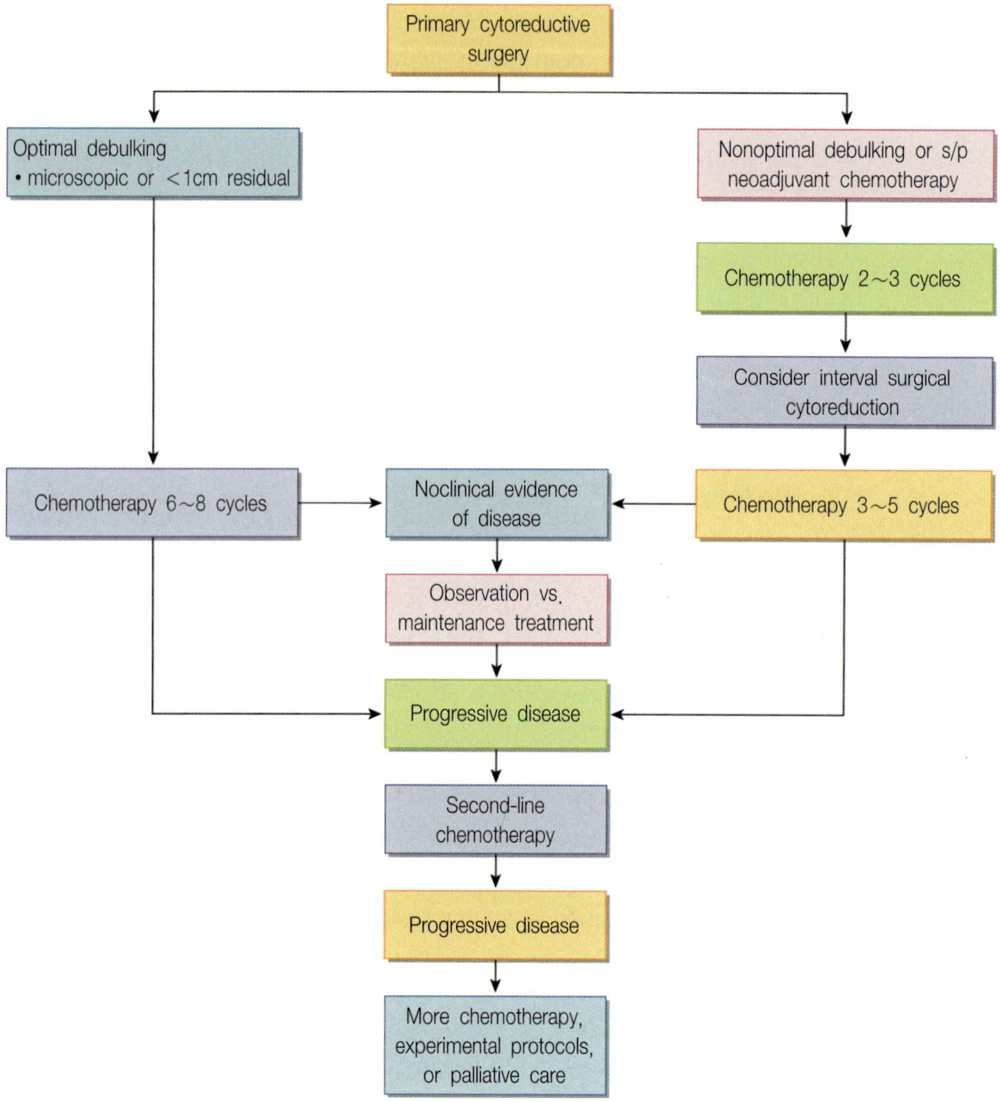

그림 8-14 Treatment scheme for patients with advanced - stage ovarian cancer.

- Primary tumor와 metastatic disease를 최대한 많이 절제하는 수술 기법을 말한다.
- 포함해야 하는 수술 수기
  - TAH
  - BSO
  - Complete omentectomy
  - Resection of any metastatic lesions from peritoneal surface or from intestine
- Cytoreductive surgery의 정당성

- Bulky tumor mass removal 자체만으로도 복수가 감소한다.
- Omental cake을 제거할 경우 오심과 early satiety가 감소된다.
- Intestinal metastasis를 제거할 경우 대장 기능을 회복시켜 전반적인 영양 상태를 양호하게 만들 수 있다.
- Bulky tumor의 경우 혈류 공급이 원활하지 못하여 항암제나 방사선 치료의 효과가 떨어질 수 있는데 이를 제거함으로써 효율성을 증가시킬 수 있다.
- Larger tumor의 경우 종양 세포의 상당 부분이 resting stage(G0)의 종양 세포들로 구성되어 있는데 이로 인해 치료 과정에 저항성을 보인다. 만약 이러한 mass들을 제거할 경우 비교적 higher growth fraction을 가지는 소수의 residual mass만 남게 되어 더 효율적인 추가 치료가 가능하다.

③ Goal of cytoreductive surgery

- Optimal surgery
  - 모든 primary cancer 조직과 metastatic 병변을 제거하는 것이다.
  - 1.5cm 이상의 크기를 가진 병변은 모두 제거해야만 생존율이 유의하게 증가한다.
- 효과
  - 수술 후 가장 큰 잔여 병변이 5mm 미만일 경우 40개월의 평균 생존 기간을 보인다.
  - 수술 후 가장 큰 잔여 병변이 5～15mm 미만일 경우 18개월의 평균 생존 기간을 보인다.
  - 수술 후 가장 큰 잔여 병변이 15mm 이상일 경우 6개월의 평균 생존 기간을 보인다.
  - 수술 후 macroscopic한 잔여 병변이 존재하지 않고 microscopic한 잔여 병변만 남았을 경우 5year disease - free survival의 확률은 60%에 달한다.

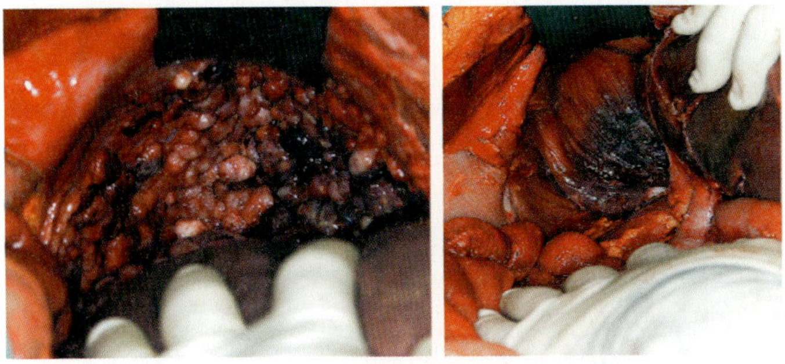

그림 8-15 **난소암의 횡격막 전이.** 횡격막의 전이 병변은 제거가 쉽지 않으며 만약 제거했을 경우에는 기흉 등의 합병증을 주의 깊게 관찰한다.

- Resectability
  - 수술적 제거가 불가능한 위치에 병변이 존재할 경우에는 절제하는데 제한이 있어 optimal surgery를 시행하기가 쉽지 않다.
  - Diaphragm, liver parenchyma, small bowel mesentery base, lesser omentum, porta hepatis 등의 병변은 수술적 제거가 쉽지 않은 위치이다.

④ Surgical procedure of cytoreductive surgery

- Exploration
  - Supine or low lithotomy position
  - Vertical incision
  - 복강이 열리면 복수를 흡입하여 cytologic evaluation을 시행한다.
  - 복강 내에 후복막을 자세히 관찰하고 primary tumor와 metastatic disease의 범위를 파악한다.
- Pelvic tumor resection
  - Retroperitoneal approach가 기본이다.
  - Hysterectomy와 더불어 pelvic tumor resection을 시행한다.
  - 상피성 난소암이 colon이나 bladder의 mucosa까지 퍼지는 경우는 드물기 때문에 대부분은 쉽게 pelvic tumor를 제거할 수 있다.
- Intestinal resection
  - 모든 혹은 대부분의 abdominal metastases가 제거될 수 있고 optimal surgery가 가능할 경우 전이된 부위의 소장이나 대장의 절제가 필요하다.
  - Rectosigmoid colon, terminal ileum, cecum, transverse colon이 흔히 involve된다.
- Omentectomy

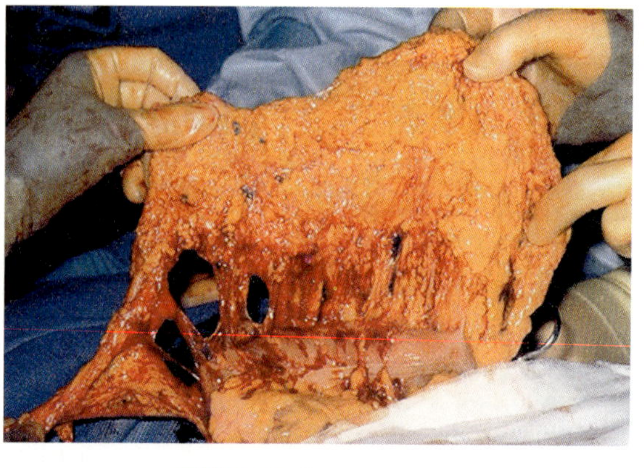

그림 8-16 Omentectomy.

- 진행된 난소암의 경우 omentum이 서로 뭉쳐서 omental cake을 형성하는 경우가 많다.
- Omentum을 복벽에서 제거한 후에 transverse colon아래로 부착되어 있는 infracolic omentum을 제거한다.

• Resection of other metastasis
- 복벽에 붙어있는 large tumor는 제거하는 것이 원칙이다.
- 횡경막 표면의 tumor는 절제하기가 기술적으로 쉽지 않다.

⑤ Feasibility and outcome of cytoreductive surgery

• Optimal surgery의 feasibility

부인과 의사가 시행했을 경우 70～90%의 환자에서 optimal surgery가 가능하다.

• Outcome
- 항암치료를 시행할 당시의 가장 큰 residual tumor의 지름은 progression-free survival과 관련성이 있다.
- 더 많은 종양을 제거할수록 평균 생존 기간이 길어져서 cytoreduction 부피가 10% 정도 증가할 때마다 평균적으로 5.5%의 생존 기간이 길어진다.
- 75% 이상의 cytoreduction에 성공한 경우 33.9개월의 median survival, 실패한 경우 22.7개월의 median survival을 보였다.

15) Chemotherapy

(1) Stage I epithelial ovarian cancer

① Early-stage, low risk

Stage Ia, Ib, grade 1～2인 경우에는 수술 이후 adjuvant treatment가 필요하지 않다.

② Early-stage, high risk

• 치료 원칙
- Poorly differentiated tumor이거나 malignant cell이 복수나 peritoneal washing 내에서 발견된 경우 high-risk라고 생각할 수 있다.
- 수술 이후 adjuvant chemotherapy를 시행한다.

• 치료 약제

Cisplatin, carboplatin, cyclophosphamide, paclitaxel(Taxol)을 조합하여 치료한다.

• 치료 방법

Carboplatin과 palcitaxel 병용요법을 3∼6cycle 정도 시행한다. 노년층에서는 carboplatin이나 paclitaxel 단독요법을 사용할 수도 있다.

(2) Advanced - stage epithelial ovarian cancer

① 치료 원칙

- 수술 후 systemic multiagent chemotherapy를 시행한다.
- Cisplatin을 사용하였을 경우 survival advantage가 있으며 따라서 platinum - based combination therapy가 가장 흔히 사용된다.
- Paclitaxel을 포함시켰을 경우 progress free interval, overall survival이 증가하였으며 따라서 진행된 단계의 상피성 난소암에 이환된 모든 환자의 일차 치료에 반드시 포함시키도록 한다.
- Carboplatin은 second - generation platinum analogue로 최근 cisplatin을 대신하여 많이 사용되고 있으며 cisplatin에 비해 대부분의 독성이 적은 편이지만 myelosuppression은 오히려 증가한다.

② Adjuvant chemotherapy

- Carboplatin and paclitaxel
  - Paclitaxel - carboplatin의 조합과 paclitaxel - cisplatin의 조합을 비교해 보았을 때 efficacy와 survival은 유사하지만 toxicity는 paclitaxel - carboplatin의 조합이 더 적다.
  - Advanced - stage의 난소암의 치료에 paclitaxel - carboplatin 조합이 preferred regimen이다.
- Carboplatin and docetaxel
  - Paclitaxel 대신에 docetaxel을 사용하였을 경우에는 효율성은 비슷하다.
  - Docetaxel은 paclitaxel과 다른 종류의 toxicity를 보여서 neurologic effect, arthralgia, myalgia, extremity weakness가 적은 대신 myelosuppression은 훨씬 심하다.
- Intraperitoneal chemotherapy
  - Intraperitoneal cisplatin과 intravenous cisplatin의 비교 연구에서 intraperitoneal cisplatin을 사용한 경우 전반적인 평균 생존 기간은 다소 길었으나 0.5cm 이하의 minimal residual disease를 가진 환자군에서는 두 그룹의 차이가 없었다.
  - Intraperitoneal cisplatin - paclitaxel 조합과 intravenous cisplatin - paclitaxel 조합을 비교해 보았을 때 intraperitoneal chemotherapy는 카테터와 관련된 합병증으로 인하여 6cycle의 치료를 마치는 비율이 훨씬 낮았으나 overall survival의 평균 기간은 intravenous therapy에 비해 길었다.

– 결론적으로 intraperitoneal cispatin - paclitaxel 조합 치료는 optimal surgery 가 이루어진 stage III의 난소암의 치료에 intravenous cispatin - paclitaxel 조합 치료를 대신할 수 있지만 이용하기가 불편하고 morbidity가 높기 때문에 good performance status를 가진 환자에서 사용하도록 한다.

③ Dose - dense intravenous chemotherapy

매주 paclitaxel을 투여하는 것이 3주에 한 번씩 투여하는 것 보다 더 효과적이다.

④ Neoadjuvant chemotherapy

- Cytoreductive surgery를 시행하기 이전에 chemotherapy를 시행하는 것을 말한다.
- Massive ascites, large pleural effusion이 있는 환자에서 수술 전에 항암치료를 시행할 경우 effusion을 감소시켜서 환자의 performance status를 향상시킬 수 있고 postoperative morbidity를 감소시킬 수 있는 장점이 있다.

⑤ Chemotharapy and bevacizumab

Angiogenesis를 막는 bevacizumab은 recurrent ovarian cancer뿐 아니라 breast, colon cancer 등에 효과가 있지만 very high cost에 비해 progress - free survival의 향상이 적어 잘 사용되진 않는다.

⑥ Chemotherapeutic recommendation in advanced epithelial ovarian cancer

- Treatment of choice
  - Intraperitoneal cisplatin, paclitaxel
  - Intravenous carboplatin, paclitaxel
- Dose and schedule
  - Intraperitoneal chemotherapy
    - Day 1 : intravenous paclitaxel 135mg/m^2
    - Day 2 : intraperitoneal cisplatin 50～100mg/m^2
    - Day 8 : intraperitoneal paclitaxel 60mg/m^2
    - Every 3weeks for 6cycle
  - Intravenous chemotherapy
    - Carboplatin(starting dose AUC＝5～6)
    - Paclitaxel(175mg/m^2)
    - Every 3weeks for 6～8cycle
  - Bevacizumab
    - 7.5～15mg/kg의 용량으로 intraperitoneal, intrevenous regimen에 추가할 수 있다.

표 8-18 Combination chemotherapy for advanced epithelial ovarian cancer : recommended regimens

Drugs		Dose (mg/m²)[†]	Route	Interval (weeks)	Treatments (cycles)
Standard regimens					
Intraperitoneal chemotherapy	Paclitaxel Cisplatin Paclitaxel	135 50~100 60	IV IP IP	3, day 1 day 2 day 8	6
Intravenous chemotherapy	Paclitaxel Carboplatin	175 [†]AUC=5~6	IV IV	3	6~8
	Paclitaxel Cisplatin	135 75	IV IV	3	6~8
Alternative drugs[‡]					
Docetaxel		75	IV	3	
Doxorubicin, liposomal		35~50	IV	3~4	
Topotecan		1.0~1.25 4.0	IV IV	1 3(daily×3~5days)	
Etoposide		50	PO	3, days 14~21	

[†]Except for carboplatin dosing, where AUC(area under the curve) dose calculated by using Calvert formula(223).

[‡]Drugs that can be substituted for paclitaxel if hypersensitivity to that drug occurs; the number of treatments administered as tolerated.

- Single - agent

  여러 가지 이유로 조합 치료를 견디기 힘든 환자의 경우 single 제제로서 carboplatin 단독요법, 혹은 paclitaxel 단독요법을 사용할 수 있다.

- Hypersensitivity to paclitaxel or carboplatin

  대체 약제인 docetaxel, liposomal doxorubicin, cyclophosphamide, topotecan, etoposide 등을 사용할 수 있다.

⑤ Maintenance of complete response to first - line chemotherapy

- Consolidation의 의미
  - First - line chemotherapy에 complete response를 보인 환자의 80%는 relapse 한다.
  - 1차 치료 이후 곧바로 다시 약물을 투여하여 재발률을 낮추고자 하는 치료를 말한다.
- 약물 종류
  - Paclitaxel : 연구결과에서 median progression - free survival의 연장은 있었

지만, median overall survival을 증가시키지 못하였다.

- Topotecan : 연구결과에서 progression - free survival을 증가시키지 못했다.
- Cisplatin : 연구결과에서 survival이 증가되지 않았다.

• Summary

Advanced ovarian cancer 환자에서 1차 치료 후에 consolidation 치료를 하는 것은 임상적으로 benefit이 없다.

16) Treatment assessment

(1) 의미

Cytoreductive surgery와 subsequent chemotherapy가 끝난 후에 subclinical disease가 남아있는지를 평가하는 것을 말한다.

(2) 평가 도구

① Tumor markers

• CEA

Ovarian cancer에서 증가하는 경우가 있지만, nonspecific하고 insensitive하여 치료 평가 도구로서 한계점이 있다.

• CA125

- Surface glycoprotein associated with műllerian epithelial tissue
- Epithelial ovarian cancer의 80%에서 증가하고 대개 수술과 한두 차례의 항암치료가 끝나면 급격히 감소한다.
- 임상 연구에서 CA125의 positive predictive value는 100%에 육박하지만 negative predictive value는 56%에 불과하다. 즉, CA125가 증가하는 경우 병변이 남아 있을 것이라고 예측(97%)할 수 있지만 반대로 정상 범위일 경우에 병변이 존재하지 않을 것이라고 생각할 수는 없다.

② Radiologic assessment

• 영상학적 평가 도구들은 대체로 subclinical disease를 발견하는데 한계점이 있다.

• CT의 false negative rate는 무려 45%에 달하며 심지어 large omental metastasis도 놓칠 수 있다.

• PET 혹은 PET - CT의 경우 재발 진단에 도움을 줄 수 있으나 false - positive rate가 매우 높다.

• MRI는 CT의 contrast에 알레르기가 있는 경우에 사용할 수 있다.

③ Second - look operation

Cytoreductive surgery, chemotherapy이후 no evidence of disease상태로 지낸 많은 환자에게서 second - look surgery가 행해졌지만 더 이상 환자에게 meaningful benefit이 없다고 판단되어 현재는 시행되어지지 않는다.

17) Second – line therapy

(1) Secondary cytoreduction

① 정의

First - line chemotherapy가 끝난 후에 cytoreductive surgery를 다시 시행하는 것을 말한다.

② Indication

- 일차 치료 이후 재발까지의 간격인 disease - free interval이 적어도 12개월(24개월 선호) 이상인 환자
- Disease - free interval과는 관계없이 모든 macroscopic disease의 절제가 가능한 경우

(2) Second - line chemotherapy

① Overview

- 정의

  First - line chemotherapy가 끝난 후에 다른 chemotherapy 약제로 바꾸어 항암치료를 다시 시행하는 것을 말한다.
- Active single agents
  - Platinum
  - Paclitaxel
  - Topotecan
  - Liposomal doxorubicin
  - Docetaxel
  - Gemcitabine
  - Etoposide
  - Bevacizumab

② 약제 반응에 따른 분류

- Platinum - sensitive disease
  - Initial platinum - based chemotherapy에서 적어도 6개월 이상의 progression - free interval을 보인 경우를 말한다.

- 이전 치료에서 platinum 혹은 paclitaxel에 sensitive했던 경우 platinum이나 paclitaxel로 재치료를 한다.
- 일차 치료 당시에 paclitaxel을 사용하지 않은 환자는 2차 치료를 시행할 때 platinum만 단독으로 사용하는 single-agent regimen보다는 paclitaxel과 platinum agent를 혼합해서 사용하는 multiagent therapy가 더 좋다.

• Platinum-resistant and refractory disease

- Initial platinum-based chemotherapy에서 6개월 미만의 progression-free interval을 보인 경우를 말한다.
- 이 경우 secondary-line으로 platinum 약제를 사용하는 것은 10% 미만의 response rate를 보이므로 다른 약제를 사용한다.
- Combination regimen은 추가적인 이득 없이 독성만 증가되기 때문에 single-agent regimen을 사용한다.
- Paclitaxel은 20~30%의 반응률을 보이는 약제이며 weekly로 사용하는 용법을 가장 많이 사용한다.
- Topotecan은 platinum에 sensitive한 환자뿐만 아니라 resistant한 환자에게도 효과가 좋은 약제로 weekly로 사용하는 용법이 regimen of choice이다.
- Doxil이라고 흔히 불리는 liposomal doxorubicin 역시 topotecan과 비슷한 response rate를 보여 많이 사용되며 4주 간격으로 사용하고 hand-foot syndrome과 같은 치명적인 합병증을 야기할 수 있으므로 주의 깊게 사용한다.
- 그 밖에 platinum resistant 질환에 gemcitabine이나 oral etoposide 역시 효과적으로 사용되고 있다.

(3) Hormonal therapy

Tamoxifen이 주로 쓰이며 recurrent ovarian cancer에서 15~20%의 response rate를 보였다.

18) Other treatment option for persistent ovarian cancer

(1) Intraperitoneal therapy

① Indication

Peritoneal cavity에 국한된 5mm 미만의 minimal residual 혹은 microscopic disease에 사용한다.

② 분류

• Intraperitoneal chemotherapy

- 복강내로 직접 cytotoxic chemotherapeutic agent를 주입하는 것을 말한다.
- 여러 약제들이 있지만 cisplatin이 가장 좋은 약제이다.
- 10~20%에서는 complete response를 보인다.

• Intraperitoneal immunotherapy

- Interferone, TNF와 같은 cytokine을 복강내로 직접 주입하는 것을 말한다.
- Minimal residual disease를 가지고 있는 환자에서 어느 정도 효과를 보인다.
- Cisplatin과 interferon-α를 같이 주입하였을 경우 50%의 complete response를 보인다.

(2) Radiation therapy

Whole-abdominal radiation therapy를 salvage treatment로 사용할 수 있지만 높은 morbidity로 인하여 한계점이 있다.

19) 상피성 난소암의 전반적인 예후

(1) 연령에 따른 5year survival rate

① 50세 이하 : 40%

② 50세 이상 : 15%

(2) Stage에 따른 5year survival rate

① Stage I : 94%

② Stage II : 73%

③ Stage IIIa : 41%

④ Stage IIIb : 25%

⑤ Stage IIIc : 23%

⑥ Stage IV : 11%

(3) Borderline tumor

Stage I의 경우 98%의 15year survival rate를 보여주고 모든 stage의 5year survival rate는 86~90% 정도이다.

2 Nonepithelial ovarian cancers

1) Germ cell malignancies

(1) Overview

① Germ cell tumor는 난소의 primordial undifferentiated germ cell에서 기원한다.

② 성선뿐만 아니라 mediastinum이나 retroperitoneum과 같은 extragonadal site에서도 발생한다.

표 8-19 Histologic typing of ovarian germ cell tumors

1. Primitive germ cell tumors	2. Biphasic or triphasic teratoma	3. Monodermal teratoma and somatic – type tumors associated with dermoid cysts
1) Dysgerminoma 2) Yolk sac tumor 3) Embryonal carcinoma 4) Polyembryoma 5) Non – gestational choriocarcinoma 6) Mixed germ cell tumor	1) Immature teratoma 2) Mature teratoma (1) Solid (2) Cystic ① Dermoid cyst ② Fetiform teratoma(homunculus)	1) Thyroid tumor (1) Struma ovarii ① Benign ② Malignant 2) Carcinoid 3) Neuroectodermal tumor 4) Carcinoma 5) Melanocytic 6) Sarcoma 7) Sebaceous tumor 8) Pituitary – type tumor 9) Others

Adapted from Tavassoll FA, Devllee P, eds. World Health Organization classification of tumours. Pathology and Genetics of Tumors of the Breast and Female Organs. Lyon : IARC Press, 2003.

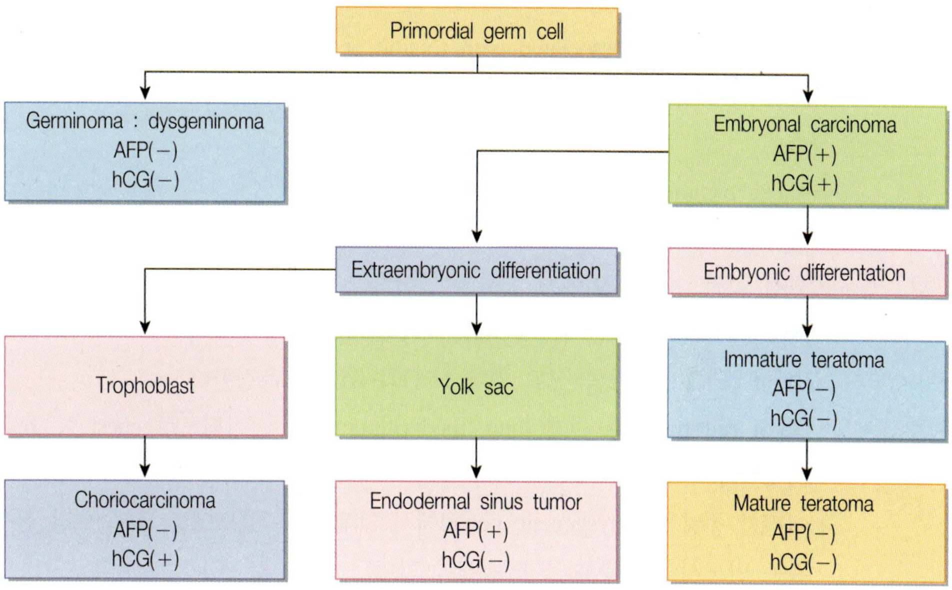

그림 8-17 **Relationship between types of pure malignant tumors.** Germ cell tumors and their secreted marker substances.

(2) Classification

① α - fetoprotein(AFP) : endodermal sinus tumor와 연관

② Human chorionic gonadotropin(hCG) : choriocarcinoma와 연관

③ Placental alkaline phosphatase(PLAP) : dysgerminoma와 연관

④ Lactate dehydrogenase(LDH) : dysgerminoma와 연관

⑤ α_1 - Antitrypsin(AAT)

(3) Epidemiology

① 양성과 악성을 합쳐 모든 ovarian tumor의 20～25%는 germ cell origin이지만 이중에 3%만이 악성이다.

② Germ cell malignancy는 Asian과 African american에서 흔하다.

③ 20세까지 발생하는 난소 종양의 70%는 germ cell tumor이고 이 중 1/3이 악성이다.

(4) Clinical features

① Symptoms

- 느리게 자라는 epithelial ovarian tumor와는 달리 germ cell malignancy는 급격히 자라서 증상을 유발한다.
- Subacute pelvic pain due to capsular distention, hemorrhage, necrosis
- 방광과 직장의 pressure symptoms
- Menstrual irregularity
- Acute symptoms associated with torsion or rupture
- Ascites, abdominal distension

② Signs

Ascites, pleural effusion, organomegaly

③ Diagnosis

- 초경 이전 여자 아이에서 2cm 이상이거나 폐경 이전 여성에서 8cm 이상의 adnexal mass는 일반적으로 surgical exploration이 필요하다.
- Germ cell tumor가 의심될 경우 hCG와 AFP을 측정한다.
- Germ cell tumor는 쉽게 lung, mediastinum으로 전이되므로 chest X - ray를 시행한다.
- 이러한 종양들은 dysgenetic gonad에서 발생할 수 있으므로 모든 초경 전 환자는 반드시 karyotype을 시행해야 한다.
- 수술 전 CT나 MRI는 시행할 필요가 없다.
- 초경 이후에 발생한 8cm 이상의 온전한 cystic mass는 2cycles 동안 경구 피임약을 복용하면서 지켜볼 수 있다.

(5) 각론

① Dysgerminoma

- Epidemiology
  - 가장 흔한 malignant germ cell tumor로 전체 germ cell ovarian cancer의 30~40%를 차지한다.
  - 전체 난소암 중에는 1~3%를 차지한다.
  - 75%의 dysgerminoma는 10~30세에 발병하고 5%만이 10세 이하에서 발병한다.
- Clinical feature
  - 남성과 여성에서 모두 발생한다.
  - 성선에서 발생하는 것이 일반적이지만 extragonadal site에서도 나타날 수 있다.
  - 흔한 extragonadal site는 pineal gland, mediastinum, retroperitoneum과 같은 인체의 중심선 부위이다.
  - Size는 다양하여 5~15cm 정도의 지름을 가진다.
  - 종양의 단면은 특징적으로 sponge와 비슷한 모양을 하고 있으며 gray-brown color를 띠고 있다.
- Pathologic finding
  - Large round, ovoid, or polygonal cell
  - Abundant, clear, very-pale-stain cytoplasm
  - Large and irregular nuclei
  - Prominent nucleoli
  - Numerous mitotic figures
  - Lymphocyte, plasma cell, epithelioid cell, multinucleated giant cell 등의 구성 물질들이 fibrous septa에 의해 나누어진 lobule을 형성한다.
  - Necrosis가 광범위할 경우 결핵과 구분이 쉽지 않다.
- Dysgenetic gonad
  - 5%의 dysgerminoma는 비정상 성선을 가지고 있는 phenotypic female에서 발생한다.
  - Pure gonadal dysgenesis, mixed gonadal dysgenesis, androgen insensitivity syndrome 등이 대표적인 예이다.
  - Pelvic mass를 가지고 있는 초경 이전 여성은 반드시 karyotyping을 시행한다.

- 난소암으로서의 dysgerminoma의 특징
  - Dysgerminoma의 65%는 진단 당시 stage I이다.
  - 다른 germ cell tumor와는 다르게 bilaterality가 높아 10~15%에 육박한다.
  - 진단 당시 25%는 전이된 상태이고 가장 흔한 전이방법은 lymphatic spread 이다.
  - 드물게는 bone, lung, liver, brain 등으로 전이되기도 한다.
- Treatment
  - 치료 원칙
    - Early dysgerminoma는 일차 병변의 절제와 surgical staging이 중요한 치료 원칙이다.
    - Metastatic disease를 가지고 있는 환자는 chemotherapy, radiation therapy를 시행할 수 있다.
    - 대개 젊은 여성에서 발생하기 때문에 가임력을 보존하는 것이 중요하다.
  - Surgery
    - Minimal surgery가 원칙으로 unilateral oophorectomy를 시행한다.
    - 항암제 치료가 매우 효과가 좋기 때문에 다른 곳에 전이 병변이 있더라도 contralateral ovary, fallopian tube, uterus를 남겨서 가임력을 보존한다.
    - 더 이상 임신 계획이 없는 advanced disease를 가지고 있는 환자는 TAH, BSO를 시행할 수 있다.
    - Karyotype 검사 결과에서 Y염색체가 존재할 경우 양쪽 난소는 절제하되 추후 embryo transfer를 위해서 자궁은 남겨둔다.
    - 한쪽 난소에 국한된 종양이라 하더라도 occult metastatic disease가 존재할 수 있으므로 주의 깊게 staging operation을 시행한다.
    - 적절한 surgical staging 없이 USO만 시행한 채 전원된 환자의 경우 반드시 surgical staging을 위한 개복 수술을 다시 시행하고 이후 주기적인 CT scan을 시행하면서 필요하다면 adjuvant chemotherapy를 시행하도록 한다.
  - Radiation therapy
    - Dysgerminoma는 방사선 치료에 매우 sensitive하다.
    - 2,500~3,500cGy 정도면 큰 전이 병변이 있더라도 완치될 수 있다.
    - 가임력을 상실할 수 있기 때문에 일차 치료로는 잘 이용하지 않는다.
  - Chemotherapy
    - Metastatic dysgerminoma에서 매우 효과가 좋기 때문에 일차 치료로 사용되고 treatment of choice이다.

표 8-20 Combination chemotherapy for germ cell tumors of the ovary

Regimen and drugs		Dose and schedule[a]
BEP	Bleomycin	15Units/m^2/week × 5; then on day 1 of course 4
	Etoposide	100mg/m^2/day × 5days every 3weeks
	Cisplatin	50mg/m^2/day × 5days, or 100mg/m^2/day × 1day every 3weeks
VBP	Vinblastine	0.15mg/kg days 1 and 2 every 3weeks
	Bleomycin	15units/m^2/week × 5; then on day 1 of course 4
	Cisplatin	100mg/m^2 on day 1 every 3weeks
VAC	Vincristine	1~1.5mg/m^2 on day 1 every 4weeks
	Actinomycin D	0.5mg/day × 5days every 4weeks
	Cyclophosphamide	150mg/m^2/day × 5days every 4weeks

[a]All doses given intravenously.

- 방사선 치료와는 달리 가임력을 보존할 수 있는 장점이 있다.
- 가장 흔히 사용되는 regimen은 BEP(bleomycin, etoposide, cisplatin), VBP (vinblastin, bleomycin, cisplatin), VAC(vincristine, actinomycin, cyclophosphamide)을 들 수 있다.
- 최근 연구에서 EC(Ectoposide, Carboplatin) regimen 역시 완벽히 절제된 stage Ib, Ic, II, III인 ovarian dysgerminoma에서 사용하였을 경우 100%의 sustained disease - free remission rate를 보인 바 있다.
- Advanced stage이고 수술 당시 incomplete resection이 이루어진 경우 BEP regimen이 가장 효과적이다.

• Recurrent disease
  - 재발의 75%는 일차 치료를 시행한 지 1년 이내에 발생한다.
  - 항암치료 혹은 방사선 치료를 시행한다.

• Pregnancy
  - Dysgerminoma는 젊은 여성에서 이환되는 경향이 있기 때문에 임신 기간에도 발생할 수 있다.
  - Stage Ia cancer가 발견될 경우 종양을 제거한 후 pregnancy를 지속한다.
  - Advanced disease인 경우 재태 연령에 따라 임신 유지 여부를 결정하는데 만약 2, 3분기라면 항암치료를 시행하고 임신을 유지하도록 한다. 이 경우에 태아에 미치는 악영향은 크지 않은 것으로 생각된다.

• 예후
  - Stage Ia 환자에서 unilateral oophorectomy를 시행했을 경우의 5year disease - free survival rate는 95% 이상이다.

- Size가 10~15cm 이상이거나, 20세 미만의 연령이거나, 병리학적 소견에서 mitose 숫자가 많고 anaplasia가 존재하는 경우 재발률이 높다.

② Immature teratoma

- Epidemiology
  - 대개 다른 germ cell tumor와 혼합되어 있는 경우가 많으며 pure immature teratoma는 전체 난소암의 1% 미만을 차지한다.
  - Dysgerminoma에 이어 두 번째로 흔한 germ cell malignancy이다.
  - 20세 이하의 여성에서 발생하는 ovarian malignancy의 10~20%를 차지한다.
- Pathology
  - Immature teratoma의 조직학적 구성
    - Embryo에서 유래된 조직을 닮은 구성요소를 포함한다.
    - 이러한 구성 요소들이 정상적으로 maturation된 경우 mature teratoma가 되고 비정상적으로 maturation된 경우 immature teratoma가 된다.
  - Grading system
    - Immature teratoma는 immature tissue의 differentiation과 quantity의 정도에 따라 1~3까지 grading을 한다.
    - 현미경적 소견에서 low-power microscopic field(LPF)당 한 개 미만의 immature neural tissue가 존재할 경우 grade 1, 한 개에서 세 개 사이일 경우에는 grade 2, 세 개 이상일 때는 grade 3로 평가한다.
    - 예후와 가장 밀접한 관련성을 가지고 있는 인자이다.
  - 병리학적 발생 과정

    Benign cystic teratoma가 malignant change를 하는 경우는 0.5~2%에 불과하며 대개의 경우 40세 이상이다. 따라서 대부분의 immature teratoma는 cell의 anaplasia에 의해 발생하는 것이 아니라 구성 요소들의 비정상적인 maturation에 의해 발생한다.
- Diagnosis
  - 다른 germ cell tumor의 진단 과정과 비슷하다.
  - 드물게 steroid hormone을 분비하여 sexual pseudoprecocity를 유발할 수 있다.
  - 다른 germ cell tumor와 혼합되어 있지 않을 경우에는 정상적인 tumor marker를 보인다.
- Treatment
  - Surgery

◦ 한 쪽 난소에 국한된 폐경 전 환자의 경우 unilateral oophorectomy와 surgical staging을 시행한다.

◦ 반대편 난소의 침범은 드물기 때문에 routine contralateral ovarian resection이나 wedge biopsy는 필요하지 않다.

◦ 폐경된 여성의 경우 TAH, BSO를 시행한다.

◦ 상피성 난소암과는 달리 immature teratoma는 훨씬 chemosensitive하기 때문에 optimal debulking의 의의가 감소된다.

– Chemotherapy

◦ Stage Ia, grade 1의 경우 예후가 매우 좋기 때문에 adjuvant therapy가 필요하지 않다.

◦ Stage Ia, grade 2, 3인 경우 chemotherapy를 시행하도록 한다.

◦ Ascites가 존재하는 경우도 chemotherapy의 indication이 된다.

◦ BEP regimen은 nondysgerminomatous germ cell tumor에서 가장 많이 사용되는 약제이고 VAC에 비해 훨씬 우월한 효과를 보인다.

◦ Malignant squamous element를 가지고 있는 immature teratoma는 더 나쁜 예후를 보이며 역시 BEP regimen으로 치료한다.

– Radiation therapy

일차 치료로 사용하지 않으며 항암치료 이후에도 persistent disease인 경우에 사용할 수 있다.

• Prognosis

– 가장 중요한 prognostic factor는 grade이고 stage, tumor extent 역시 예후에 영향을 미친다.

– 모든 stage를 통틀어서 pure immature teratoma의 5year survival rate 70~80% 정도이고 stage I만 계산하면 90~95%이다.

– Grade로 나누어 살펴보면 grade 1은 82%, grade 2는 62%, grade 3는 30%의 5year survival rate를 보인다.

③ Endodermal sinus tumors(EST)

• Clinical feature

– Primitive yolk sac에서 기원하기 때문에 yolk sac carcinoma라고도 불린다.

– 세 번째로 흔한 germ cell malignancy이다.

– 발병 평균 연령은 16~18세로 환자의 1/3은 premenarche 시기에 발생한다.

– 100%에서 unilateral로 발생하기 때문에 반대편의 난소 생검은 필요하지 않다.

- Gonadal dysgenesis와 연관될 수 있기 때문에 아직 초경을 시작하지 않은 환자의 경우 수술 전에 미리 염색체 검사를 시행해야 한다.
- AFP과 같은 tumor marker를 분비하고 이는 치료에 대한 반응을 평가하는 데 유용하게 사용된다.

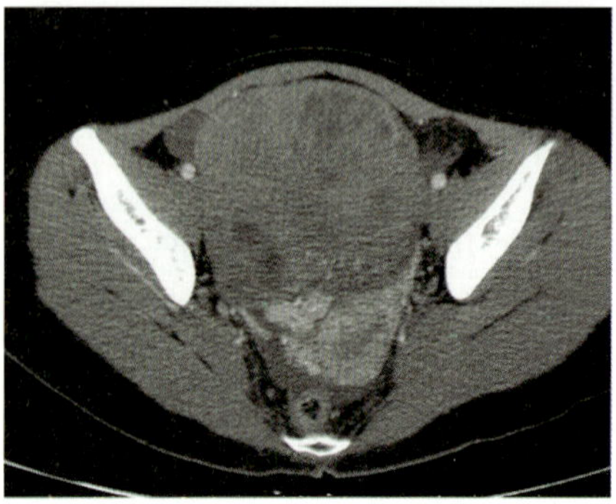

그림 8-18 EST의 CT 소견.

- Pathology
  - EST는 부드럽고 grayish - brown 색깔을 띠고 있는 gross appearance를 가지고 있다.
  - 급격히 자라는 부위는 degeneration에 의해 cystic한 특징을 가지고 있으며 capsule은 대개 intact하다.
  - Schiller - Duval body가 특징적인 현미경적 소견으로, 이는 central vascular core를 가지고 있고 바깥쪽이 불규칙한 모양의 endothelium으로 둘러싸인 cystic space를 묘사하는 용어이다.

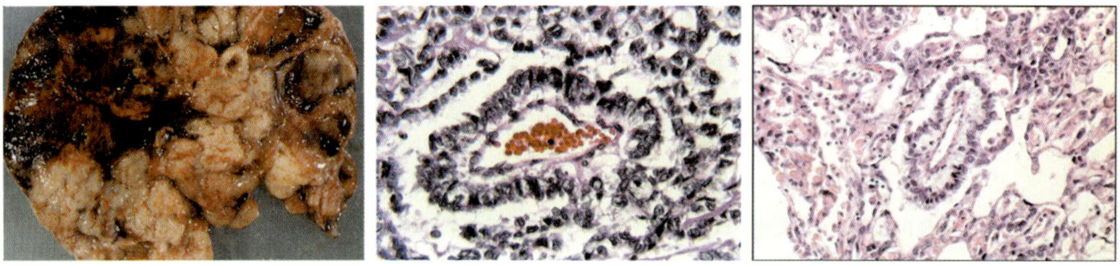

그림 8-19 EST의 병리학적 소견.

- Treatment
  - Surgery
    - Surgical exploration, unilateral salpingo - oophorectomy가 수술적 치료의

기본 원칙이다.

◦ Hysterectomy와 contralateral salpingo - oophorectomy는 outcome에 영향을 미치지 않기 때문에 꼭 시행할 필요는 없다.

◦ 모든 gross metastasis는 가능한 제거해 주는 것이 좋지만 모든 환자에서 항암제 치료가 필요하기 때문에 철저한 surgical staging을 시행할 필요는 없다.

– Chemotherapy

◦ 모든 환자에서 adjuvant 혹은 therapeutic chemotherapy가 필요하다.

◦ 항암제에 대한 sensitivity가 굉장히 높기 때문에 항암제를 사용할 경우 그렇지 않은 경우보다 유의하게 생존율이 높다.

◦ BEP 혹은 POMB - ACE를 primary chemotherapy regimen으로 사용한다.

표 8-21 POMB - ACE chemotherapy for germ cell tumors of the ovary

POMB	Day 1	Vincristine 1mg/m^2 IV ; methotrexate 300mg/m^2 as a 12hr infusion
	Day 2	Bleomycin 15mg as a 24hr infusion : folinic acid rescue started at 24hrs after the start of methotrexate in a dose of 15mg every 12hrs for 4doses
	Day 3	Bleomycin infusion 15mg by 24hr infusion
	Day 4	Cisplatin 120mg/m^2 as a 12hr infusion, given with hydration and 3g magnesium sulfate supplementation
ACE	Days 1~5	Etoposide(VP16~213) 100mg/m^2, days 1~5
	Days 3, 4, 5	Actinomycin D 0.5mg IV, days 3, 4, and 5
	Day 5	Cyclophosphamide 500mg/m^2 IV, day 5
OMB	Day 1	Vincristine 1mg/m^2 IV ; methotrexate 300mg/m^2 as a 12hr infusion
	Day 2	Bleomycin 15mg by 24hr infusion; folinic acid rescue started at 24hrs after start of methotrexate in a dose of 15mg every 12hrs for 4doses
	Day 3	Bleomycin 15mg by 24hr infusion

IV, intravenous.
The sequence of treatment schedules is two courses of POMB followed by ACE. POMB is then alternated with ACE until patients are in biochemical remission as measured by human chorionic gonadotropin(hCG) and α – fetoprotein(AFP), placental alkaline phosphatase(PLAP), and lactate dehydrogenase(LDH). The usual number of courses of POMP is three to five. Following biochemical remission, patients alternate ACE with OMB until remission has been maintained for approximately 12weeks. The interval between courses of treatment is kept to the minimum(usually 9 to 11days). IF delays are caused by myelosuppression after courses of ACE, the first 2days of etoposide are omitted from subsequent courses of ACE.

④ Rare germ cell tumors of the ovary

• Embryonal carcinoma

- 극히 드문 종양이다.
- Syncytiotrophoblast와 cytotrophoblast cell이 없는 것이 choriocarcinoma와 구분되는 특징이다.
- 4~28세에 주로 이환되며 평균 발병 연령은 14세이다.
- Estrogen을 분비하여 precocious pseudopuberty나 irregular bleeding을 유발하기도 한다.
- 진단 당시 2/3는 한쪽 난소에 국한되어 있다.
- AFP과 hCG를 분비하므로 치료에 대한 response를 평가하는데 유용하게 사용할 수 있다.
- 치료는 EST와 동일하여 unilateral oophorectomy를 시행한 이후 BEP 항암치료를 추가한다.

• Choriocarcinoma
- 자궁 내에서 발생한 gestational choriocarcinoma가 난소로 전이된 경우는 종종 나타나지만 난소에서 pure nongestational choriocarcinoma가 발생하는 경우는 극히 드물다.
- hCG를 분비하기 때문에 이를 treatment 반응 평가에 사용할 수 있다.
- 높은 hCG로 인하여 초경 전에 이환된 환자의 50%에서 isosexual precocity가 나타날 수 있다.
- MAC(methotrexate, actinomycin D, cyclophosphamide) 혹은 BEP로 치료한다.

⑤ Mixed germ cell tumors

• 정의

2개 이상의 germ cell tumor component가 혼합되어 나타나는 경우를 말한다.

• Incidence
- Common component : dysgerminoma(80%), EST(70%), immature teratoma (53%)
- Most frequent combination of component : dysgerminoma and EST

• Tumor marker

Component의 종류에 따라 AFP이나 hCG와 같은 tumor marker를 분비할 수 있다.

• 치료
- BEP가 가장 좋은 chemotherapy regimen이다.
- 여러 종양이 섞여 있기 때문에 tumor marker를 치료 반응 평가 도구로 사

용하기에는 한계점이 있으며, 따라서 second-look operation을 평가 도구로 이용할 수도 있다.

- 예후 인자
  - Primary tumor size
  - Most malignant component의 상대적 비율

(6) Late effects of treatment

① Gonadal function

Platinum-based chemotherapy를 시행한 환자에서 일시적으로 ovarian dysfunction이 발생할 수 있지만 그러한 대부분 여성에서 결국 정상적인 난소 기능이 돌아오고 임신도 가능하다.

② Secondary malignancies

- Etoposide를 사용한 환자에서 0.4~0.5%의 incidence로 treatment-related leukemia가 발생할 수 있다.
- 이러한 위험성이 있음에도 불구하고 advanced germ cell tumor에서 etoposide를 사용하는 것은 risk-benefit analysis에서 benefit이 더 많은 것으로 결론지었다.

2) Sex cord – stromal tumors

표 8-22 Sex cord-stromal tumors

1. Granulosa – stromal cell tumors	1) Granulosa cell tumor 2) Tumors in thecoma – fibroma group ① Thecoma ② Fibroma ③ Unclassified
2. Androblastomas ; Sertoli – Leydig cell tumors	1) Well – differentiated ① Sertoli cell tumor ② Sertoli – Leydig cell tumor ③ Leydig cell tumor ; hilus cell tumor 2) Moderately differentiated 3) Poorly differentiated(sarcomatoid) 4) With heterologous elements
3. Gynandroblastoma	
4. Sex cord tumor with annular tubules	
5. Sex cord–stromal tumors, unclassified	
6. Steroid cell tumors	1) Stromal luteoma 2) Leydig cell tumor 3) Steroid cell tumor, not otherwise classified

(1) Overview

① Sex cord - stromal tumor는 sex cord와 ovarian stroma(mesenchyme)에서 발생한 난소 종양을 일컫는 용어이다.

② 전체 난소암의 5~8%를 차지한다.

(2) 각론

① Granulosa - stromal cell tumors

- 분류와 명칭
  - Granulosa cell tumor, thecoma, fibroma로 분류한다.
  - Granulosa cell tumor는 low - grade malignancy로 생각한다.
  - Thecoma, fibroma는 드물게 악성의 특징을 가질 수 있으며 이런 경우 fibrosarcoma라고 부른다.
  - Malignant thecoma의 증상, 증후, 치료는 granulosa cell tumor와 비슷하다.
- Granulosa cell tumor의 pathology
  - 육안 소견
    - ◦ 크기는 매우 다양하고 양측성인 경우는 드물다.
    - ◦ Smooth, lobulated surface를 가진다.
    - ◦ 고체 부분은 낟알 모양을 하고 있고 노란색을 띠고 있다.
  - 현미경적 소견
    - ◦ 종양 세포는 둥근 모양을 하고 있으며 세포질이 거의 없다.
    - ◦ "Coffee - bean" grooved nuclei가 특징적인 소견이다.
    - ◦ 종양 세포들은 서로 뭉쳐서 central cavity를 형성하면서 주변으로 둥글게 배열되어 꽃 모양 장식처럼 보이는데 이를 "Call - Exner body"라고 부른다.

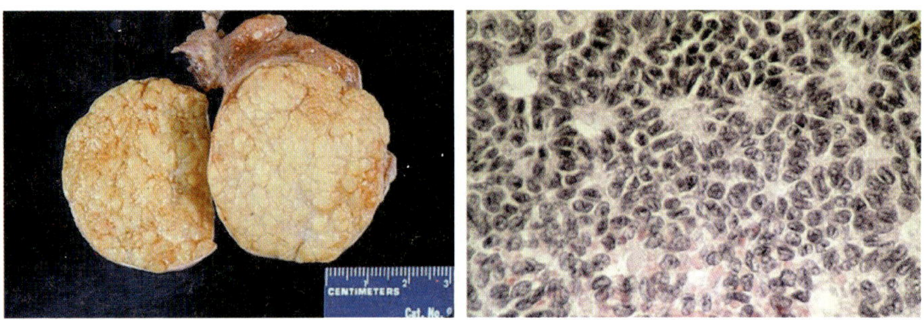

그림 8-20 Granulosa cell tumor의 병리학적 소견.

- Granulosa cell tumor의 증상과 연관 질환
  - Granulosa cell tumor는 estrogen을 분비하고 모든 연령대에서 발생한다.

- 사춘기 이전에 발생하는 경우는 전체의 5%에 불과하지만 이 시기에 발생할 경우 estrogen의 작용에 의해 sexual precocity를 유발할 수 있다.
- 가임기의 여성에서 발생할 경우 menstrual irregularity, secondary amenorrhea를 유발할 수 있고 자궁 내막 증식증도 나타날 수 있다.
- 폐경기에 발생할 경우 abnormal uterine bleeding이 흔히 초기 증상으로 나타난다.
- Granulosa cell tumor 환자의 5%에서 endometrial cancer가 발견되고 25~50%에서 endometrial hyperplasia가 나타난다.

• Granulosa cell tumor의 임상적 특징
  - 대개 stage I 시기에 진단되지만 초기 치료를 시행한 지 5~30년 이후에도 재발할 수 있다.
  - 혈행성 전이가 가능하여 lung, liver, brain으로 전파되기도 한다.
  - 일부의 경우 inhibin을 분비하기도 하여 질환의 유용한 marker로 이용할 수 있다.

• Granulosa cell tumor의 치료
  - 치료 원칙
    ◦ 나이와 병변의 범위에 따라 치료가 달라진다.
    ◦ 일차 치료로는 수술로 충분하고, 재발 혹은 전이된 경우에만 방사선 혹은 항암치료를 시행한다.
  - Surgery
    ◦ 어린이나 가임기의 stage Ia 환자의 경우 USO를 시행한다.
    ◦ 양측성인 경우는 2%에 불과하지만 수술 소견에서 반대쪽 난소가 커져 있을 경우 조직 검사를 시행한다.
    ◦ 수술 후 추가 치료를 잘 시행하지 않기 때문에 복강 내를 자세히 관찰하여 병변이 있으면 이를 절제한다.
    ◦ 폐경 전후의 환자로서 난소를 보존할 필요가 없는 경우에는 TAH, BSO를 시행한다.
    ◦ 자궁을 남겨야 하는 폐경 이전의 환자는 endometrial adenocarcinoma가 같이 있을 가능성이 있기 때문에 반드시 endometrial biopsy를 시행해야 한다.
  - Radiation therapy

    Granulosa cell tumor에서 adjuvant radiation therapy는 시행하지 않는 것이 원칙이다.

- Chemotherapy
  - Granulosa cell tumor에서 adjuvant chemotherapy가 재발을 감소시키지는 않는다.
  - 비록 확실한 연구결과는 없지만 전이 병변이 있거나 재발한 경우에는 BEP로 항암치료를 시행하기도 한다.

• Granulosa cell tumor의 예후
- Granulosa cell tumor는 다른 종류의 low - grade malignancy의 일반적인 특징과 마찬가지로 prolonged natural history를 가지고 초기 치료를 시행한 지 오랜 시간이 지난 후에도 재발하는 경향을 보인다.
- 10year survival rate는 90%에 달하지만 20year survival rate는 75%까지 감소한다.
- 가장 중요한 progression - free survival predictor는 수술 이후 residual disease의 존재 여부이다.
- DNA ploidy 역시 중요한 survival 예측 인자로 aneuploid보다는 diploid tumor의 예후가 좋다.

② Sertoli - Leydig tumors

• 특징
- 주로 20~30대에 발병하고 40세 미만인 경우가 75%이다.
- Androgen을 분비하기 때문에 환자의 70~85%는 virilization 증상이 나타난다.

• 증상 및 징후
- Oligimenorrhea, amenorrhea
- Breast atrophy
- Acne
- Hirsutism
- Clitoromegaly
- Deepening of voice

• 호르몬의 변화
- Testosterone, androstenedione이 증가한다.
- DHEA - S는 정상이거나 약간 증가된 수치를 보인다.

• 치료
- 양측성인 경우가 1% 미만이기 때문에 USO를 시행하고 반대쪽 난소의 evaluation을 시행한다.

- 노년층의 경우에는 TAH, BSO를 시행한다.
- 일반적으로 방사선 치료나 항암제 치료는 시행하지 않는다.

• 예후

5year survival rate는 70～90% 정도로 재발은 흔하지 않다.

3) Uncommon ovarian cancers

(1) Lipoid cell tumor

① 난소에 인접한 부신 피질에서 발생하는 극히 드문 종양이다.

② Virilization을 유발하는 특징이 있다.

③ 대부분 양성이거나 low - grade이지만 20%는 직경이 8cm이 넘고 metastatic lesion과 관련되어 있는 경우가 많다.

④ Primary lesion의 surgical extirpation으로 치료하고 방사선, 항암치료는 시행하지 않는다.

(2) Sarcoma

① 난소에서 발생하는 malignanct mixed mesodermal tumor(MMMT)는 극히 드물다.

② 특별히 효과가 입증된 치료법은 없으며 대개 2년 이내에 사망한다.

(3) Small cell carcinoma

① 난소에서 발생하는 small cell carcinoma는 매우 드물다.

② 24세의 평균 발병 연령을 보이고 hypercalcemia가 특징적이다.

③ 수술과 cisplatin - based chemotherapy 혹은 radiation therapy로 치료하지만 예후는 극히 좋지 않다.

4) Metastatic tumors

(1) Overview

5～6%의 ovarian cancer는 다른 장기로 전이된다. female genital tract, breast, gastrointestinal tract의 순서로 잘 전이된다.

(2) Gynecologic

① Tubal cancer

난관암의 13%는 난소로 전이된다.

② Cervical cancer

1% 미만의 경우에서만 난소로 전이되고 대개 advanced stage이거나 adenocarcinoma이다.

③ Endometrial cancer

자궁 내막암과 난소암이 동시에 존재하는 경우 자궁 내막암이 난소로 전이된 경우인지 아니면 각각의 동시 발생 종양인지를 구분하는 것이 중요하다.

(3) Nongynecologic

① Krukenberg tumor

- Stomach, colon, breast, biliary tract 등의 악성 종양이 난소로 전이된 경우로 정의한다.
- 전이성 난소암의 30~40%를 차지한다.
- Mucin - filled, signet - ring cell이 특징적인 병리학적 소견이다.
- 전이성 유방암 환자의 24%는 난소 전이 병변을 가지고 있으며, 이 중 80%의 환자에서 양측 난소로 전이된다.
- 예후는 굉장히 좋지 않아 대부분의 환자가 1년 이내에 사망한다.

② Other G.I. tumors

- Krukenberg tumor의 전형적인 조직학적 모습을 보이지 않는 종양이다.
- 대부분 Colon에서 전이되고, pancreatobiliary tract, appendix, small intestine 등에서 전이된다.
- Intestinal carcinoma를 가진 여성 중 1~2%가 질병 경과 중 난소 전이를 겪는다.

③ Melanoma

- 드물게 melanoma가 난소로 전이된다.
- 전이가 일어난 경우 흑색종은 이미 널리 퍼진 경우가 많다.

④ Carcinoid tumors

- 전이성 carcinoid tumor는 오직 2%에서만 난소로 전이된다.
- 폐경 전후의 여성이 carcinoid tumor에 이환되었을 경우 수술을 시행할 때 BSO를 같이 시행하는 것이 좋다.

⑤ Lymphoma and leukemia

- 대개는 양측 난소에 involve된다.
- Burkitt's lymphoma는 난소에 흔히 involve되지만 leukemia가 난소에 involve되는 경우는 흔하지 않다.
- 수술적 치료는 별로 중요하지 않으며 leukemia나 lymphoma의 내과적 치료를 시행한다.

3 Fallopian tube cancer

1) Overview

(1) Female genital tract cancer 중에 0.3%를 차지한다.

(2) Histology와 임상 양상이 난소암과 유사하므로 evaluation과 treatment는 난소암과 동일하다.

(3) 난소, 자궁 내막, 대장, 유방에서 발생한 원발암이 난관으로 전이되는 경우가 많다.

(4) 대부분 serous type의 epithelial origin이고 아주 드문 경우에서 sarcoma의 형태로 나타난다.

(5) 발병 평균 연령은 55~60세 정도이다.

(6) BRCA1과 BRCA2 mutation을 가지고 있을 경우 난관암 발생 확률이 매우 높아지기 때문에 prophylactic BSO를 시행하는 것이 좋다.

2) Clinical features

(1) Symptoms and signs

① Classic traid

- Prominent watery discharge
- Pelvic pain
- Pelvic mass
- 15% 미만의 환자에게서 이 triad가 나타난다.

② Symptom

- Vaginal discharge or bleeding : most common symptom(>50%)
- Lower abdominal or pelvic pressure and pain
- 무증상인 경우도 있다.

③ Signs

- Pelvic mass
- Ascites

(2) Spread pattern

① 상피성 난소암과 비슷한 방식으로 전파된다.

② 주로 transcoelomic exfoliation으로 복강 내로 전파된다.

③ 난관에는 임파선이 풍부하기 때문에 paraaortic, pelvic lymph node로 전파되는 경우가 흔하다.

3) Staging

(1) FIGO staging을 따르게 되고 개복 수술 당시의 소견으로 시행한다.

(2) 전체 난관암 중에서 Stage I은 20~25%, II는 20~25%, III는 40~50%, IV는 5~10%를 차지한다.

(3) 이른 시기에 vaginal bleeding이나 discharge와 같은 증상이 나타나기 때문에 난소암에 비해서는 advanced disease의 incidence가 낮은 편이다.

표 8-23 Modified FIGO staging of fallopian tube cancer(Based on operative findings before debulking and pathologic findings)

Stage	Description
Stage 0	*Carcinoma in situ(limited to tubal mucosa).*
Stage I	*Growth is limited to the fallopian tubes.*
Stage Ia	Growth is limited to one tube with extension into the submucosa[c] and/or muscularis but not penetrating the serosal surface; no ascites.
Stage Ib	Growth is limited to both tubes with extension into the submucosa[c] and/or muscularis but not penetrating the serosal surface; no ascites.
Stage Ic	Tumor either stage Ia or Ib but with tumor extension through or onto the tubal serosa; or with ascites present containing malignant cells or with positive peritoneal washings.
Stage II	*Growth involving one or both fallopian tubes with pelvic extension.*
Stage IIa	Extension and/or metastasis to the uterus and/or ovaries.
Stage IIb	Extension to other pelvic tissues.
Stage IIc	Tumor either stage IIa or IIb but with tumor extension through or onto the tubal serosa; or with ascites present containing malignant cells or with positive peritoneal washings.
Stage III	*Tumor involves one or both fallopian tubes with peritoneal implants outside of the pelvis and/or positive retroperitoneal or inguinal nodes. Superficial liver metastases equals stage III. Tumor appears limited to the true pelvis but with histologically proven malignant extension to the small bowel or omentum.*
Stage IIIa	Tumor is grossly limited to the true pelvis with negative nodes but with histologically confirmed microscopic seeding of abdominal peritoneal surfaces.
Stage IIIb	Tumor involving one or both tubes with histologically confirmed implants of abdominal peritoneal surfaces, none exceeding 2cm in diameter. Lymph nodes are negative.
Stage IIIc	
Stage IV	*Growth involving one or both fallopian tubes with distant metastases. If pleural effusion is present, there must be positive cytology to be stage IV. Parenchymal liver metastases equals stage IV.*

FIGO : International Federation of Gynecology and Obstetrics.

[a]The staging system does not distinguish between microscopic foci or replacement of tubal epithelium by malignant epithelium and grossly evident masses in the tubal lumen that do not penetrate the wall beyond the epithelium. The former have not been reported to spread beyond the tube, whereas the latter can extend beyond the tube, recur, and be fatal.

[b]The mucosa presumably refers to the epithelium because involvement of the lamina propria component of the mucosa requires staging of the tumor as Ia.

[c]Because the fallopian tube has no submucosa, this designation presumably refers to the lamina propria.

4) Treatment

(1) 치료 원칙

① 난소암의 치료와 동일하다.

② 시험적 개복술을 시행하여 primary tumor를 제거하고 staging을 시행하며 전이 병변을 절제한다.

③ 수술 이후에는 carboplatin, paclitaxel 조합의 항암치료를 시행하는 경우가 많다.

(2) 치료 종류

① Surgery

- TAH, BSO, staging operation이 기본적인 수술 치료이다.
- Retroperitoneal lymph node evaluation과 peritoneal cytology, infracolic omentectomy를 덧붙여 시행한다.
- 전이 병변은 최대한 많이 제거하도록 한다.

② Chemotherapy

- 상피성 난소암과 같은 방식으로 치료한다.
- Platinum and taxane - based chemotherapy가 가장 효과적이다.

③ Radiation therapy

예전에는 많이 사용되었지만 최근에는 거의 이용되지 않는다.

5) Prognosis

(1) Overall 5year survival rate는 40% 정도이다.

(2) 초기 단계에 진단되는 경우가 많기 때문에 난소암보다는 다소 예후가 좋은 편이다.

6) Tubal sarcoma

굉장히 드물고 치료를 시행한다 하더라도 대개 2년 이내에 사망한다.

8.4 Vulvar cancer

1 Overview

1) Incidence

(1) 전체 여성 생식기암의 4%를 차지한다.

(2) Squamous cell carcinoma가 전체 외음부암의 90%를 차지하고 나머지는 melanoma,

adenocarcinoma, basal cell carcinoma, sarcoma 등이 담당한다.

(3) 최근 in situ vulvar cancer의 빈도가 증가하는 추세를 보이고 있지만 invasive squamous cell carcinoma의 빈도는 큰 변화가 없다.

2) Vulvar cancer의 치료의 변화

(1) 전통적인 치료방법

① Radical vulvectomy and en bloc groin dissection with or without pelvic lymphadenectomy

② Entire vulva, mons pubis, 양쪽 groin를 모두 포함하는 광범위한 절개를 가한 후 원발 종양과 lymph node를 포함하여 그 사이에 존재하는 모든 조직을 한꺼번에 제거하는 수술을 말한다.

(2) 최근의 치료 변화

① 목적

전통적인 치료방법이 morbidity가 매우 크고 입원 기간이 매우 길었던 것에 반해 최근의 치료는 conservative surgical approach로 이러한 단점을 보완하는 추세이다.

② 변화

- 환자별로 치료를 개별화하고 있다.
- 종양이 한군데에만 존재하고 다른 곳은 정상인 경우 외음부를 conservation 한다.
- T_1이면서 1mm 미만의 stromal invasion을 가진 경우 groin dissection을 하지 않는다.
- Pelvic lymphadenectomy를 routine으로 시행하지 않는다.
- 전통적인 수술방법이 entire vulva, mons pubis, 양쪽 groin을 모두 포함하는 광범위한 절개를 가하는 것에 반해 최근의 변화는 groin을 dissection하는 과정에서 vulva와 groin incision을 따로 시행함에 따라 wound healing이 향상되고 있다.
- Lateral T_1 병변이고 ipsilateral node가 음성인 경우 contralateral groin dissection을 시행하지 않는다.
- Advanced disease인 경우 preoperative radiation therapy를 시행하여 exenteration을 피하는 추세에 있다.
- 여러 개의 groin node가 양성인 경우 postoperative radiation therapy를 시행하여 groin에서의 재발 빈도를 감소시키고 있다.

표 8-24 Types of vulvar cancer

Type	Percent
Squamous	92
Melanoma	2~4
Basal cell	2~3
Bartholin gland (adenocarcinoma, squamous cell, transitional cell, adenoid cystic)	1
Metastatic	1
Verrucous	< 1
Sarcoma	< 1
Appendage(e.g., hidradenocarcinoma)	Rare

2 Squamous cell carcinoma

1) Pathology

(1) 분류

① Basaloid carcinoma

② Warty carcinomas

③ Keratinizing squamous carcinoma

(2) 병리학적 특징

① Mitosis가 나타난다.

② Atypical keratinization은 invasive vulvar cancer의 가장 중요한 특징이다.

(3) Inguinal lymph node의 전이와 관련되는 병리학적 인자

① Lymph - vascular space invasion

② Tumor thickness

③ Depth of stromal invasion

④ Histologic pattern of invasion(spray and stellate versus broad and pushing)

⑤ Increased amount of keratin

2) Etiology

(1) Basaloid or warty types

① Multifocal한 경향을 보이며 젊은 나이에 발생한다.

② HPV infection, vulvar intraepithelial neoplasia(VIN), immunosuppression, 흡연과의 관련성이 보고되어 있다.

(2) Keratinizing type

① Unifocal한 경향을 보이며 노년층에 발생한다.

② HPV와의 관련성은 없다.

③ Lichen sclerosus와 squamous hyperplasia 주변 지역에서 주로 발견된다.

3) Clinical features

(1) 연령

① 평균 발병 연령은 65세이다.

② 주로 폐경 이후에 발생하지만 15%의 환자는 40세 이전에 발생하기도 한다.

(2) Associated disorder

① Lichen sclerosus

② Squamoushyperplasia

③ VIN

(3) Second primary malignancy

① Vulvar cancer 환자의 27%는 다른 부위에 원발암을 가진다.

② 흡연(폐암, 구강암, 식도암, 비암, 후두암)이나 HPV infection(자궁경부암, 질암)과 관련된 암이 자주 발생한다.

(4) 증상

① 대개 무증상이다.

② Vulvar pruritus, lump, mass

③ Bleeding or ulcerative lesion, discharge, pain, dysuria

④ Large metastatic mass in groin

(5) Gynecologic examination

① Raised, fleshy, ulcerated, leukoplakia, warty lesion으로 나타날 수 있다.

② 임상적으로 병변이 뚜렷하게 구분되는 것은 아니기 때문에 의심되는 병변은 반드시 biopsy를 시행한다.

(6) 발병 부위

① 60% : labia major and minora

② 15% : clitoris

③ 10% : perineum

④ 10% : 병변 부위가 광범위하여 원발 부위의 파악이 불가능한 경우

⑤ 5% : multifocal

4) Diagnosis

(1) Wedge biopsy specimen으로 진단한다.

(2) 1cm 정도인 병변은 excisional biopsy를 시행하는 것이 좋다.

(3) Warty lesion일 경우에도 vulvar cancer의 가능성이 있으므로 medical 혹은 ablative therapy를 시행하기 전에 반드시 먼저 biopsy를 시행한다.

5) Routes of spread

(1) 전파 경로

① Direct extension

Vagina, urethra, anus와 같은 인접 구조물들로 직접 전파되는 것을 말한다.

② Lymphatic embolization

Regional inguinal, femoral lymph node로 전파되는 것을 말한다.

③ Hematogenous spread

Lung, liver, bone과 같은 곳으로 원격 전이되는 것을 말한다.

(2) Lymphatic metastasis

① 임상적 의의

- 외음부암의 가장 중요한 전파 경로로서 병의 초기에 발생하는 경우가 많다.
- T_1 tumor(stage I)의 12%는 regional metastasis를 가지고 있다.

② 전파 경로

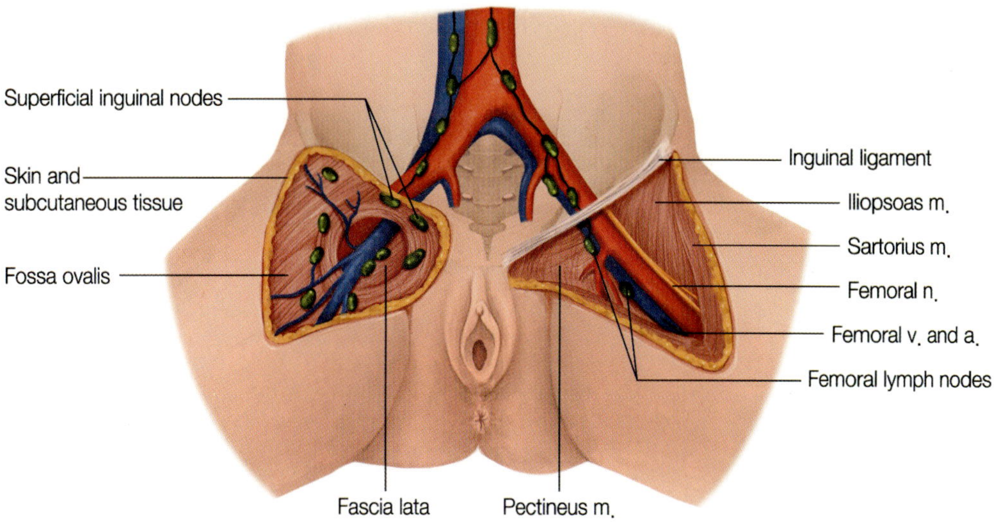

그림 8-21 Inguinal - femoral lymph nodes.

- Inguinal lymph node
  대부분의 외음부암은 먼저 inguinal lymph node로 전파된다.
- Femoral lymph node
  - Inguinal lymph node와 같은 superficial groin node로부터 deep femoral node로 전파된다.
  - 일부의 경우는 inguinal node로의 전파없이 직접 femoral node 전이되는 경우도 있다.
- Pelvic node
  Inguino - femoral node에서 pelvic node로 전파되는데, 그 중에서도 특히 external iliac group으로 주로 전파된다.

③ Incidence of lymph node metastasis

- Overall incidence of inguinal - femoral lymph node metastasis : 30%
- Metastasis to pelvic node : 12%
- Groin node에 전이된 환자의 16%는 pelvic node까지 전이되어 있다.
- 3개 이상의 inguinal - femoral node에 전파된 환자의 50%는 pelvic node까지 전이되어 있다.
- Stromal invasion 깊이가 깊을수록 림프절 전이 빈도가 높다.

6) Staging

(1) Clinical staging

이전에는 사용했으나 림프절 평가에 대한 부정확성으로 최근에는 거의 이용하지 않는다.

(2) Surgical staging

TNM 분류를 이용하고 clinical staging에 비해 많이 이용되고 있다.

표 8-25 FIGO staging and TNM classification for vulvar cancer(2008)

FIGO stage	TNM classification	Clinical/Pathologic findings
Stage IA	$T_{1a}N_0M_0$	Lesions ≤2cm in size, confined to the vulva or perineum and with stromal invasion ≤1mm,* no nodal metastasis
IB	$T_{1b}N_0M_0$	Lesions >2cm in size or with stromal invasion >1mm, confined to the vulva or perineum, with negative nodes
Stage II	$T_2N_0M_0$	Tumor of any size with extension to adjacent perineal structures(1/3 lower urethra, 1/3 lower vagina, anus) with negative nodes
Stage III		Tumor of any size with or without extension to adjacent perineal structures(1/3 lower urethra, 1/3 lower vagina, anus) with positive inguino-femoral lymph nodes
IIIA	$T_{1or2}N_{1b}M_0$	(i) with 1lymph node metastasis(≥5mm) or
	$T_{1or2}N_{1a}M_0$	(ii) 1~2 lymph node meatstatis(es) (<5mm)
IIIB	$T_{1or2}N_{2b}M_0$	(i) with 2or more lymph node metastasis(≥5mm) or
	$T_{1or2}N_{2a}M_0$	(ii) 3 or more lymph node metastases(<5mm)
IIIC	$T_{1or2}N_{2c}M_0$	with positive nodes with extracapsular spread
Stage IV		Tumor invades other regional(2/3 upper urethra, 2/3 upper vagina), or distant structures
IVA	$T_3N_{any}M_0$	Tumor invades any of following:
	$T_{any}N_3$	(i) upper urethral and/or vaginal mucosa, bladder mucosa, rectal mucosa, or fixed to pelvic bone or
		(ii) fixed or ulcerated inguino-femoral lymph nodes
IVB	$T_{any}N_{any}M_1$	Any distant metastasis including pelvic lymph nodes

FIGO, International Federation of Gynecology and Obstetrics; TNM, tumor/node/metastasis.

* The depth of stromal invasion is measured from the epithelial-stromal junction of the adjacent most superficial dermal papilla to the deepest point of invasion

[a] TNM Classification:

T : *Primary tumor*
Tx : Primary tumor cannot be assessed
T_0 : No evidence of primary tumor
Tis : Carcinoma in situ(preinvasive carcinoma)
T_1 : Lesions ≤2 cm in size, confined to the vulva or perineum and with stromal invasion ≤1mm
T_2 : Lesions >2 cm in size or any size with stromal invasion >1mm, confined to the vulva or perineum
T_3 : Tumor of any size with extension to adjacent perineal structures(lower 1/3 of urethra, lower 1/3 of vagina, anal involvement)
T_4 : Tumor of any size with extension to any of the following: upper 2/3 of urethra, upper 2/3 of vagina, bladder mucosa, rectal mucosa, or fixed to pelvic bone
N : *Regional lymph nodes(femoral and inguinal nodes)*
Nx : Regional lymph nodes cannot be assessed
N_0 : No lymph nodes metastases
N_1 : 1 or 2 regional lymph node metastases with the following features :
N_{1a} : 1 or 2 lymph node metastases each <5mm
N_{1b} : 1 lymph node metastasis ≥5mm
N_2 : Regional lymph node metastases with the following features :
N_{2a} : ≥3 lymph node metastases, each <5mm in diameter
N_{2b} : ≥2 lymph node metastases ≥5mm
N_{2c} : Lymph node metastases with extracapsular spread
N_3 : Fixed or ulcerated regional lymph node metastasis
M : *Distant metastases*
M_0 : No distant metastases
M_1 : Distant metastases(including pelvic lymph node metastases)

표 8-26 Nodal status in T_1 squamous cell carcinoma of the vulva versus depth of stromal invasion

Depth of invasion	No.	Positive nodes	Nodes
< 1mm	163	0	0
1.1~2mm	145	11	7.7
2.1~3mm	131	11	8.3
3.1~5mm	101	27	26.7
> 5	38	13	34.2
Total	578	62	10.7

8) Prognosis and survival

(1) Lymph node status

① Single most important prognosis factor는 lymph node status이다.

② 림프절 전이가 없는 환자의 경우 5년 생존율은 80%에 달하지만 림프절 전이가 있을 경우 50% 미만으로 감소한다.

③ Microscopically positive L/N이 있는 경우 예후는 negative L/N의 예후와 같다.

④ 하나의 림프절에만 전이가 발견된 경우 림프절 전이가 없는 환자와 예후가 비슷하지만 세 개 이상의 림프절이 양성인 경우 예후가 극히 나빠서 2년 생존율은 20%에 불과하다.

⑤ Histologic grade, tumor thickness, depth of stromal invasion, lymph - vascular space involvement는 림프절 전이의 위험성과는 관련성이 있지만 그 자체가 독립적으로 예후 인자로 작용하지는 않는다.

표 8-27 Five year survival for patients with vulvar carcinoma

FIGO stage	No. of patients	Corrected 5year survival(%)
I	286(34%)	79%
II	266(32%)	59%
III	216(26%)	43%
IV	71(8%)	13%

FIGO : International Federation of Gynecology and Obstetrics; TNM : tumor/node/metastasis.

9) Treatment

(1) 전통적인 치료 방법

① Standard procedure

- En bloc radical vulvectomy and bilateral dissection of groin and pelvic node
- 항문이나 rectovaginal septum, 혹은 근위 요도부를 침범했다면 pelvic exenteration을 추가한다.

② 치료 계획의 변화 요인

- 최근 early - stage의 비율이 증가하여 T1 tumor가 50%에 달하고 있다.
- 전통적인 치료 방법은 postoperative morbidity가 심하여 장기간 입원해야 하는 부담이 있다.
- Radical vulvectomy 이후에 발생하는 psychosexual problem에 대한 관심이 증가하였다.

③ 치료 계획의 고려사항

- 원발 병변과 림프설을 독립석으로 생각하여 따로따로 치료 계획을 세운다.
- 치료를 시작하기 전에 다른 lower genital tract에 존재할 수도 있는 preinvasive lesion에 대해 검사한다.

(2) 원발 병변의 치료

① Microinvasive vulvar cancer(T_{1a})

직경이 2cm보다 작고, 1mm 이하로 invasion한 microinvasive tumor는 local excision만으로 충분해 radical surgery와 같은 효과를 보인다.

② Early vulvar cancer(T_{1b})

- 대원칙
  - Early vulvar cancer(T_{1b})를 가지고 있는 환자의 원발 병변의 치료는 각 환자의 상황에 따라 모두 다르다.
  - 과거에 시행했던 en bloc resection은 primary tumor와 regional lymph node 사이의 skin bridge에는 거의 전이가 일어나지 않는다는 것을 알게 되면서 최근에는 거의 시행하지 않게 되었고 현재는 vulva와 groin에 각각의 절개선을 그어 독립적인 치료를 하고 있다.
- T_{1b} tumor(stage I)의 원발 병변 치료방법의 최근 개념
  - Radical local excision이 tumor size, invasion depth에 관계없이 safe surgical option이다.
  - Depth of invasion, tumor size와는 상관없이 1cm tumor - free surgical margin만 확보할 수 있다면 radical vulvectomy와 radical local excision과의 국소 재발률에는 큰 차이가 없다.

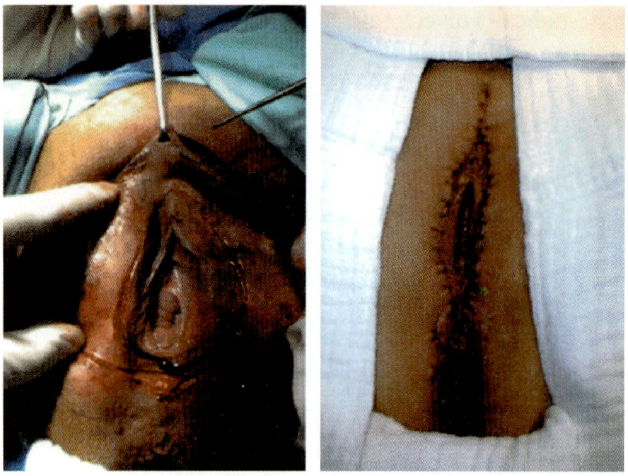

그림 8-22 Radical local excision.

- Vulvar cancer와 VIN, nonneoplastic epithelial disease가 같이 존재하는 경우 환자가 노년층일 경우에는 vulvectomy를 시행하지만 젊은 연령일 경우에는 최대한 많은 외음부를 보존하는 것이 중요하기 때문에 cancer lesion에 대해서는 radical local excision으로 치료하고 nonneoplastic epithelial disease, VIN은 topical steroid나 superficial local excision 등으로 나누어 치료한다.
- 병변의 위치
  - 병변이 외음부의 lateral 혹은 posterior aspect에 위치하는 경우에는 radical local excision을 시행한다.
  - Anterior lesion일 경우에는 excision을 시행할 때 반드시 clitoris를 보존하는 수술을 시행한다.
  - Clitoris를 침범한 병변일 경우 만약 수술적 요법으로 clitoris를 제거한다면 psychosexual problem을 유발할 수 있을 뿐만 아니라 posterior vulva에 심한 edema가 발생할 수 있기 때문에 수술을 시행하지 않고 small field의 radiation therapy와 concomitant sensitizing chemotherapy를 병용하는 요법이 합당한 치료 방법이다.

③ Early T_2 vulvar cancer

- Early T_2 tumor의 치료 원칙
  - Surgical margin을 적어도 1cm 이상만 확보할 수 있다면 conservative surgery가 원칙이고 이 경우 T_2 tumor와 국소 재발률은 T_1 tumor와 동일하다.
  - 따라서, T_2 tumor와 early T_3 tumor의 경우 적절한 tumor - free margin만 확보할 수 있으면 젊은 여성의 경우 radical vulvectomy보다는 radical local excision을 시행하는 것이 합당하다.

- Conservative surgery가 용이한 병변의 위치는 clitoris와 mons pubis를 보존할 수 있는 위치인 posterior vulva, lower vagina이다.

• Large defect의 closure

- Local excision을 시행한 후에, defect가 작은 경우 tension없이 primary closure를 할 수 있다. 하지만 extensive dissection이 필요한 경우 defect를 closure하기 위한 다양한 option이 있다.
- 수술부위를 열어 놓은 채 6~8주를 기다려 granulation이 생성되기를 기다린다.
- Full - thickness skin flap을 이용한다. rhomboid flap이 posterior vulva에 대해 가장 좋은 flap이고, lateral defect에 대해서는 mons pubis pedicle flap이 선호된다.
- Myocutaneous flap을 이용한다. unilateral/bilateral gracilis myocutaneous graft가 mons pubis - perianal area에 사용된다. graft가 새로운 혈류를 공급할 수 있기 때문에 이전의 수술이나 방사선 치료로 vascularization이 안 좋은 경우에 선호된다.
- Extensive defect가 있는 경우 tensor fascia lata myocutaneous graft가 선호된다.

④ Advanced disease : large T_2 and T_3 primary tumors

• 전통적인 치료 방법

- Radical vulvectomy and inguinal - femiral lymphadenectomy with pelvic exenteration
- 신체적, 정신적 morbidity가 매우 크고 그에 비해 5년 생존율은 50%에 불과하기 때문에 최근에는 거의 이용되지 않는다.

• Combined radiation - surgical approach

- 먼저 chemoradiation을 시행하여 병변의 크기를 줄인 후, surgical approach를 시행하는 것을 말한다.
- 방사선 치료는 주로 external beam therapy를 시행하고 필요에 따라 brachytherapy를 사용할 수 있다.
- 수술은 여러 가지 방법으로 시행할 수 있지만 원칙은 합병증을 줄이기 위해서 광범위한 수술은 지양하고 최소한의 resection과 lymphadenectomy를 시행하는 것이다.
- Morbidity는 감소시키면서 5년 생존율이 76%까지 보고되었기 때문에 현재 treatment of choice이다.

(3) 림프절의 치료

① Groin dissection(inguinal - femoral lymphadenectomy)

- Indication
  - Stromal invasion이 1mm를 넘거나 diameter가 2cm가 넘는 경우에는 반드시 inguinal - femoral lymphadenectomy를 시행해야 한다.
  - Early vulvar cancer 환자에서 적절한 groin dissection을 시행하는 것은 사망률을 낮추는 single most important factor이다.
- Unilateral versus bilateral groin dissection
  - 일차 병변이 한쪽에만 국한되어 있고 ipsilateral lymph node가 음성일 경우 bilateral groin dissection을 할 필요는 없다.
  - 부피가 큰 종양을 가지고 있거나 혹은 여러 개의 ipsilateral groin lymph node가 양성인 경우 반드시 bilateral groin dissection을 시행한다.
  - 일차 병변이 midline에 존재하거나 midline 2cm 이내에 존재할 경우 bilateral groin dissection을 시행한다.

② Management of bulky groin node

임상적, 영상의학적으로 의심되는 모든 node는 절제되어야 한다.

③ Management of pelvic lymph nodes

- Pelvic lymph node metastasis를 의심해야 하는 경우
  - 병리학적으로 3개 이상의 groin node가 양성인 경우

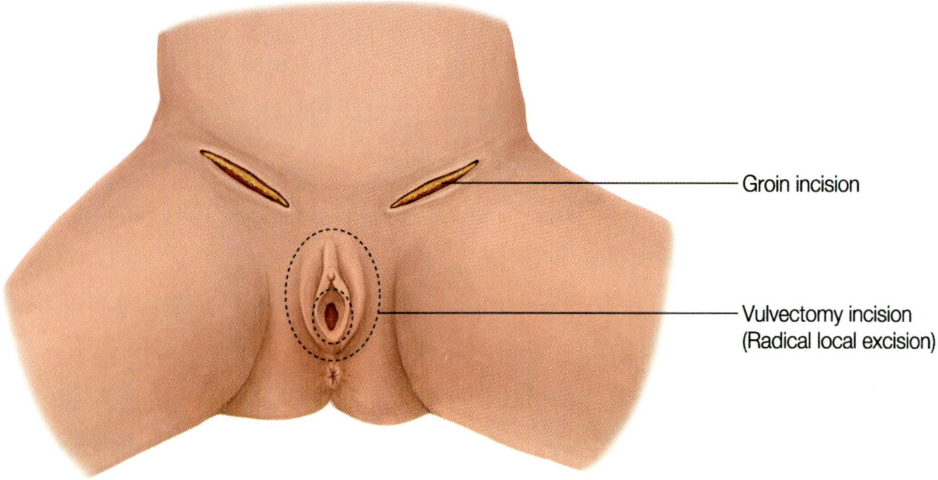

그림 8-23 Skin incision for groin dissection through a separate incision. A line is drawn 1cm below and parallel to the groin crease, and a narrow ellipse of skin is removed.

- 치료 방법
  - Pelvic lymphadenectomy
  - Radiation therapy

④ Sentinel lymph node study

- Lymphoscintigraphy(with technetium - 99m)를 이용한 intraoperatvie lymphatic mapping을 통해 regional nodal metastases를 예측하려는 시도이다.
- Indication
  - Unifocal primary tumor가 직경 4cm 미만, invasion depth가 1mm 미만
  - Metastatic disease나 suspicious groin node가 없음
- Stage Ia를 제외한 모든 경우에 여전히 inguinofemoral lymphadenectomy가 행해신나. Sentinel L/N study는 숙련된 center에서 research protocol에 따라 조심해서 시행되어야 한다.

(4) Complication

① Early complications

- Groin wound related complication
  - Groin wound의 감염, 괴사, 파열이 주된 수술 직후의 합병증이다.
  - En bloc operation을 시행한 경우 53~85%까지 발생할 수 있다.
  - Separate - incision approach를 시행한 경우 이러한 합병증은 14% 정도로 감소한다.
- Other complication
  - Urinary tract infection
  - Seroma in the femoral triangle
  - Deep venous thrombosis
  - Pulmonary embolism

② Late Complications

- Chronic lymphedema(30%)
- Urinary stress incontinence
- Depression, altered body image
- Sexual dysfunction

(5) Role of radiation therapy

① Indication

- Advanced cancer에서 수술 전에 시행하여 pelvic exenteration을 시행하지 않을 수 있거나 anal/urethral sphincteric function을 보존

- 수술 전에 고정된, 절제 불가능한 groin node가 있는 경우
- 수술 후에 다수의 현미경적 양성 L/N을 치료하기 위해, 혹은 10mm 이상의 macro metastasis가 있는 경우나 extracapsular spread가 있는 경우

② Role of radiation therapy

- Postoperative local recurrence를 감소시킨다.
- Clitoris를 침범한 병변이 있는 젊은 환자에서 일차 치료로 이용하여 psycho-sexual disturbance를 예방할 수 있다.

10) Recurrent vulvar cancer

(1) Overview

① Initial therapy를 시행한 지 2년 이내에 전체 재발의 대부분이 발생한다.

② Groin recurrence가 vulvar recurrence보다 더 이른 시기에 발생한다.

③ 재발률은 전이된 groin node의 개수와 correlation을 보이고 특히 3개 이상의 전이가 있을 경우 급격히 높아진다.

④ 1/3의 vulva cancer relapse는 initial therapy후 5년 이후에 발생한다.

(2) Local recurrence

① 관련 인자

- Resection margin status
  - Radical resection을 시행한 이후 적출된 조직의 margin status가 국소 재발의 가장 강력한 예측 인자이다.
  - Margin에서 0.8cm 이내에 종양이 존재할 경우 50%의 국소 재발률을 보인다.
  - Margin의 상태는 국소 재발률과 관련성이 있으나 생존율에는 영향을 미치지 않는다.
- Size of primary tumor
  - 원발 병변의 크기가 4cm 이상인 경우 국소 재발이 증가한다.
  - 특히, lymph-vascular space invasion이 있거나 deeply invasive tumor인 경우 재발률이 더욱 증가한다.

② 국소 재발의 치료

- 초기에 재발이 진단되고 국소 재발이 한 곳에서만 발생한 경우 추가적인 수술로 치료할 수 있다.
- Radiation combined with chemotherapy는 국소 재발에 있어서 매우 효율적인 방법이지만 morbidity 역시 매우 높은 단점이 있다.

(3) Regional and distant recurrence

① 국소 재발에 비해 치료가 어렵고 예후도 좋지 않다.

② Groin recurrence인 경우 radiation therapy with surgery를 시행할 수 있다.

③ Distant metastasis인 경우 chemotherapy를 시행할 수 있으나 효과는 미미하다.

3 Melanoma

1) Overview

(1) Epidemiology

① Vulvar melanoma는 드문 질환이나 vulvar malignancy 중에서는 squamous cell carcinoma에 이어 두 번째로 흔한 악성 종양이다.

② 대개는 de novo로 발생하지만 preexisting junctional nevus에서 발생할 수도 있다.

③ 대부분 폐경기의 백인 여성에서 발생한다.

(2) Clinical feature

① 임상적으로는 피부에서 발생하는 melanoma와 그 성질이 비슷하다.

② Enlarging pigmented lesion외에 특별한 증상은 없다.

③ 소음순이나 clitoris에서 흔히 발생한다.

④ Vulva에서 nevus가 발견된다면 melanoma의 전구 병변일 수 있으므로 반드시 제거한다.

2) Histopathology

(1) Mucosal lentiginous melanoma

① 평평한 주근깨와 비슷한 모양을 하고 있다.

② 광범위하게 보일 수 있지만 superficial한 경향을 보인다.

(2) Superficial spreading melanoma

초기에는 상대적으로 superficial한 경향을 보인다.

(3) Nodular melanoma

가장 aggressive한 type으로 깊게 penetration되는 경향을 보인다.

3) Staging

(1) Melanoma는 일반적으로 병변의 크기가 작고 예후가 병변의 크기보다는 invasion의 깊이에 좌우되므로 FIGO staging을 사용하지 않는다.

(2) 여러 staging system이 제시되었고 이들은 주로 병변의 깊이에 의해 stage를 구분하고 있다.

표 8-28 Microstaging of vulvar melanoma

	Clark level	Chung depth of invasion	Breslow tumor thickness
I	Intraepithelial	Intraepithelial	< 0.76mm
II	Into papillary dermis	< 1mm from granular layer	0.76～1.5mm Superficial invasion
III	Filling dermal papillae	1.1～2.0mm from granular layer	1.51～2.25mm Intermediate invasion
IV	Into reticular dermis	> 2mm from granular layer	2.26～3.0mm Intermediate invasion
V	Into subcutaneous fat	Into subcutaneous fat	> 3mm Deep invasion

4) Treatment

(1) Invasion depth가 1mm 이하인 경우

Radical local excision을 시행한다.

(2) Invasion depth가 1mm 이상인 경우

① Radical local excision with groin dissection을 시행할 수가 있으나 치료방법에 있어서 아직도 논란이 많아 확실한 치료가 정립되지 않았다.

② Inguinal - femoral lymph node, pelvic lymph node dissection의 효용성은 입증된 바 없다.

③ Chemotherapy, immunotherapy, radiation therapy 등은 특수한 일부의 경우를 제외하고는 효과가 미미하다.

5) Prognosis

(1) 5년 생존율

전반적인 예후는 좋지 못하여 5year survival rate는 50～60%에 불과하고 late recurrence가 많기 때문에 5년 동안 생존한다 하더라도 완치를 의미하는 것은 아니다.

(2) 예후 인자

① Depth of Invasion

② Tumor volume

③ Age

④ Multifocal or satellite lesion

⑤ Tumor ulcer

⑥ Lymph - vascular space involvement

⑦ Aneuploidy

4 Bartholin gland carcinoma

1) Epidemiology

(1) 전체 외음부암의 2~7%를 차지하는 드문 악성 종양이다.

(2) 주로 폐경기에 발생한다.

2) Histopathology

(1) Histologic type

① Gland뿐만 아니라 squamous epithelium과 transitional epithelium으로 구성되어 있는 도관에서도 종양이 발생할 수 있기 때문에 여러 조직학적 type이 존재한다.

② Adenocarcinoma, squamous carcinoma, transitional cell carcinoma, adenosquamous carcinoma, adenoid cystic carcinoma 등이 발생할 수 있다.

(2) Adenoid cystic carcinoma of the Bartholin gland

① 전체 Bartholin gland carcinoma의 15%를 차지한다.

② 다른 type에 비해 림프절 전이가 드물기 때문에 예후가 좀 나은 편이다.

(3) Bartholin gland carcinoma 진단의 필요조건(Honan's criteria)

① 정확한 해부학적 위치에 존재해야 한다.

② 종양이 대음순의 깊숙한 부위에 위치해야 한다.

③ 종양을 덮고 있는 피부는 intact해야 한다.

④ 정상으로 인식할 수 있는 gland가 일부 존재해야 한다.

3) Signs and symptom

Vulvar mass or perineal pain

4) Treatment

(1) 현재까지 300case만 보고되었기 때문에 정립된 치료는 없다.

(2) 일반적으로 radical vulvectomy with bilateral groin and pelvic node dissection을 시행한다.

(3) Hemivulvectomy or radical local excision을 시행하기도 한다.

(4) 필요에 따라 방사선이나 항암치료를 시행하기도 한다.

5) Prognosis

(1) 병변이 깊숙한 위치에 있으므로 squamous carcinomas 보다 more advanced stage에서 진단된다.

(2) 5년 생존율은 평균 79% 정도로 stage별로 예후에 큰 차이는 없다.

6) Adenoid cystic carcinoma of the Bartholin gland

Bartholin gland carcinoma의 15%를 차지한다. slow growing tumor로 perineural infiltration을 하며, distant recur를 하기 앞서 local relapse를 하는 경향이 있다. L/N metastasis는 적으며 예후가 좋다.

5 Adenosquamous carcinoma

1) 특별히 aggressive한 type이다.
2) Cylindroma, pseudoglandular squamous cell carcinoma, adenoid squamous cell carcinoma, adenoacanthoma of the sweat gland of Lever 등으로 불린다.
3) Perineural invasion, early L/N metastasis, local recur를 하는 경향이 있어 5yr survival rate가 5.5%밖에 되지 않는다.
4) 치료는 radical vulvectomy, bilateral groin dissection, post - op radiation

6 Basal cell carcinoma

1) 전체 외음부암의 2%를 차지한다.
2) 대부분의 병변이 2cm 미만이지만 locally aggressive한 경향을 보이고 regional L/N metastasis는 드물다.
3) Radical local excision이 일반적인 치료방법이다.

7 Verrucous carcinoma

1) Squamous cell carcinoma의 variant이지만 완전히 다른 임상적 특징을 가지고 있다.
2) 자궁경부, 질, 외음부 어느 곳이나 발생할 수 있고 확실하지는 않지만 HPV와 관련성이 있을 수 있다.
3) 대개 폐경 이후에 발생하고 느리게 자라는 특징이 있지만 국소적으로 destruction을 유발하고 뼈까지 전이될 수 있다.
4) Radical local excision이 표준 치료에 해당하고 방사선 치료는 효과가 없다.

8 Vulvar sarcoma

1) Incidence

전체 외음부암의 1.5%를 차지한다.

2) 종류

(1) Leiomyosarcoma

① Vulvar sarcoma 중에서 가장 흔한 type이다.

② 대개 대음순에 발생하고 enlarging, painful mass이다.

③ Radical local excision으로 치료하고 lymphatic metastasis는 흔하지 않다.

(2) Epithelioid sarcoma

주로 하지에 발생하고 외음부에 발생하는 일은 극히 드물다.

(3) Rhabdomyosarcoma

① 유년기에 발생하는 가장 흔한 soft tissue sarcoma이다.

② 항암제 치료와 wide local exision으로 극적인 치료 효과를 보인다.

9 Metastatic tumors of the vulva

1) 전체 vulvar cancer 중에서 8%는 metastatic tumor이다.

2) 가장 흔한 원발 부위는 자궁경부이고, 자궁 내막, 신장, 요도 순서이다.

8.5 Gestational trophoblastic disease

1 Hydatidiform mole

1) Epidemiology

(1) Incidence

① Complete mole : 1/1,945 pregnancy

② Partial mole : 1/695 pregnancy

(2) Risk factor

① Complete mole

- Dietary factor
  - Carotene 섭취가 부족한 경우 complete mole이 증가하는 경향을 보인다.

- Vitamin A가 결핍되어 있는 환자가 많은 지역에서는 molar pregnancy의 빈도가 증가한다.

• Maternal age
- 산모의 나이가 많을수록 complete mole의 발생 빈도가 높아진다.
- 산모 나이가 35세 이상일 경우 complete mole의 빈도가 2배로 높아지고 40세 이상일 경우에는 7.5배로 높아진다.

② Partial mole

• Complete mole과는 다르게 산모의 나이와 dietary factor는 partial mole과는 관련성이 없다.

• 경구 피임약을 복용하거나 불규칙 생리력이 있는 경우 위험성이 높아진다.

2) Complete versus partial hydatidiform mole

표 8-29 Features of complete and partial hydatidiform moles

Features	Complete mole	Partial mole
Fetal or embryonic tissue	Absent	Present
Hydatidiform swelling of chorionic villi	Diffuse	Focal
Trophoblastic hyperplasia	Diffuse	Focal
Scalloping of chorionic villi	Absent	Present
Trophoblastic stromal inclusions	Absent	Present
Karyotype	46, XX(90%) ; 46, XY	Triploid

(1) Complete hydatidiform mole

① Pathology

Chorionic villi의 hydatidiform swelling과 trophoblastic hyperplasia가 특징적이다.

② Chromosomes

• 대부분 46, XX이고 10%에서만 46, XY이다.

• Molar chromosome은 모두 부계에서 기원한 것들이고 많은 경우에서 haploid sperm과 empty ovum이 수정되고 이것이 복제되어 발생한다.

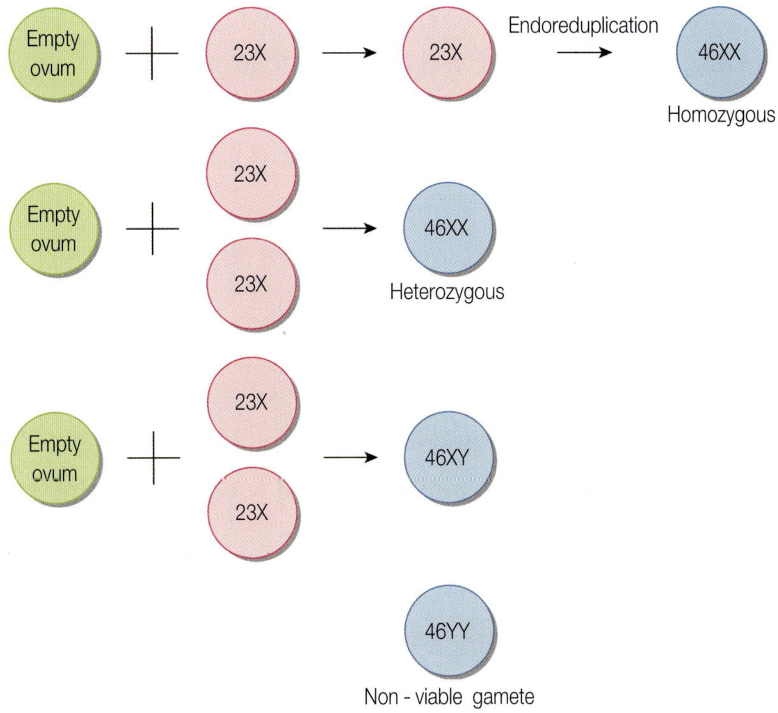

그림 8-24 The karyotype of complete hydatidiform mole.

(2) Partial hydatidiform mole

① Pathology

- Chorionic villi of arying size with focal hydatidiform swelling, cavitation, trophoblastic hyperplasia
- Marked villous scalloping
- Prominent stromal trophoblastic inclusion
- Identifiable embryonic or fetal tissue

② Chromosome

- 대부분 triploid로 69개의 염색체를 가지고 있다.
- 추가적인 haploid set은 대개 부계에서 기원한다.
- 이 경우 태아는 growth restriction, multiple congenital malformation(syndactyly and hydrocephaly)과 같은 전형적인 triploidy의 특징을 보인다.

3) Clinical features

(1) Complete hydatidiform mole

① Vaginal bleeding

- 가장 흔한 증상으로 84%의 환자가 경험한다.
- 5%의 환자는 상당량의 출혈로 인하여 빈혈을 겪는다.

② Excessive uterine size

- 재태 연령과 비교해 보았을 때 과도하게 자궁이 확장된다.
- 전체 환자의 28%가 경험한다.
- 부분적으로 trophoblast의 overgrowth가 자궁 확장의 원인이 되기 때문에 hCG의 증가와 자궁 확장과는 상관관계가 있다.

③ Preeclampsia

- Complete mole 환자의 27%에서 발견된다.
- Convulsion이 나타나 eclampsia로 진행되는 경우는 거의 없다.
- Excessive uterine size와 markedly elevated hCG를 가진 환자에서만 나타난다.

④ Hyperemesis gravidarum

- 8%의 환자에서 발생한다.
- 심각한 전해질 불균형이 나타나면 정맥 내 수액 치료가 필요할 수 있다.

⑤ Hyperthyroidism

- hCG 수치가 매우 높은 환자에서만 발생하고 드물게 나타난다.
- Tachycardia, warm skin, tremor가 유발될 수 있다.
- 마취나 수술 과정이 thyroid storm을 촉진할 수 있으므로 갑상선 기능 항진증이 의심된다면 molar evacuation을 시행하기 이전에 β-adrenergic blocking agent를 사용한다.

⑥ Trophoblastic embolization

- Excessive uterine size와 markedly elevated hCG를 가진 환자에서 발생하고 드물게 나타난다.
- Molar evacuation 이후에 흉통, dyspnea, tachypnea, tachycardia와 더불어 호흡 곤란이 나타난다면 의심한다.
- 이학적 검사에서 diffuse rale이 들리고 흉부 X-ray 촬영에서 bilateral pulmonary infiltrate가 나타난다.

⑦ Theca lutein ovarian cysts

- Complete mole을 가진 환자의 반수 이상에서 6cm 이상의 theca lutein cyst가 발생한다.
- 높은 hCG 수치로 인해 ovarian hyperstimulation이 유발되어 발생한다.
- Molar evacuation 이후 2~4개월 이내에 spontaneous regression된다.

(2) Partial hydatidiform mole

① Complete mole과는 달리 특별한 clinical feature를 갖지 않는 경우가 많다.

② Incomplete 혹은 missed abortion으로 curettage를 시행한 산모의 조직 검사에서 우연히 진단되는 경우가 많다.

4) Natural history

(1) Complete hydatidiform mole

① Evacuation 이후 postmolar tumor의 발생 빈도

Complete mole은 evacuation이후 15%는 local uterine invasion이 발생하고 4%에서는 전이된다.

② High risk for developing postmolar tumor

- hCG level >100,000mIU/ml
- Excessive uterine enlarge
- Theca lutein cyst 6cm in diameter
- Older age

(2) Partial hydatidiform mole

① Partial mole환자의 2~4%는 persistent tumor를 가진다.

② 대부분의 경우 전이는 없고 remission을 위한 항암치료가 필요하다.

③ Complete mole과는 달리 특별한 clinical risk factor는 없다.

5) Diagnosis

(1) Complete mole

① Ultrasonography가 reliable하면서도 sensitive한 진단적 도구이다.

② 특징적인 vesicular pattern의 "snow - storm" appearance가 나타난다.

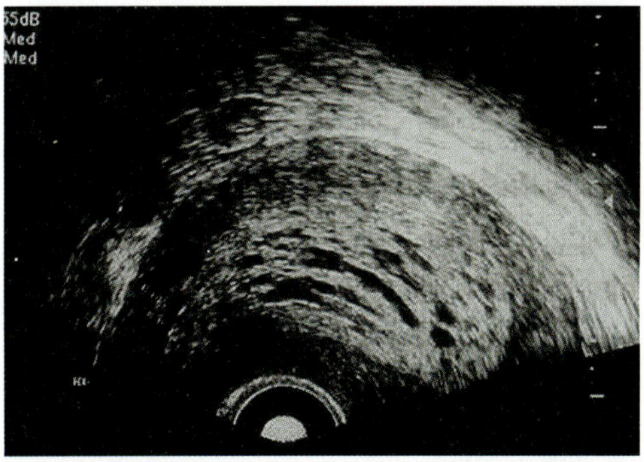

그림 8-25 Complete mole의 초음파 소견.

(2) Partial mole

① 초음파 소견에서 placental tissue내에 local cystic space가 나타난다.

② Gestational sac의 transverse diameter가 증가한다.

③ Criteria가 만족될 경우 positive predictive value가 90%이다.

6) Treatment

(1) Hysterectomy

① 환자가 surgical sterilization을 원할 때 시행한다.

② Prominent theca lutein cyst가 존재한다 하더라도 난소는 보존하는 것이 원칙이며 큰 난소 낭종이 있을 경우에는 aspiration할 수 있다.

③ Hysterectomy를 시행한다 하더라도 추후 전이될 수 있기 때문에 주기적인 외래 진료와 hCG follow-up이 필요하다.

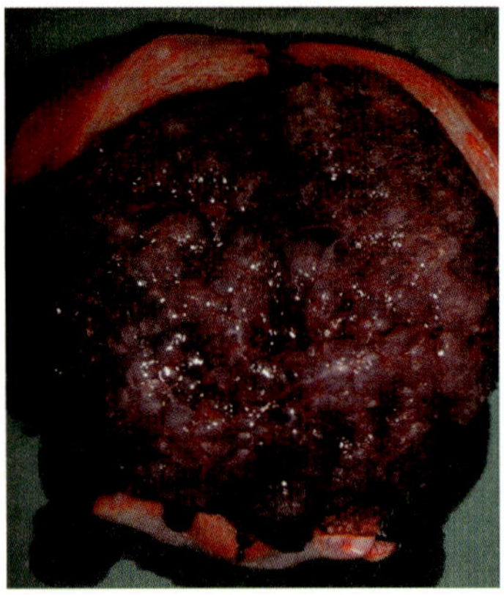

그림 8-26 Mole의 수술 소견.

(2) Suction curettage

① Indication

환자가 가임력을 보존하기 원하는 경우 uterine size와는 상관없이 선호하는 방법이다.

② 시행 순서

- Oxytocin infusion : anesthesia induction 전에 시작한다.
- Cervical dilation : 자궁 내강에 고여 있던 혈액이 흘러나와 출혈양이 증가할 수 있다.
- Suction curettage : 자궁 크기가 급속히 줄어들고 출혈이 멈추게 된다.
- Sharp curettage : residual molar tissue를 제거하는 과정이다.

③ 주의점

Trophoblast는 RhD factor를 표현하기 때문에 Rh(−)인 산모는 evacuation을 시행하기 이전에 미리 Rh immunoglobulin을 맞아야 한다.

(3) Prophylactic chemotherapy

① Persistent tumor가 발생할 확률은 20%에 불과하므로 evacuation 이후의 예방적 항암제의 사용은 controversial하다.

② 예방적 항암제를 사용할 경우 전이를 예방할 수 있을 뿐만 아니라 local uterine invasion의 incidence와 morbidity도 감소시킬 수 있다.

③ hCG의 지속적인 follow - up이 불가능한 postmolar tumor 발생 고위험군 환자의 경우 예방적 항암제를 사용할 수 있다.

7) Follow − up

(1) hCG

① 3주 동안 연속적으로 정상 범위를 보일 때까지 매주 측정한다.

② 이후에는 6개월 동안 연속적으로 정상 범위를 보일 때까지 매월 측정한다.

③ 첫 번째로 정상 수치에 도달하는 평균 기간은 약 9주이다.

④ Follow - up이 완료되면 임신을 시도할 수 있다.

⑤ hCG가 측정이 되지 않는 수준에 도달한 환자의 경우 종양이 재발할 확률은 거의 없다.

(2) Contraception

① 피임 기간

Evacuation 이후 hCG follow - up이 완료될 때까지 지속적으로 피임을 한다.

② 피임 방법

- 경구 피임약 혹은 콘돔 등의 barrier method를 사용한다.
- IUD는 uterine perforation의 위험성 때문에 사용하지 않는다.

2 Gestational trophoblastic neoplasia(GTN)

1) 분류

(1) Nonmetastatic disease(locally invasive GTN)

① 전구 병변

- Molar pregnancy

Complete mole로 evacuation을 시행한 환자의 15%에서 발생한다.

- Nonmolar pregnancy
  Mole을 제외한 일반적인 어떠한 형태의 gestation에서도 드물게 발생할 수 있다.

② 증상

- Irregular vaginal bleeding
- Theca lutein cyst
- Uterine subinvolution or asymmetric enlargement
- Persistently elevated β-hCG level

③ Histology

- Molar evacuation 이후에 발생하는 persistent GTN는 hydatidiform mole이나 choriocarcinoma의 형태로 나타난다.
- Nonmolar pregnancy 이후에 발생하는 persistent GTN는 항상 choriocarcinoma의 형태로 나타난다.

(2) Metastatic disease

① 전구 병변

- Molar pregnancy
  Complete mole로 evacuation을 시행한 환자의 4%에서 발생한다.
- Nonmolar pregnancy
  Mole을 제외한 일반적인 어떠한 형태의 gestation에서도 발생할 수 있고 molar pregnancy에서 발생하는 경우보다 더 흔하다.

② 증상

Spontaneous bleeding at metastatic foci

③ Histology

일반적으로 choriocarcinoma의 형태로 나타나고 early vascular invasion, wide-spread dissemination을 볼 수 있다.

④ 전이 부위

- Lung
  - 진단 당시 전체 환자의 80%는 이미 폐로 전이되어 있다.
  - Chest pain, cough, hemoptysis, dyspnea 등의 증상이 발현될 수 있다.
  - "Snowstorm" pattern을 보여주는 전형적인 흉부 X-ray 소견이 특징적이다.
  - Trophoblastic emboli에 의해 arterial occlusion이 발생하면서 이차적으로 pulmonary hypertension이 발생할 수 있다.

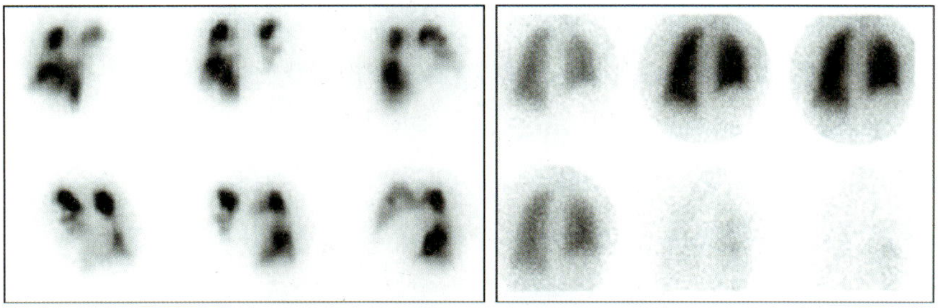

그림 8-27 Lung scan of choriocarcinoma.

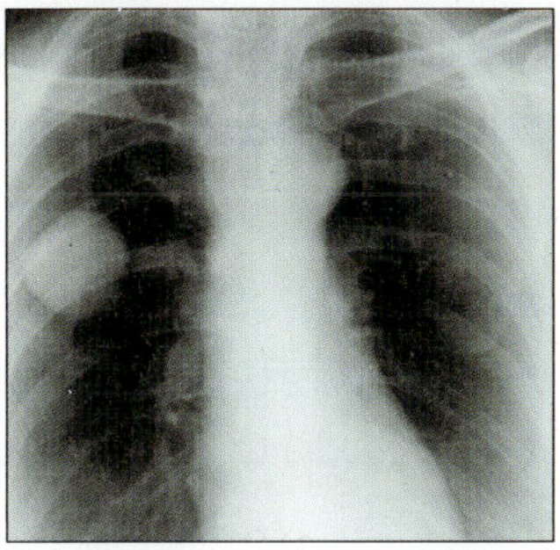

그림 8-28 Chest X-ray.

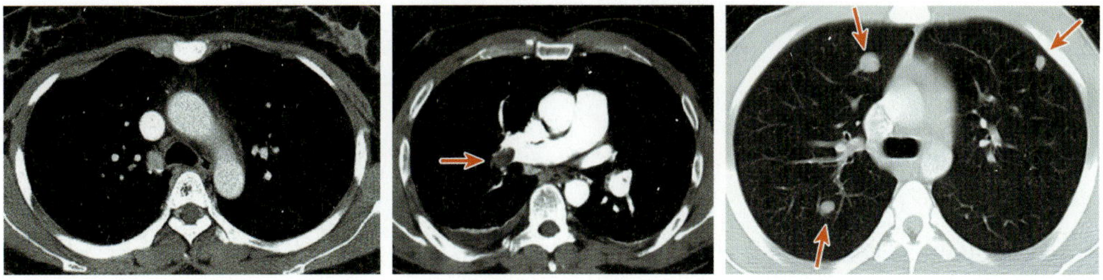

그림 8-29 CT.

- Vagina
  - 전체 환자의 30%는 질로 전이된다.
  - 혈관이 매우 풍부하기 때문에 biopsy를 시행할 때 주의해야 한다.
- Liver
  - 전체 환자의 10%는 간으로 전이된다.
  - 진단이 지연되거나 tumor burden이 광범위한 경우에 발생한다.
- CNS
  - 전체 환자의 10%는 brain으로 전이된다.
  - 대부분 advanced disease를 가진 환자에서 발생하고 spontaneous hemorrhage가 발생할 경우 acute focal neurologic deficit을 유발할 수 있다.

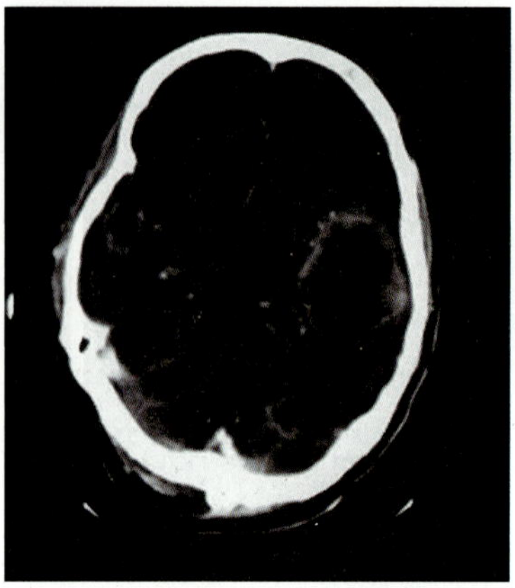

그림 8-30 Brain CT.

(3) Placental - site trophoblastic tumor

① Choriocarcinoma의 variant로 주로 intermediate trophoblast로 구성된 종양이다.

② 종양 크기에 비해서 적은 양의 hCG와 hPL(human placental lactogen)을 분비한다.

③ 대개는 자궁에 국한되는 경향을 보이고 시간이 지나서야 전이되는 특징을 보인다.

④ 다른 GTN와는 다르게 항암제 치료에 저항성을 보인다.

2) Staging

(1) 분류 기준

FIGO system을 사용한다.

(2) 분류

① Stage I

지속적으로 hCG 수치가 높으면서 병변이 자궁에 국한된 경우를 말한다.

② Stage II

질이나 골반 내로 전이된 경우를 말한다.

③ Stage III

- Genital tract의 병변 존재 여부와는 상관없이 폐 전이 병변을 가지고 있는 경우를 말한다.
- hCG 수치가 증가하면서 흉부 X - ray 촬영에서 폐의 병변이 관찰되면 진단할 수 있다.

표 8-30 Staging of gestational trophoblastic tumors

Stage I	*Disease confined to uterus*
Stage II	*Gestational trophoblastic tumor extending outside uterus but limited to genital structures(adnexa, vagina, broad ligament)*
Stage III	*Gestational trophoblastic disease extending to lungs with or without known genital tract involvement*
Stage IV	*All other metastatic sites*

④ Stage IV

- Brain, liver, kidney, gastrointestinal tract와 같은 폐 이외 부위에 전이가 있는 경우를 말한다.
- 대개 항암제에 저항성을 보이고 nonmolar pregnancy 이후에 진행하는 경향을 보인다.

3) Prognostic scoring system

표 8-31 Scoring system based on prognostic factors[a]

	0	1	2	4
Age(years)	≤ 39	> 39		
Antecedent pregnancy	Hydatidiform mole	Abortion	Term	
Interval between end of antecedent pregnancy and start of chemotherapy (months)	< 4	4~6	7~12	> 12
Human chorionic gonadotropin(IU/L)	$< 10^3$	$10^3 \sim 10^4$	$10^4 \sim 10^5$	$> 10^5$
ABO groups		O or A	B or AB	
Largest tumor, including uterine(cm)	< 3	3~5	≥ 5	
Site of metastasis		Spleen, kidney	Gastrointestinal tract	Brain, liver
Number of metastasis		1~4	5~8	8
Prior chemotherapy			1drug	≥ 2drugs

[a] The total score for a patient is obtained by adding the individual scores for each prognostic factor. Total score : < 7, low risk; ≥ 7, high risk.

(1) 배경

① GTT 치료에 있어 항암제 치료는 매우 중요하다. 따라서 적당한 항암제 치료제를 선택하고 약제의 저항성을 예측하는 것은 매우 큰 의미가 있다.

② 환자를 평가하여 여러 예후 인자들에 대한 점수를 매긴 후 각각을 모두 더하면 prognostic score가 된다. 이 점수를 통해 환자의 항암제 반응성을 어느 정도 예측할 수 있다.

(2) 해석

Prognostic score가 7점 이상일 경우 환자는 high risk로 분류되고 intensive combination chemotherapy가 필요하다.

4) Diagnostic evaluation

(1) Pretreatment evaluation

① Complete history and physical examination

② serum hCG 측정

③ Hepatic, thyroid, and renal function test

④ CBC 측정

(2) Metastatic workup

① Chest radiograph or computed tomography(CT)

- Pelvic examination과 흉부 방사선 소견이 음성일 경우 다른 부위의 전이는 잘 일어나지 않는다.
- Nonmetastatic disease라고 생각되는 환자의 40%에서 chest CT를 시행할 경우 micrometastasis가 발견된다.

② Ultrasonography or CT scan for abdomen and pelvis

Pelvic ultrasonography는 extensive trophoblastic uterine involvement를 진단하는데 유용하다.

③ CT or MRI scan of head

Brain CT가 정상인 경우 cerebral involvement를 배제하기 위해 CSF를 채취하여 hCG 수치를 측정한다. 만약 plasma/CSF hCG ratio가 60 미만일 경우 cerebral metastasis를 의심한다.

5) Management of persistent GTT

표 8-32 Protocol for treatment of gestational trophoblastic tumor

Stage	Risk		Treatment
Stage Ⅰ		Initial	Single – agent chemotherapy or hysterectomy with adjunctive chemotherapy
		Resistant	Combination chemotherapy Hysterectomy with adjunctive chemotherapy Local resection Pelvic infusion
Stage Ⅱ and Ⅲ	Low risk[a]	Initial	Single – agent chemotherapy
		Resistant	Combination chemotherapy
	High risk[a]	Initial	Combination chemotherapy
		Resistant	Second – line combination chemotherapy
Stage Ⅳ		Initial	Combination chemotherapy
		Brain	Whole – heat irradiation(3,000cGy) Craniotomy to manage complications
		Liver	Resection to manage complications
		Resistant[a]	Second – line combination chemotherapy Hepatic arterial infusion

[a] Local resection optional.

(1) Low - risk nonmetastatic disease(Stage Ⅰ)

① Hysterectomy plus chemotherapy

- 더 이상 임신을 원하지 않는 경우 일차 치료이다.
- Stage Ⅰ placental - site trophoblastic tumor의 경우 항암제 치료에 대한 저항성이 크기 때문에 hysterectomy를 시행한다.

② Chemotherapy alone

- 가임력을 유지해야 하는 경우 single agent chemotherapy가 가장 적합한 치료이고 90% 이상에서 complete remission을 유도할 수 있다.
- Single agent에 반응하지 않는 경우 combination chemotherapy를 시행할 수 있다. 만약 이것에도 반응하지 않고 꼭 가임력을 유지해야 한다면 local uterine resection을 시행할 수 있다.

(2) Low - risk metastatic GTN(Stage Ⅱ and Ⅲ)

① Vaginal and pelvic metastasis

- Low - risk patient

Single - agent chemotherapy만으로도 80%의 remission rate를 가진다.

- High - risk patient

  Primary intensive combination chemotherapy를 시행한다.

② Pulmonary metastasis

- Stage II의 치료 원칙과 비슷하다.
- Intensive chemotherapy를 시행한 후에도 persistant viable pulmonary metastasis가 존재할 경우 thoracotomy를 시행할 수 있다.

③ Hysterectomy

- Uterine hemorrhage 혹은 sepsis를 동반한 metastatic disease를 가지고 있는 환자는 자궁 적출술을 치료 과정에 포함시킨다.
- Extensive uterine tumor를 가지고 있는 경우 tumor burden을 감소시켜 항암제 치료 횟수를 줄일 목적으로 자궁 적출술을 시행한다.

④ Follow - up

- 3주 연속으로 정상수치를 보일 때 까지 매주 hCG측정
- 이후, 12달 연속으로 정상수치를 보일 때 까지 매달 hCG측정
- Follow - up 동안 피임

(3) High - risk metastatic GTN(Stage II - IV)

① 치료 원칙

Primary intensive combination chemotherapy and selective use of radiation therapy and surgery

② Hepatic metastasis

- 간으로 전이가 되었을 경우 치료가 쉽지 않다.
- Combination chemotherapy로 치료하는 것이 원칙이지만 잘 듣지 않는 경우 수술적 절제 혹은 embolization 등의 방법을 사용할 수 있다.

③ Cerebral metastasis

- Combination chemotherapy와 whole brain irradiation을 시행한다.
- Intensive combination chemotherapy와 intrathecal methotrexate(MTX)로 치료하기도 한다.
- Acute decompression 혹은 bleeding control이 필요한 경우에 craniotomy를 시행할 수도 있다.

④ Stage IV

- β - hCG 수치가 3주간 연속적으로 정상이 될 때까지 매주 측정
- 이후에는 β - hCG 수치가 24개월간 연속적으로 정상이 될 때까지 매월 측정
- Late recurrence의 위험이 있기 때문에 지속적인 gondotropin F/U이 필요

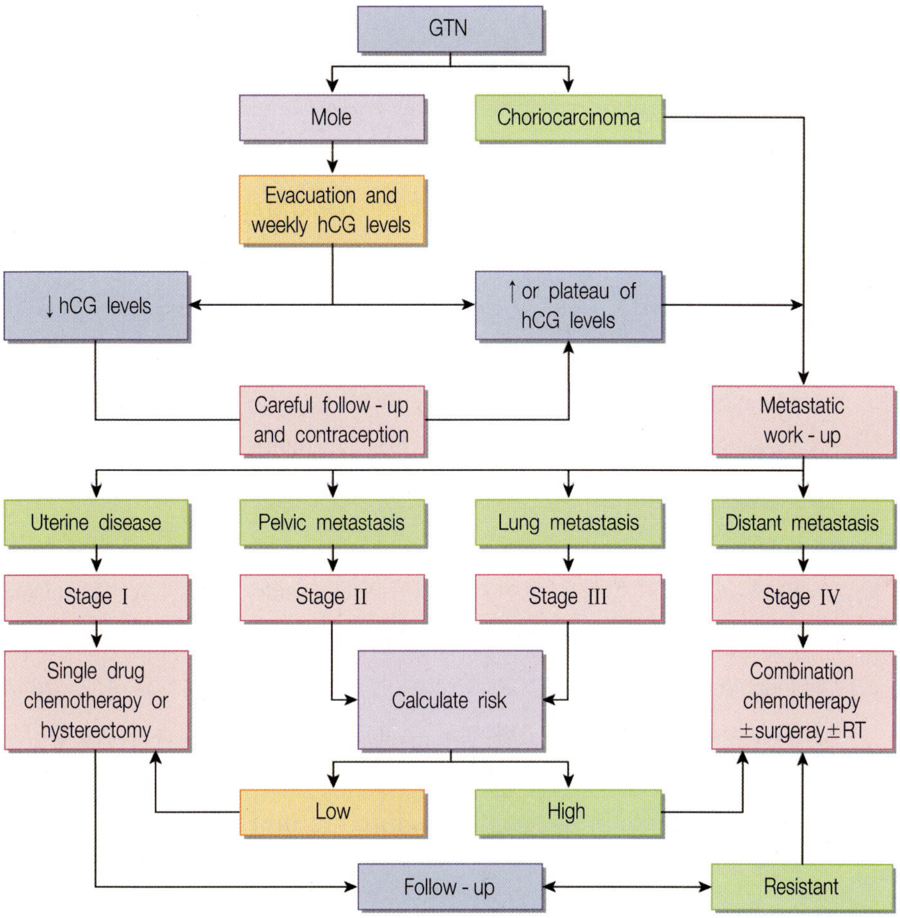

그림 8-31 Algorithm for the management of persistent gestational trophoblastic tumor. GTN, gestational trophoblastic neoplasia; hCG, human chorionic gonadotropin; RT, radiotherapy.

3 Chemotherapy

1) Single – agent treatment

(1) 약제 종류

① Actinomycin - D(Act - D)

② Methotrexate with folinic acid(MTX - FA)

(2) 항암제 저항성과 관련된 요인

① Choriocarcinima

② Metastasis

③ 치료 이전의 hCG 수치가 50,000mIU/mL 이상인 경우

2) Combination chemotherapy

(1) 약제 종류

① Triple therapy

- MTX, Act - D, cyclophosphamide를 같이 사용하는 요법을 말한다.
- Remission rate가 떨어지기 때문에 잘 사용하지는 않는다.

② EMA - CO

- Etoposide, MTX, Act - D, cyclophosphamide, vincristine을 같이 사용하는 요법을 말한다.
- Remission rate가 높고 toxicity가 거의 없기 때문에 high - risk prognostic score의 metastasis 병변을 가지고 있는 환자에서 선호되는 치료법이다. 가장 많이 사용된다.

③ EMA - EP

EMA - CO에 저항성을 보이는 환자들은 etoposide, MTX, Act - D, cisplatin을 사용한 EMA - EP로 효과적으로 치료될 수 있다.

(2) Duration of therapy

① hCG 수치가 연속적으로 3번 정상 수치를 보일 때까지 지속적으로 항암치료를 시행한다.

② 이후에도 재발을 방지하기 위하여 적어도 두 번의 추가적인 항암치료를 시행한다.

4 Subsequent pregnancies

1) Pregnancy after H – mole

(1) 치료가 종료된 후 임신을 시도해 볼 수 있고 특별히 합병증의 빈도가 증가하지는 않는다.

(2) Molar pregnancy를 경험한 환자는 다음 임신에 molar disease를 가질 확률이 1~1.5% 정도로 증가한다.

(3) Molar pregnancy를 경험한 환자가 임신했을 경우, first trimester에 초음파를 시행하여 정상적인 gestational development가 이루어지고 있는지 확인하고 분만 6주 후에 hCG를 측정하여 occult trophoblastic neoplasia가 존재하는지를 알아본다.

2) Pregnancy after persistent GTT

Persistent GTT로 항암치료를 시행하여 성공적으로 치료된 후에는 임신을 시도해 볼 수 있고 특별히 합병증이나 congenital anomaly의 빈도가 증가하지는 않는다.

8.6 Breast cancer

1 Epidemiology

1) 전체 여성암의 1/3을 차지한다.
2) 최근 빈도가 지속적으로 증가하고 있지만 mortality rate는 감소하고 있다.
3) 25세 미만에 발병하는 경우는 전체의 1% 미만이고 30세 이후에 발생 빈도가 급격히 증가하고 나이에 따라 발병 빈도가 증가하는 경향을 보인다.

2 Predisposing factors

1) Family history

(1) Incidence

① 전체 유방암 환자 중에 20~30%는 family history가 있다.

② 어머니 혹은 자매가 unilateral breast cancer를 폐경 전에 앓았을 경우 30%의 확률로 유방암에 이환될 수 있다.

③ 어머니 혹은 자매가 bilateral breast cancer를 폐경 전에 앓았을 경우 40~50%의 확률로 유방암에 이환될 수 있다.

(2) 유전성 유방암

① 전체 유방암 환자 중에 5~10%는 유전성 유방암이다.

② Autosomal dominant로 유전되고 가장 흔한 관련 유전자는 BRCA1과 BRCA2 gene이다.

③ 이러한 유전자들에 mutation이 있을 경우 유방암이 발생할 확률은 35~85%에 달하고 난소암의 발생확률도 높다.

④ 강력히 의심되는 경우 반드시 genetic testing을 시행해야 한다.

2) Diet, obesity, alcohol

(1) 고지방 섭취를 할 경우 유방암의 발병 확률이 높아진다.

(2) 알콜과 유방암의 관계는 확실하지는 않지만 와인을 많이 섭취할 경우 유방암의 위험성이 높아진다는 것은 알려져 있다.

3) Reproductive and hormone factors

(1) 유방암의 위험성을 높이는 요인

① Early menarchy

② 늦은 시기에 첫 아이를 낳는 경우

③ 경구피임약 복용 : 10년간 복용을 중지하면 위험성은 없어진다.

④ Combined estrogen - progesterone therapy

(2) 유방암의 위험성을 낮추는 요인

① Early menopause

② Artificial menopause from oophorectomy

③ Multiparous

(3) 유방암과 관련성이 없는 요인

① Irregular menstruation

② Duration of mense

③ Lactation 여부

4) History of cancer

(1) 이전에 유방암을 앓은 병력이 있는 경우 50%의 확률로 microscopic cancer, 20～25%의 확률로 반대쪽 유방암이 생길 위험성이 있다.

(2) 자궁내막암, 난소암, 대장암을 앓은 병력이 있는 경우에도 유방암 발생 위험성이 높아진다.

3 Diagnosis

1) 임상적 특징

(1) 유방암은 유방 조직이 풍부한 upper outer quadrant에서 가장 흔히 발생한다.

(2) 유방암은 환자 자신이 스스로 발견하는 경우가 많다.

2) Screening

(1) Standard method

① Mammography and physical examination

② 이 두 가지 검사는 서로 상호 보완적이라서 mammography에서 발견된 유방암의 10～50%는 촉진되지 않고 physical examination으로 만져지는 유방암의 10～20%는 mammography에서 보이지 않는다.

③ 종양은 dense, nodular breast를 가지고 있는 젊은 여성보다는 fatty breast를 가지고 있는 노년층에서 훨씬 잘 만져진다.

(2) 목적

① 1cm 이하의 종양을 조기에 발견하여 완치율을 증가시키는 것이다.

② 50세 이상에서 annual screening mammography를 시행했을 경우 mortality가 20~30% 정도 감소한다.

(3) Recommendation

40세가 넘은 여성은 clinical breast exam, breast self-examinatino와 더불어 yearly screening mammography를 시행하도록 추천한다.

표 8-33 Screening recommendations

Bilateral mammograms	*Beginning at age 40* yearly mammogram 환자 상태가 좋은 동안 계속해서 촬영하도록 한다.
Self-examination	*An option for women starting in their 20s.* 여성은 self examination의 이점과 한계를 알고 있어야 하며, 유방에 변화가 있을 경우 전문가와 상담 받도록 한다.
Clinical breastexamination	*Age 20~40* exam by physician every 3years, annually if positive history (May do annually if there is a positive family history) *Age ≥40* exam by physician every year *Tumor markers CA27-29, CA15-3,* not recommended as screening tests
Breast MRI	*High risk women(greater than 20% lifetime risk)* 매년 MRI와 mammography를 받아야 한다. *Medium risk women(greater than 15~20% lifetime risk)* 개인적인 이익과 손해를 따져 전문가와 상담해 MRI와 mammography를 받을지 결정한다. *Low risk women(greater than 15% lifetime risk)* 추가적인 MRI screen을 받을 필요가 없다.

3) Symptom and sign

(1) Area of thickening amid normal nodularity

(2) Skin dimpling

(3) Nipple retraction

(4) Skin erosion

4) Biopsy

(1) 임상적 의미

① 유방암의 확진 방법이다.

② 임상적으로 악성으로 의심되는 병변의 30~40%는 조직학적 검사에서 양성으로 나온다.

(2) 방법

① Fine-needle aspiration cytology(FNAC)

- Palpable lesion이 있을 때 시행한다.

• 매우 높은 진단적 정확성을 가지고 있다.
• 10~15%의 위음성률과 1% 미만의 위양성률을 보인다.

② Core - needle biopsy(CNB)

• 촉지되는 병변뿐만 아니라 촉지되지 않는 병변에서도 시행할 수 있다.
• FNAC에 비해 더 많은 조직을 획득할 수 있는 장점이 있다.
• 만져지지 않는 병변의 경우 mammographic/US guidance하에 바늘을 병변 안으로 삽입하고 종양의 중심 조직을 채취한다.
• Estrogen, progesterone receptor와 Her - 2/neu를 검사할 수 있기 때문에 cystic mass aspiration이 아닌 이상 FNAC보다 선호된다.

③ Open biopsy

CNB의 결과가 음성으로 나오거나 임상적 소견과 맞지 않는 경우 시행한다.

4 Pathology and natural history

1) Pathology

(1) 분류

① In situ tumor

• Ductal carcinoma in situ
• Lobular carcinoma in situ

② Invasive tumor

• Infiltrating ductal carcinoma(80%)
• Infiltrating lobular carcinoma(10%)
• Special variant of infiltrating ductal carcinoma(10%)

(2) 각론

① Invasive ductal carcinoma

• Invasive tumor의 80%를 차지한다.
• Stellate density나 microcalcification과 같은 특징적인 mammography 소견을 볼 수 있다.

② Special types of infiltrating ductal carcinoma

• Medullary carcinoma
  - 전체 유방암의 5~8%를 차지한다.
  - 느리게 자라고 다른 형태의 악성 종양보다 덜 aggressive한 경향을 보인다.
• Mucinous(colloid) carcinoma
  - 전체 유방암의 5%를 차지한다.

- 종양의 육안 소견은 젤라틴처럼 보이지만 현미경으로 보면 acellular하다.

• Infiltrating comedo carcinoma

전체 유방암의 1% 미만을 차지한다.

• Papillary carcinoma

• Tubular carcinoma

- 전체 유방암의 1～2%를 차지한다.
- Well - differentiated breast cancer로 infiltrating ductal carcinoma에 비해 양호한 예후를 보인다.

• Adenoid cystic carcinoma

2) Growth pattern

(1) 유방암의 growth potential은 환자에 따라 다르다.

(2) 유방암의 doubling time은 급격히 자라는 종양에서는 몇 주 정도이고 천천히 자라는 종양에서는 몇 개월 혹은 몇 년 정도이다.

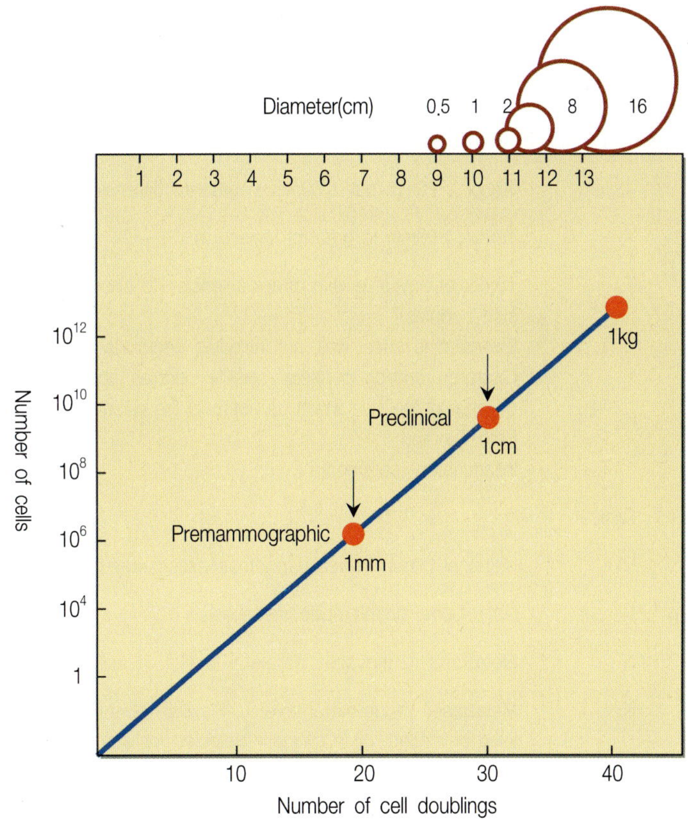

그림 8-32 Growth rate of breast cancer indicating long preclinical phase.

(3) 100일의 doubling time을 가지고 있는 종양이 1cm가 되기까지는 약 8년의 세월이 걸린다.

(4) 유방암은 여러 장기로 전이될 수 있고 원격 전이 환자의 85%에서 뼈, 폐, 간 전이를 볼 수 있다.

3) Staging

TNM system을 사용한다.

표 8-34 Tumor - Nodes - Metastasis(TNM) system for staging of breast cancer

Primary tumor(T)	TX	Primary tumor cannot be assessed
	T_0	No evidence of primary tumor
	Tis	Carcinoma in situ
	Tis(DCIS)	Ductal Carcinoma in situ
	Tis(LCIS)	Lobular Carcinoma in situ
	Tis(Paget)	Paget disease of the nipple with no tumor
	T_1	Tumor $\le$20mm in greatest dimension
	T_{1mi}	Tumor $\le$1mm in greatest dimension
	T_{1a}	Tumor >1mm but $\le$5mm in greatest dimension
	T_{1b}	Tumor >5mm but $\le$10mm in greatest dimension
	T_{1c}	Tumor >10mm but $\le$20mm in greatest dimension
	T_2	Tumor >20mm but $\le$50mm in greatest dimension
	T_3	Tumor >50mm in greatest dimension
	T_4	Tumor of any size with direct extension to chest wall or skin(ulceration or skin nodules)
	T_{4A}	Extension to chest wall, not including pectoralis muscle adherence/invasion
	T_{4B}	Ulceration and/or ipsilateral satellite nodules and/or edema(including peau d'orange)of the skin which do not meet the criteria for inflammatory carcinoma
	T_{4C}	Both T_{4A} and T_{4B}
	T_{4D}	Inflammatory carcinoma
Lymph node(N)	Clinical	
	N X	Regional lymph nodes cannot be assessed(e.g., previously removed)
	N_0	No regional lymph node metastasis
	N_1	Metastasis to movable ipsilateral level I, II axillary·lymph node(s)
	N_2	Metastases in ipsilateral level I, II axillary lymph node(s) that are clinically fixed or matted, or in clinically detected ipsilateral internal mammary nodes in the absence of clinically evident axillary lymph node metastases
	N_{2b}	Metastasis only in clinically detected ipsilateral internal mammary nodes and in the absence of clinically evident level I, II axillary lymph node metastasis

표 8-34 Tumor - Nodes - Metastasis(TNM) system for staging of breast cancer (계속)

Lymph node(N)	N_3	Metastases in ipsilateral infraclavicular(level III axillary) lymph node(s) with or without level I, II axillary lymph node involvement; or in clinically detected ipsilateral internal mammary lymph nodes and with clinically evident level I, II axillary lymph node metastasis; or metastasis in ipsilateral supraclavicular lymph nodes with or without axillary or internal mammary lymph node involvement
	N_{3a}	Metastases in ipsilateral infraclavicular lymph nodes
	N_{3b}	Metastases in ipsilateral internal mammary lymph nodes and axillary lymph nodes
	N_{3c}	Metastases in ipsilateral supraclavicular lymph node(s)
Pathologic classification(pN)	PN X	Regional lymph nodes cannot be assessed(e.g., previously removed or not removed for pathologic study)
	pN_0	No regional lymph node metastasis histologically
	$pN_{0(i-)}$	No regional lymph node metastasis histologically, negative IHC
	$pN_{0(i+)}$	Malignant cells in regional lymph node(s) no greater than 0.2mm(detected by H&E or IHC includint ITC)
	$pN_{0(mol-)}$	No regional lymph node metastasis histologically, negative molecular findings (RT – PCR)
	$pN_{0(mol+)}$	Positive molecular findings(RT–PCR), but no regional lymph node metastases detected by histology or IHC
	pN_1	Micrometastases; or metastases in 1 to 3 axillary lymph nodes; and/or in internal mammary nodes with metastases detected by sentinel lymph node biopsy bue not clinically detected
	pN_{1mi}	Micrometastasis(>0.2mm and/or more than 200 cells, none > 2.0mm)
	pN_{1A}	Metastasis in 1 to 3 axillary lymph node(s), at least one metastasis >2.0 mm
	pN_{1B}	Metastasis in internal mammary nodes with micrometastases or macrometasteses detected by sentinel lymph node dissection but not clinically detected
	pN_{1C}	Metastasis in 1 to 3 axillary lymph node(s), and in internal mammary nodes with micrometastases or macrometastases detected by sentinel lymph node dissection but not clinically detected
	pN_2	Metastasis in 4 to 9 axillary lymph nodes, or in clinically apparent internal mammary lymph nodes in the absence of axillary lymph node metastasis
	pN_{2a}	Metastasis in 4 to 9 axillary lymph nodes(at least 1tumor deposit>2.0mm)
	pN_{2b}	Metastasis in clinically detected internal mammary lymph nodes in the absence of axillary lymph node metastasis
Pathologic classification(pN)	pN_3	Metastasis in 10 or more axillary lymph nodes, or in infraclavicular(level III axillary) lymph nodes, or in clinically detected ipsilateral internal mammary nodes in the presence of 1 or more positive level I, II axillary nodes; or in more than 3 axillary nodes and in internal mammary lymph nodes with micrometastases or macrometastases detected by sentinel lymph node biopsy bue not clinically detected; or in ipsilateral supraclavicular lymph nodes

표 8-34 Tumor - Nodes - Metastasis(TNM) system for staging of breast cancer (계속)

Pathologic classification(pN)	pN_{3a}	Metastasis in 10 or more axillary lymph nodes(at least one tumor deposit greater than 2.0mm), or metastasis in infraclavicular(level III axillary) lymph nodes
	pN_{3b}	Metastasis in clinically detected ipsilateral internal mammary nodes in the presence of 1 or more positive axillary nodes; or in more than 3 axillary nodes and in internal mammary nodes with microscopic disease detected by sentinel lymph node dissection but not clinically detected
	pN_{3c}	Metastasis in ipsilateral supraclavicular node(s)
Distant metastasis(M)	M_0	No clinical or radiologic evidence of distant metastasis
	$cM_{0(i+)}$	No clinical or radiographic evidence of distant metastases, but deposits of molecularly or microscopically detected tumor cells in circulating blood, bone marrow, or other nonregional nodal tissue that are no larger than 0.2mm in a patient without symptons or sings or metastases
	M_1	Distant detectable metastases as determined by classic clinical and radiographic means and/or histologically proven larger than 0.2 mm

표 8-35 Staging of breast carcinoma

	TNM classification[a]		
	Tumor	Node	Metastasis
Stage 0	Tis	N_0	M_0
Stage IA	T_1*	N_0	M_0
Stage IB	T_0	N_{1mi}	M_0
	T_1*	N_{1mi}	M_0
Stage IIA	T_0	N_1**	M_0
	T_1*	N_1**	M_0
	T_2	N_0	M_0
Stage IIB	T_2	N_1	M_0
	T_3	N_0	M_0
Stage IIIA	T_0	N_2	M_0
	T_1*	N_2	M_0
	T_2	N_2	M_0
	T_3	N_1	M_0
	T_3	N_2	M_0
Stage IIIB	T_4	N_0	M_0
	T_4	N_1	M_0
	T_4	N_2	M_0
Stage IIIC	Any T	N_3	M_0
Stage IV	Any T	Any N	M_1

* T_1 includes T_{1mic}

** T_0 and T_1 tumors with nodal micrometastases only are excluded from stage IA and are classified stage IB

5 Treatment

1) Radical mastectomy

Entire breast, underlying pectoralis muscle, axillary lymph node를 제거한다.

2) Modified radical mastectomy

(1) Radical mastectomy와 비슷하나 pectoralis major muscle을 보존한다는 점에서 차이가 있다.

(2) Radical mastectomy와 비교하였을 때 생존율은 차이가 없으면서 훨씬 좋은 functional outcome을 보이고 미용 효과가 우수하여 현재는 대부분 modified radical mastectomy를 시행한다.

3) Total mastectomy

(1) Entire breast, nipple, areolar complex를 제거한다.

(2) Underlying muscle을 보존하고 의도적인 axillary lymph node excision을 시행하지 않는다는 점에서 radical mastectomy와 차이가 있다.

(3) Axillary recurrence가 흔하다.

4) Skin-sparing and nipple-sparing mastectomy

(1) 점점 많은 수의 환자들이 early small cancer혹은 genetic mutation으로 인한 prophylactic mastectomy를 받고 있다.

(2) 연구가 진행되고 있으며 retrospective series에서 nipple - sparing mastectomy(NSM)이 survival에 영향을 미치지 않았다.

5) Postmastectomy radiation therapy

(1) 수술을 시행한 후 adjuvant radiation therapy를 시행할 경우, local - regional failure를 20% 정도 감소시킬 수 있을 뿐만 아니라 stage II, III breast cancer 환자의 생존율을 높일 수 있다.

(2) 5cm 이상의 T_3 tumor이거나 4개 이상의 axillary lymph node가 양성인 경우 postmastectomy radiation therapy를 시행하도록 한다.

6) Breast conservation therapy with radiation therapy

(1) Segmental mastectomy란 종양과 주변 정상 조직 일부만을 절제하는 수술 기법으로 우수한 미용효과를 가진다. stage I, II 환자에서 방사선 치료와 같이 시행했을

때 modified radical mastectomy와 비슷한 효과를 가진다.

(2) Stage I, II의 환자에서의 현재의 표준 치료는 segmental mastectomy(with negative surgical margin), axillary lymph node dissection, postoperative radiation therapy 이다.

(3) 최근에는 여러 합병증을 유발하는 axillary lymph node dissection 대신에 가장 전이 가능성이 높은 림프절을 먼저 절제한 후 추가 치료를 시행하는 sentinel lymph node dissection이 많이 시행되고 있다.

7) Adjuvant systemic therapy

(1) Overview

① 목적

- Early postoperative period에 occult metastasis를 제거하여 local, distant recurrence를 줄이고자 시행한다.
- Adjuvant systemic therapy를 시행할 경우 림프절이 음성인 환자와 양성인 환자 모두 사망률이 25% 정도 감소한다.

② 방법

- Chemotherapy
- Hormonal therapy
- Herceptin(antibody directed against HER-2/neu receptor)

(2) Prognostic indicators

① 재발률과 관련된 예후 인자

- Nodal involvement
- Tumor size
- Estrogen and progesterone receptor status
- Nuclear grade
- Histologic type
- Proliferative rate
- Biologic marker such as HER-2/neu status

② 임상적 중요성

재발률이 높을 것으로 예상되는 환자는 수술 후 adjuvant systemic therapy를 시행함으로써 생존율을 향상시킬 수 있다.

(3) Chemotherapy

① Combinationa chemotherapy의 종류

• CMF

– Cyclophosphamide, methotrexate, 5-fluorouracil를 조합하여 사용한다.

– 폐경 이전의 여성에서 사용하였을 경우 생존율이 증가한다.

– 림프절이 음성이고 estrogen-receptor가 음성인 환자에서 사용하였을 경우 폐경 여부와는 상관없이 disease-free survival이 증가한다.

• AC

– Anthracycline, cyclophosphamide를 조합하여 사용한다.

– CMF와 효과는 비슷하지만 치료 기간이 짧고 부작용이 적어 최근 많이 사용되고 있다.

• Taxane

– AC를 먼저 시행한 후 추가적으로 paclitaxel을 사용한다.

– 림프절 양성인 환자에서 사용하였을 경우 survival rate이 증가한다.

(4) Hormonal therapy

① Tamoxifen

• Estrogen analogue이다.

• Cytotoxic chemotherapy와 병합하여 사용할 수 있다.

• Estrogen receptor-positive인 종양을 가지고 있는 환자에서 항암제와 병합하여 사용하였을 때 생존율이 증가한다.

② Aromatase inhibitor

• Estrogen-receptor positive cancer를 가진 환자에서 사용한다.

• Aromatase enzyme을 block하여 androgen이 estrogen으로 전환되는 것을 억제한다.

• 현재 adjuvant therapy의 first-line treatment로 사용하고 있다.

• Tamoxifen과 같이 사용하는 것은 추천되지 않는다.

(5) General recommendation

① 림프절이 양성인 폐경 전 여성

• Adjuvant combination chemotherapy를 시행한다.

• Estrogen-receptor가 양성인 종양을 가지고 있는 경우에는 항암제 치료 후에 tamoxifen을 추가하여 치료한다.

② 림프절이 음성인 폐경 전 여성

• Estrogen receptor가 음성인 종양을 가지고 있는 경우 combination chemotherapy를 시행한다.

• Estrogen receptor가 양성인 종양을 가지고 있는 경우 tamoxifen으로 치료한다.

③ 림프절이 양성인 폐경 후 여성

- Hormone receptor가 양성인 종양을 가지고 있는 경우 tamoxifen 혹은 aromatase inhibitor therapy를 시행하거나 이를 항암제 치료와 병용하여 사용할 수 있다.
- Hormone receptor가 음성인 종양을 가지고 있는 경우 adjuvant chemotherapy를 시행한다.

④ 림프절이 음성인 폐경 후 여성

Hormone receptor가 양성인 종양을 가지고 있는 경우 tamoxifen 혹은 aromatase inhibitor therapy를 시행한다.

⑤ 주의 사항

예후가 좋을 것으로 예상되고 1cm보다 작은 종양을 가지고 있는 환자는 adjuvant systemic therapy를 시행하지 않는다.

⑥ Her - 2/new 양성인 경우 Trastuzumab을 adjuvant treatment에 추가한다.

6 Special breast cancers

1) Paget disease

(1) 병리학적으로 특징적인 large cell과 irregular nuclei가 나타난다.

(2) 젖꼭지에 eczema와 비슷한 병변을 가진다.

(3) 예후는 underlying malignancy의 stage에 달려있다.

(4) Total mastectomy, lymph node dissection으로 치료할 수 있다.

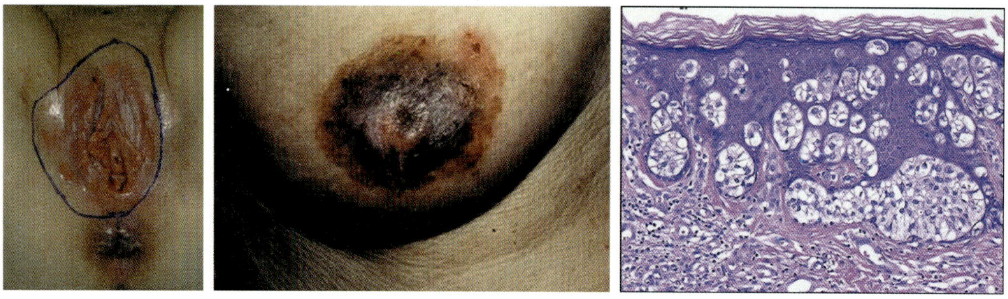

그림 8-33 Vulva와 breast의 Paget disease.

2) Inflammatory carcinoma

(1) 유방의 급성 염증 증상이 나타나고 erythema, edema 등이 나타날 수 있다.

(2) 대부분 poorly differentiated tumor로 수술적 치료보다는 방사선, 항암치료를 시행한다.

3) In situ carcinoma

(1) Lobular carcinoma in situ

① True malignancy라기 보다는 이후에 invasive ductal 혹은 lobular carcinoma가 발생할 수 있는 risk factor이다.

② 대부분은 폐경 전에 발생하고 임상적으로 특별한 증상이나 mammography의 이상 소견 등은 나타나지 않는다.

③ Invasive cancer가 발생할 lifetime risk는 30% 정도이다.

④ Excisional biopsy로 치료한다.

(2) Ductal carcinoma in situ

① 폐경 후에 주로 발생하고 mammography에서 특징적인 microcalcification이 보인다.

② Excisional biopsy로만 치료했을 경우 30～50%에서 invasive ductal cancer로 진행한다.

③ Segmental mastectomy로 치료했을 경우 excellent local control을 달성할 수 있다.

7 Breast cancer in pregnancy

1) Epidemiology

1/3,000 pregnancy의 빈도로 발생하고 임신 기간 중에 발생하는 악성 종양 중에서 자궁경부암 다음으로 흔하다.

2) Clinical feature

임신 기간에 나타나는 호르몬 변화는 유방암의 예후에 큰 영향을 미치지 못하고 임신 여부와 관계없이 생존율은 서로 비슷하다.

3) Evaluation

(1) Ultrasonography

(2) Mammography under abdominal shield

(3) Needle biopsy : 안전하기 때문에 분만까지 기다릴 필요는 없다.

4) Treatment

(1) First 혹은 second trimester에 진단된 경우

① Modified radical mastectomy를 시행한다.

② 태아에 대한 위험성으로 방사선 치료를 시행하기는 어렵기 때문에 breast conservation therapy는 시행하지 않는다.

③ 진단되면 바로 치료를 시작하고 분만 후까지 기다리지 않는다.

④ Second trimester부터는 adjuvant chemotherapy를 시행할 수 있고 이 경우 fetal malformation risk는 1.5% 정도이다. tamoxifen은 class D drug이기 때문에 임신 중이거나 수유중인 산모는 사용해서는 안 된다.

(2) Third trimester에 진단된 경우

Localized tumor를 가지고 있는 경우 modified radical mastectomy를 시행할 수도 있지만 breast conservation therapy 역시 좋은 치료방법이 될 수 있고 이 경우 분만 후까지 기다려 radiation therapy를 시행한다.

(3) 모유 수유 중에 진단된 경우

모유 수유를 중단하고 유방암 표준 치료를 시행한다.

(4) 임신 중에 advanced, incurable 유방암이 진단된 경우

Palliative therapy를 시행하고 임신 지속 여부는 치료방법과 산모의 의지에 따라 개별화하여 결정한다.

5) 이전에 유방암을 앓은 환자의 임신

이전에 유방암을 앓은 환자가 임신을 한다 하더라도 유방암의 예후에는 영향을 미치지 않는다.

PACIFIC GYNECOLOGY

참/고/문/헌

• 이우주. 영한·한영 의학사전, 3rd edition. 아카데미서적.

• 지제근. 대한의사협회 의학용어에 따른 지제근 의학용어사전, 1st edition. 아카데미아.

• Berek. Berek & Novak's Gynecology, 15th edition. Lippincott Williams & Wilkins.

• Fauci, Braunwald, Kasper, Hauser, Longo, Jameson, Loscalzo. Harrison's Principles of Internal Medicine, 18th edition. McGraw Hill.

PACIFIC GYNECOLOGY

INDEX

A

B

C

N

O

P

Q

R

S

Third Edition

G.Y.N.E.C.O.L.O.G.Y

부인과

3판 발행 2013년 10월 7일

편저자 퍼시픽학술국
발행인 이 웅 현
발행처 **퍼시픽북스**
서울특별시 중구 초동 42번지 아시아미디어타워 501호
TEL. 02-2272-7766(代) / FAX. 02-2272-7166
E-mail: papu77@daum.net

ISBN 978-89-6130-683-6

정가 26,000원

PACIFIC GYNECOLOGY